Difficult and Complicated Cases in Refractive Surgery

屈光手术疑难病例解析

〔西〕乔治·L.阿利奥 等　主　编

陈世豪　主　译

张　佳　副主译

王勤美　主　审

天津出版传媒集团

　天津科技翻译出版有限公司

著作权合同登记号:图字:02-2015-212

图书在版编目(CIP)数据

屈光手术疑难病例解析/(西)乔治·L. 阿利奥等主编;陈世豪主译. —天津:天津科技翻译出版有限公司,2018.6

书名原文:Difficult and Complicated Cases in Refractive Surgery

ISBN 978-7-5433-3792-3

Ⅰ.①屈… Ⅱ.①乔… ②陈… Ⅲ.①屈光不正-眼外科手术-病案 Ⅳ.①R779.6

中国版本图书馆 CIP 数据核字(2017)第 324345 号

中文简体字版权属天津科技翻译出版有限公司。

授权单位: Springer-Verlag GmbH

出　　版:天津科技翻译出版有限公司

出 版 人:刘 庆

地　　址:天津市南开区白堤路 244 号

邮政编码:300192

电　　话:(022)87894896

传　　真:(022)87895650

网　　址:www. tsttpc. com

印　　刷:山东鸿君杰文化发展有限公司

发　　行:全国新华书店

版本记录:787×1092　16 开本　27 印张　600 千字
　　　　　　2018 年 6 月第 1 版　2018 年 6 月第 1 次印刷
　　　　　　定价:248.00 元

(如发现印装问题,可与出版社调换)

译者名单

主　译　陈世豪

副主译　张　佳

主　审　王勤美

译　者　(按姓氏汉语拼音顺序排序)

包芳军　　陈　琼　　陈世豪　　崔乐乐　　戴玛莉　　高蓉蓉

胡　亮　　黄锦海　　黄子旭　　李旖旎　　刘　畅　　苏炎峰

汪　凌　　王春梦　　王晓睿　　王一博　　许琛琛　　杨　静

杨政伟　　于新新　　余　野　　张　佳　　郑林燕　　郑雅汝

周　雯　　周开晶　　朱　珺　　朱双倩　　朱铁培

主编名单

Jorge L. Alió, MD, PhD
Department of Anterior Segment &
Refractive Surgery
Vissum Corporation Instituto
Oftalmológico
Alicante
Spain

Dimitri T. Azar, MD, MBA
Ophthalmology and Visual Sciences
Illinois Eye and Ear Infirmary
University of Illinois at Chicago
Chicago, IL
USA

Alessandro Abbouda, MD
R&D Department
Vissum Corporation Instituto
Oftalmológico
Alicante
Spain

Amr El Aswad, MD
R&D Department
Vissum Corporation Instituto
Oftalmológico
Alicante
Spain

中文版序言一

从 20 世纪初至今，屈光手术一直在发展的道路上，设备及技术日新月异，在矫正屈光不正的方法中占据了重要的角色。随着屈光手术量的日益增长，我们不可避免会遇到一些复杂的病例，或者是棘手的并发症，如果手术医生没有足够的经验和充分的思虑，会陷入困境之中。因此，手术医生需要在平时加强这方面的学习，不断提高自身处理临床问题的能力，做到有备无患。《屈光手术疑难病例解析》由 Jorge L. Alió、Dimitri T. Azar、Alessandro Abbouda 和 Amr El Aswad 4 位国际知名的屈光手术领域专家主编，列举了 101 例角膜和眼内屈光手术的疑难病例。他们非常用心地挑选和叙述病例，几乎每个病例都是从背景、需要解决的主要问题、辅助检查、干预、结果几方面来完整地阐述，最后的小结是点睛之笔，是整个病例的精华之处。书中所写的成功的临床经验是屈光手术医生很好的精神食粮，可以帮助年轻医生在临床实践中少走许多弯路，对高年资手术医生来说本书也是一本不可多得的好书。

温州医科大学附属眼视光医院屈光手术临床中心自 1995 年成立以来，在王勤美教授的带领下一直致力于屈光手术的拓展，引入和创新很多新技术，积累了丰富的临床经验。这次由屈光手术临床中心主任陈世豪教授牵头，带领中心成员发挥专业特长，辛勤付出，圆满地完成了这本书的翻译工作。相信《屈光手术疑难病例解析》一书一定能够为临床医生进一步保障屈光手术的视觉质量发挥积极作用！

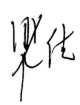

中文版序言二

　　屈光手术发展迅速，新技术层出不穷。在临床工作中，充分的术前准备、合理的手术设计能够提高手术的安全性，并发症的及时发现和正确处理能够帮助患者获得较好的视觉效果。

《屈光手术疑难病例解析》这本书内容全面而有代表性，特殊病例手术方案的设计包括了眼内手术后的角膜激光手术设计、角膜激光术后的人工晶状体选择、角膜激光手术联合眼内手术的设计等。屈光手术各种并发症的处理包括了表层和板层切削术中和术后常见和罕见的并发症处理，角膜基质环植入术后、角膜胶原交联术后以及有晶状体眼人工晶状体植入术后的并发症处理等。除了内容引人入胜之外，该书的编写形式也比较新颖，采用真实鲜活的病例而非说教式文字。这一个个病例带给我们许多宝贵的临床经验和指导。对于帮助该领域的医生提高预防并发症的意识，学习如何处理术中及术后的并发症，加强个性化手术设计的理念，本书是一本非常有实用价值的参考书。

　　我院屈光手术临床中心发展 20 余年来，一直注重手术安全性和视觉质量，在处理疑难病例方面积累了丰富的临床经验。此次，在陈世豪教授的带领下，经我院屈光手术医生的共同努力，《屈光手术疑难病例解析》一书的中文版终于在 2018 年面世。因中英语言和文化差异的存在，书中翻译有可能存在不到位的地方，还请各位眼科同道指正。

序 言

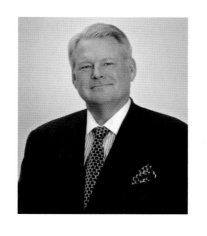

角膜屈光手术包括准分子激光原位角膜磨镶术(LASIK)、准分子激光角膜表面切削术(PRK)/准分子激光上皮瓣下角膜磨镶术(LASEK)、角膜植入术、角膜胶原交联术、角膜基质环植入术、角膜热成形术、放射状角膜切开术、散光性角膜切开术/角膜缘切开松解术。角膜屈光手术和有晶状体眼人工晶状体植入术是全球排名第二的常见眼科手术。全球白内障手术每年接近2000万台,是数量最多的眼科手术,而每年角膜屈光手术(包括联合白内障手术)超过了500万台。在现代眼科学时期,眼科医生必须考虑手术后的屈光结果,手术后残余的屈光不正对患者的日常视觉功能和生活质量都有显著的影响。与其他手术一样,角膜屈光手术和有晶状体眼人工晶状体植入术都可能有并发症。一个优秀的眼科医生应该能够正确预防和及时处理术中及术后的并发症。

乔治·L.阿利奥(Jorge L. Alió)和迪米特里·T.阿扎(Dimitri T. Azar)这两位睿智的医生以及一个经过精心挑选且经验丰富的团队,编写了《屈光手术疑难病例解析》这本书。这本书向我们展示了101个出现常见和罕见并发症的病例,包括病例的描述、处理及临床结果。与引用已发表文献的传统说教式教学相比,这种教学方式运用了真实病例,记忆更为容易,学习起来颇有成效,非常受手术医生的欢迎。

《屈光手术疑难病例解析》是屈光手术医生及助理的必备参考书。这种病例报告的编写形式阅读起来较为简单,能够吸引读者。病例都是经过精心挑选的,编者挖掘了其所包含的所有教学价值,并且将一个个宝贵的实用临床知识分享给读者。再次感谢Alió和Azar医生为我们提供了这样一个有效并愉快的学习经历,该书将在未来几年使全世界的屈光手术医生和患者受益。

Richard L. Lindstrom, MD
Department of Ophthalmology,
UC Irvine Gavin Herbert Eye Institute,
Minnesota Lions Eye Bank,
University of Minnesota,
Minneapolis, MN, USA

前 言

这本独一无二的专著阐述了一系列遭受屈光手术并发症影响的临床病例,以及如何在实践中处理这些并发症。

2007 年,我们出版了 Complicated Cases in Refractive Surgery,这本书广受好评并且被翻译成不同的语言(包括中文)。在 2007 年出版的那本书中,我们阐述了经典的和最新技术的屈光手术并发症的发病机制和处理方法。在这本书中,我们在许多复杂病例中阐明了获得良好视觉效果所需的实践知识和细节。

这本书的创作是基于"解疑"的教学方式。解疑是一个现代的、创新的医学教学方法。我们应该记得,2400 年前,在科斯岛,希波克拉底和希波克拉底学派的医生们手把手地教他们的学生。医学的实践基础是经验,直到后来广义的医学科学才使有条理的理论教学纳入课程。

读者会发现,本书中一系列有意思的病例是屈光手术中最常见的复杂病例,不同的作者成功地实现了他们的解决方案。大多数病例的处理是成功的,我们尽量在这 101 个病例中阐述明白如何处理并发症以获得良好的结果。我们简化了分析病例的过程并提取了每一个病例的实用信息。

我们希望读者学会如何使用最新技术和医学知识去发现和解决疑难病例。复制经验是一种验证,而验证是医学的基础。医生应用他(她)的实践和经验形成的科学背景来指导医学判断,从而得出最适合患者的选择。我们希望读者能找到这些病例的精髓,会因为这些有难度的病例而激发起学习的兴趣。最后,这本书中睿智和有创新能力的合著者成功地处理了并发症并获得了成功的结果。

我们要感谢睿智的合著者提供了具有创新技术和成功结果的病例。我们也要感谢其他主编们的辛勤工作,他们收集病例、简化编写过程,并提供了一个独特的教学模式以便读者更容易地理解和应用。在编写这本书时,我们感觉仿佛走在了科斯岛上,和希波克拉底的同行们共同编写了这本书。

2015 年写于阿利坎特和芝加哥。

Jorge L. Alió

Dimitri T. Azar

撰写本书的灵感源泉

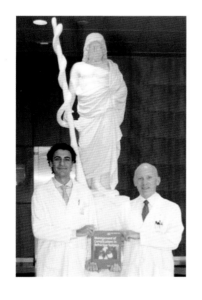

阿斯克勒庇俄斯（Aesculapius）：医学及希波克拉底医学的象征。

阿斯克勒庇俄斯雕塑位于阿利坎特（Alicante）。

Jorge L. Alió 和 Alessandro Abbouda。

此图背景为在南部墨西拿的一个寺庙附近发现的古罗马雕塑，可追溯至公元 1 世纪，它现在陈列在阿利坎特的 Vissum 公司眼科（Oftalmologico）研究所内。该雕塑刻画的正是医神阿斯克勒庇俄斯（Aesculapius）。感谢 Alió 教授的赞助，这座雕塑辗转从芝加哥来到塞维利亚，并于 2011 年 9 月来到阿利坎特的医学中心，作为向患者和医疗同行们致敬的象征。

该诊所的底层是依据埃皮达鲁斯庙（Epidaurus temple）（医神阿斯克勒庇俄斯的神庙所在地）的分布来设计建造的，这样可以从上面看到这个雕塑，同时患者可以通夜睡在该雕塑旁边的地板上。

此雕塑展示了所有关于医神阿斯克勒庇俄斯的经典元素。一个冷静的成年男子，长袍披在左肩上并束于腰间，包裹其下半身和双腿；卷曲的胡须和浓密的头发；一手持盘绕着灵蛇的权杖，一手放在臀部。虽经岁月沧桑，其右手和蛇杖都保留得很完整。

在古希腊传说中，阿斯克勒庇俄斯是阿波罗（Apollo）和克洛尼斯（Coronis）的儿子。克洛尼斯对阿波罗不忠，被阿波罗的同胞妹妹阿尔忒弥斯（Artemis）杀死。阿波罗觉得愧对其未出生的儿子，所以将阿斯克勒庇俄斯从他母亲的尸体中取出使其免于一死。阿波罗随后将阿斯克勒庇俄斯交给半人马喀戎（Chiron），并让他成为阿斯克勒庇俄斯的导师。

喀戎传授阿斯克勒庇俄斯医术。根据品达(Pindar)(皮托颂歌)的记叙,阿斯克勒庇俄斯也获得了手术、药品使用、爱情魔药和咒语的相关知识,而根据阿波罗多罗斯(Apollodorus)(馆藏资料)记载,雅典娜(Athena)给了阿斯克勒庇俄斯一种用九头蛇女(Gorgon)血液制成的魔药。拥有这些使得阿斯克勒庇俄斯超越了人类知识的局限。

阿斯克勒庇俄斯最主要的特质是其盘绕着灵蛇的医生手杖及其高明的医术。他的这些特质一直延续至今日,已然成为现代医学的象征。世界卫生组织自1947年成立起就使用阿斯克勒庇俄斯的蛇杖作为其会徽的象征。

从塞萨利(Thessaly)的 Trikkis 到科斯(Cos)岛,有很多的医疗中心和医学院,人们认为这是由于古代伟大的医生希波克拉底(Hippocrates)在科斯岛上行医所致。也有人说希波克拉底是阿斯克勒庇俄斯的后裔。他的门徒在追随其行医的过程中通过聆听他的教诲,接受了医学教育。

本书的编撰格式深受希波克拉底的重在解决问题的这一医学教育模式的启发。

参考文献

Christou P, Papastamatis K (eds) (2003) Gods and heroes in greek mythology. Bonechi (Bonechi), Sleaford, LINCS, UK

Adkins L, Adkins RA (1997) Ancient Greece a handbook. Oxford University Press, New York

Hallam E (1996) Gods and goddesses. MacMillan Publishing Company, Pembrokeshire, UK

目 录

第 1 章　激光屈光手术并发症的处理 ……………………………………………………… 1

病例 1　RK 术后眼在角膜波前像差引导的 PRK 术后出现远视状态 …………… 5

病例 2　有晶状体眼人工晶状体植入术后的 LASIK 屈光矫正 ………………… 10

病例 3　PRK 矫正高度近视眼 ICL 植入术后的屈光不正 …………………… 13

病例 4　远视屈光手术后患者的人工晶状体计算 …………………………… 16

病例 5　应用表面切削术解决角膜屈光手术十二年后行白内障手术
　　　　发生的屈光问题 ……………………………………………… 19

病例 6　屈光手术后 IOL 度数计算和术中像差测量 ………………………… 22

病例 7　屈光性晶状体置换术辅以 LASIK 矫正高度远视性散光 …………… 26

病例 8　经上皮准分子激光治疗性角膜切削术治疗不规则散光 …………… 33

病例 9　依次个性化治疗性角膜切削术治疗不规则散光 …………………… 39

病例 10　LASIK/AK 联合治疗角膜移植术后高度散光 ……………………… 46

病例 11　避免角膜移植:从角膜手术到有晶状体眼人工晶状体植入术 …… 52

病例 12　准分子激光治疗 Phaco 切口热灼伤所引起的不规则散光 ……… 57

病例 13　飞秒激光辅助的浅表板层角膜切削术治疗角膜表面白斑 ……… 61

病例 14　LASIK 矫正多焦晶状体植入后的远视漂移 ……………………… 65

病例 15　LASIK 手术和严重屈光参差的患儿 …………………………… 69

病例 16　解决夜视力困扰的激光屈光手术 ……………………………… 72

病例 17　单眼视准分子激光手术矫正白内障术后的屈光不正 …………… 75

病例 18　准分子激光屈光手术中的错误:从简单失误到严重医疗问题 …… 77

第 2 章　LASIK 术中并发症 …………………………………………………… 81

病例 19　纽扣瓣 ……………………………………………………… 83

病例 20　不全 LASIK 角膜瓣 ………………………………………… 90

病例 21　角膜瓣移位 ………………………………………………… 94

病例 22　飞秒激光制瓣穿孔……………………………………………… 100

病例 23　薄瓣并发症…………………………………………………… 104

病例 24　角膜瓣眼在飞秒激光再次制瓣时发生垂直气泡穿透………… 107

病例 25　术中并发症：飞秒 LASIK 术中的游离瓣…………………… 110

病例 26　LASIK 游离瓣复位的局限性………………………………… 112

病例 27　角膜瓣缺失…………………………………………………… 116

病例 28　远视飞秒 LASIK 角膜瓣偏位的处理：有时延期治疗有助于成功 ……… 119

病例 29　飞秒激光格栅式扫描制瓣时负压脱失……………………… 121

病例 30　边切过程中负压脱失………………………………………… 125

病例 31　负压脱失（格栅扫描完成，未边切和掀瓣）伴彩虹样眩光… 127

第 3 章　LASIK 术后早期并发症：感染和无菌性炎症 ……………… 133

病例 32　LASIK 术后层间感染………………………………………… 135

病例 33　屈光手术后的感染…………………………………………… 138

病例 34　飞秒 LASIK 术后金黄色葡萄球菌超敏反应性角膜炎 ……… 141

病例 35　早期弥漫性层间角膜炎……………………………………… 144

病例 36　GAPP 综合征………………………………………………… 149

病例 37　眼压诱导的层间基质角膜炎………………………………… 152

病例 38　早期角膜瓣皱褶……………………………………………… 155

病例 39　顽固性角膜瓣粗大皱褶的处理……………………………… 157

病例 40　无菌性角膜边缘浸润………………………………………… 162

病例 41　万古霉素超敏反应…………………………………………… 165

病例 42　外伤性 LASIK 术后角膜瓣边缘反折的治疗 ……………… 168

第 4 章　LASIK 术后远期并发症：干眼、上皮内生/植入、角膜膨隆及其他并发症 ……………………………………………………… 173

病例 43　干眼：LASIK 术后眼表问题和眼用富血小板血浆治疗 ……… 177

病例 44　干眼：LASIK 术后干眼的治疗 ……………………………… 180

病例 45　干眼：LASIK 术后复发性上皮糜烂………………………… 183

病例 46　干眼：睑缘炎引起的 LASIK 术后严重眼表炎症综合征 …… 186

病例 47　掀瓣刮除 LASIK 术后视轴区的上皮植入 ………………… 189

病例 48　角膜上皮植入:角膜地形图在治疗中的应用 ································· 192

病例 49　LASIK 术后角膜上皮植入 ·· 195

病例 50　角膜膨隆:飞秒激光辅助的鸽尾式穿透性角膜移植术治疗 LASIK 术后的

角膜膨隆 ·· 199

病例 51　角膜膨隆:飞秒激光辅助的深板层角膜移植术治疗 LASIK 术后的

角膜膨隆 ·· 205

病例 52　角膜膨隆:深板层角膜移植术和使用丝裂霉素 C 的经上皮 PRK 治疗

LASIK 术后的角膜膨隆 ··· 211

病例 53　角膜膨隆:经上皮 PTK 和角膜胶原交联术治疗 LASIK 术后伴高彗差的

角膜膨隆 ·· 215

病例 54　其他并发症:术后远期角膜瓣皱褶 ·· 219

病例 55　其他并发症:角膜瘢痕 ·· 222

病例 56　其他并发症:飞秒 LASIK 术后角膜愈合异常 ······························ 224

病例 57　其他并发症:经上皮 PRK 治疗 LASIK 术后眼经 PRK 优化后的 haze 相关的

近视漂移 ·· 227

病例 58　其他并发症:LASIK 术后轻微创伤导致上皮缺损引发迟发性 DLK ········· 231

病例 59　其他并发症:近视 LASIK 术后 12 年迟发性近视回退 ······················ 234

病例 60　其他并发症:厚瓣 LASIK 术后迟发性单眼不规则混合性散光 ·············· 238

病例 61　其他并发症:术后 15 年重掀角膜瓣 ······································· 245

病例 62　其他并发症:LASIK 术后上睑下垂 ·· 249

病例 63　其他并发症:远视 LASIK 术后顽固性迟发性 DLK 的处理 ·················· 252

病例 64　其他并发症:对 LASIK 术后接受白内障手术后出现明显角膜浸润

的处理 ·· 258

第 5 章　PRK 并发症 ··· 263

病例 65　PRK 与流行性角结膜炎 ··· 265

病例 66　PRK 术后单眼肺炎链球菌性角膜炎 ······································· 269

病例 67　角膜愈合异常 ··· 272

病例 68　干眼与 PRK ··· 275

病例 69　联合丝裂霉素 C 的两步法经上皮 PRK 治疗 PRK 或 RK 术后 haze ········· 281

病例 70　使用第六代准分子激光仪行 PRK 术后出现的严重 haze ·················· 286

病例 71　PRK 术后迟发性角膜膨隆 ⋯⋯⋯⋯⋯⋯⋯⋯⋯⋯⋯⋯⋯⋯⋯⋯⋯⋯⋯ 289

病例 72　近视 PRK 偏心切削术后迟发性远视进展 ⋯⋯⋯⋯⋯⋯⋯⋯⋯⋯⋯ 293

病例 73　－22D 近视患者 PRK 术后 12 年随访 ⋯⋯⋯⋯⋯⋯⋯⋯⋯⋯⋯⋯⋯ 297

第 6 章　角膜植入物的并发症 ⋯⋯⋯⋯⋯⋯⋯⋯⋯⋯⋯⋯⋯⋯⋯⋯ 301

病例 74　角膜植入物并发症(植入物移位) ⋯⋯⋯⋯⋯⋯⋯⋯⋯⋯⋯⋯⋯⋯⋯ 303

病例 75　AcuFocus® 植入物的取出 ⋯⋯⋯⋯⋯⋯⋯⋯⋯⋯⋯⋯⋯⋯⋯⋯⋯⋯ 306

病例 76　角膜基质环植入后 6 个月后膨出引起的角膜融解和新生血管化 ⋯⋯ 310

病例 77　对 INTACS 植入术后视力低下的圆锥角膜患者的处理 ⋯⋯⋯⋯⋯⋯ 313

病例 78　INTACS 患者行 PRK 后的屈光异常,角膜基质环的可逆性,屈光度和角膜
　　　　地形图的改变 ⋯⋯⋯⋯⋯⋯⋯⋯⋯⋯⋯⋯⋯⋯⋯⋯⋯⋯⋯⋯⋯⋯⋯⋯ 318

第 7 章　有晶状体眼人工晶状体的并发症 ⋯⋯⋯⋯⋯⋯⋯⋯⋯⋯ 323

病例 79　Artisan 人工晶状体脱位 ⋯⋯⋯⋯⋯⋯⋯⋯⋯⋯⋯⋯⋯⋯⋯⋯⋯⋯ 325

病例 80　PIOL 植入术中虹膜和晶状体的损伤 ⋯⋯⋯⋯⋯⋯⋯⋯⋯⋯⋯⋯⋯ 327

病例 81　房角支撑型 PIOL ⋯⋯⋯⋯⋯⋯⋯⋯⋯⋯⋯⋯⋯⋯⋯⋯⋯⋯⋯⋯⋯ 329

病例 82　两片(Kelman Duet)式 PIOL 光学区脱位 ⋯⋯⋯⋯⋯⋯⋯⋯⋯⋯ 333

病例 83　房角支撑型 PIOL 在眼外伤后移位 ⋯⋯⋯⋯⋯⋯⋯⋯⋯⋯⋯⋯⋯⋯ 335

病例 84　STAAR Toric ICL 旋转移位 ⋯⋯⋯⋯⋯⋯⋯⋯⋯⋯⋯⋯⋯⋯⋯⋯ 338

病例 85　ICL 植入术和术后双眼瞳孔阻滞 ⋯⋯⋯⋯⋯⋯⋯⋯⋯⋯⋯⋯⋯⋯⋯ 341

病例 86　PIOL 并发症:屈光性晶状体置换术和背负式人工晶状体 ⋯⋯⋯⋯⋯ 344

第 8 章　角膜胶原交联术的并发症 ⋯⋯⋯⋯⋯⋯⋯⋯⋯⋯⋯⋯⋯ 347

病例 87　传统角膜胶原交联术后 haze ⋯⋯⋯⋯⋯⋯⋯⋯⋯⋯⋯⋯⋯⋯⋯⋯ 349

病例 88　角膜胶原交联术后感染性角膜炎 ⋯⋯⋯⋯⋯⋯⋯⋯⋯⋯⋯⋯⋯⋯⋯ 354

病例 89　圆锥角膜 ICRS 和角膜胶原交联术后 PRK 治疗的局限性 ⋯⋯⋯⋯⋯ 357

病例 90　PACK-CXL 治疗 PRK 术后棘阿米巴性角膜炎 ⋯⋯⋯⋯⋯⋯⋯⋯⋯ 363

病例 91　CXL 后上皮愈合延迟 ⋯⋯⋯⋯⋯⋯⋯⋯⋯⋯⋯⋯⋯⋯⋯⋯⋯⋯⋯ 366

病例 92　CXL 治疗儿童患者 ⋯⋯⋯⋯⋯⋯⋯⋯⋯⋯⋯⋯⋯⋯⋯⋯⋯⋯⋯⋯ 369

第 9 章　屈光性角膜切开术的并发症 ⋯⋯⋯⋯⋯⋯⋯⋯⋯⋯⋯⋯ 373

病例 93　RK 术后远视漂移的处理 ⋯⋯⋯⋯⋯⋯⋯⋯⋯⋯⋯⋯⋯⋯⋯⋯⋯⋯ 375

病例 94 散光性角膜切开术偏差的矫正 ······················ 384

病例 95 RK 后患者行白内障手术的散光性并发症 ············· 390

病例 96 弧形角膜板层切开术后的 LASIK 手术 ··············· 396

第 10 章　屈光手术后视神经病变和视网膜并发症 ··············· 399

病例 97 LASIK 术后的脉络膜新生血管 ····················· 401

病例 98 玻璃体切割术中的 LASIK 角膜瓣移位 ··············· 404

病例 99 LASIK 术后非动脉炎性前部缺血性视神经病变 ········· 406

病例 100 LASIK 术后黄斑裂孔 ···························· 409

病例 101 LASIK 术后视网膜脱离 ·························· 412

索引 ·· 415

第 **1** 章

激光屈光手术并发症的处理

亲爱的读者:

这一章的病例体现了屈光手术术前准备的重要性。在现今准分子激光的技术条件下,术中出现较大的屈光度数的偏差已经不常见,但在一些高度近视或远视的病例中,以及更多的散光病例中,度数或轴向的错误会给患者和手术医生带来很大的麻烦。此外,越来越多行白内障手术的患者先前曾有角膜屈光手术史,这些患者对术后屈光效果的期望值很高,但是至今我们仍然缺乏精确地确定患者最佳人工晶状体(IOL)度数的计算公式。

这一章中的病例内容包括:屈光度数漂移的处理,屈光手术后人工晶状体度数的计算,白内障手术后的屈光手术,高度散光的处理,以及避免角膜移植的手术设计。我们希望读者阅读了本章病例中的手术设计和处理方案后,能够为患者计划并选择安全的屈光手术方式,并能处理一些意外发生的问题。

作为理论知识的补充,我们推荐这系列丛书的首本书籍:J. L. Alió 和 D. Azar 所著的 *Management of Complications in Refractive Surgery*(《屈光手术并发症的处理》),其中第 6 章:Refractive Miscalculation with Refractive Surprise (屈光度数的误判所导致的屈光手术意外)(第 103~112 页)和第 7 章:Optical Aberration(光学像差)(第 113~152 页)。

专题包括:应用角膜波前像差引导的 PRK 手术来解决 RK 术后的远视状态(病例 1);如何选择两种不同手术方式(IOL 和 LASIK/PRK)矫正高度屈光不正(病例 2 和 3)。其他病例包括:有屈光手术史的远视或近视患者行白内障手术时,人工晶状体的计算和视觉质量的把控(病例 4 和 5);术中像差仪——一种用于计算有屈光手术史患者的人工晶状体度数的新工具 (病例 6);应用 toric 人工晶状体及后续的 LASIK 手术矫正高度散光(病例 7);角膜上皮厚度形态的变化补偿了基质表面曲率的变化(病例 8);依次个性化治疗性角膜切削术——治疗高度不规则散光的新手段(病例 9);如何处理穿透性角膜移植术后的高度散光(病例 10);除了角膜移植外,其他治疗角膜白斑的方法(病例 11);如何处理超声乳化热烧伤所引起的高度散光(病例 12);应用浅表板层角膜切削术联合玻璃酸钠辅助的 PTK 来避免角膜移植术(病例 13)。最后几个病例关注的是:多焦点人工晶状体的性能和视觉质量(病例 14);一种弱视疑难病例可选择的治疗方式(病例 15);高阶像差是激光手术后暗视力欠佳的主要原因(病例 16);患者对白内障手术效果不满意,再次行单眼视激光矫正手术(病例 17);准分子激光屈光度数转换的错误(病例 18)。

学习课程

病例 1:RK 术后眼在角膜波前像差引导的 PRK 术后出现远视状态

　　一位患者在 RK 术后发生远视漂移,应用角膜波前像差引导的 PRK 手术改善患者的屈光状态和高阶像差。

病例 2:有晶状体眼人工晶状体植入术后的 LASIK 屈光矫正

　　两种不同屈光手术方式的联合运用在矫正高度屈光不正患者中的优势。

病例 3:PRK 矫正高度近视眼 ICL 植入术后的屈光不正

　　ICL 术后如未达到正视眼,而角膜厚度足够,在此情况下,再行 PRK 将是一个不错的矫正方法。

病例 4:远视屈光手术后患者的人工晶状体计算

　　对于有角膜屈光手术史的远视患者,如何计算并选择人工晶状体?

病例 5:应用表面切削术解决角膜屈光手术十二年后行白内障手术发生的屈光问题

　　对于一个有角膜屈光手术史的近视患者,如何计算人工晶状体度数以及保障视觉质量,获得较好的矫正效果?

病例 6:屈光手术后 IOL 度数计算和术中像差测量

　　术中波前像差仪的使用,提高了屈光手术后患者人工晶状体度数的计算精度。

病例 7:屈光性晶状体置换术辅以 LASIK 矫正高度远视性散光

　　多种不同的方法处理人工晶状体植入术后的高度散光:旋转 toric 人工晶状体,取出 toric 人工晶状体,或者用不同散光设计的人工晶状体进行替代。

病例 8:经上皮准分子激光治疗性角膜切削术治疗不规则散光

　　相对于角膜地形图引导的或者波前像差引导的手术方式,经上皮准分子激光治疗性角膜切削术(PTK)改善角膜上皮重建所导致的角膜地形图改变更为合适有效。

病例 9：依次个性化治疗性角膜切削术治疗不规则散光

依次个性化治疗性角膜切削术是先行一次角膜地形图引导的个性化准分子激光切削，随后在术中行二次角膜地形图以评估残余不规则形态并立即行再次个性化切削。

病例 10：LASIK/AK 联合治疗角膜移植术后高度散光

穿透性角膜移植术后残留的高度散光在运用传统方法矫正失败后，可以应用散光性角膜切开术（AK）联合 LASIK 术进行矫正。

病例 11：避免角膜移植：从角膜手术到有晶状体眼人工晶状体植入术

中央区角膜白斑可以先行角膜切削术，再植入有晶状体眼人工晶状体以矫正残留的屈光不正，从而避免角膜移植术。

病例 12：准分子激光治疗 Phaco 切口热灼伤所引起的不规则散光

一位 93 岁的患者晶状体核致密，在行白内障手术时，角膜受到超声乳化热烧伤。PRK 是恢复该患者良好视力的手术方法。

病例 13：飞秒激光辅助的浅表板层角膜切削术治疗角膜表面白斑

一患者因感染遗留了中央区角膜白斑，浅表板层角膜切削术联合玻璃酸钠辅助的 PTK 是一种合适的治疗方法，从而避免了角膜移植术。

病例 14：LASIK 矫正多焦晶状体植入后的远视漂移

如何处理多焦晶状体植入术后出现的预期之外的屈光结果？

病例 15：LASIK 手术和严重屈光参差的患儿

当传统治疗方法不合适时，一种可选择的治疗屈光参差性弱视的方法。

病例 16：解决夜视力困扰的激光屈光手术

对比敏感性下降、未矫正的低阶像差以及手术诱发的高阶像差是激光屈光手术后夜视力下降的主要原因。如何找到解决这些问题的方法？

病例 17：单眼视准分子激光手术矫正白内障术后的屈光不正

白内障术后调节能力丧失，人工晶状体眼的单眼视是解决这个问题的有效方法，而且这也非常适合不想佩戴框架眼镜的患者。

病例 18：准分子激光屈光手术中的错误：从简单失误到严重医疗问题

切记术前屈光度数核对的重要性，这个病例对我们和患者来说曾是个噩梦，但结局皆大欢喜。

RK 术后眼在角膜波前像差引得的 PRK 术后出现远视状态

Jaime Aramberri Agesta

目录

该病例与屈光手术的相关性 ·············· 5

病例背景 ········· 5

需要解决的主要问题 ········· 6

辅助检查 ········· 6

手术/药物干预 ········· 6

结果 ········· 6

小结 ········· 6

参考文献 ········· 9

J.A. Agesta, MD
Department of Refractive Surgery, Begitek,
San Sebastian, Spain

Okular, Vitoria, Spain
e-mail: jaimearamberri@telefonica.net

该病例与屈光手术的相关性

对放射状角膜切开术(radical keratotomy,RK)后的病例再次进行角膜屈光手术是有难度的,尤其是手术设计方面,因为 RK 术后的角膜对于准分子激光角膜表面切削术(photorefractive keratectomy,PRK)的反应与正常角膜相比有显著差异。

病例背景

患者男性,50 岁,双眼 RK 术后 12 年,主诉右眼视力低下。右眼最佳矫正视力为 20/63,主觉验光度数为+2.25/−3.25×135。左眼 RK 术后最佳矫正视力为 20/32,主觉验光度数为+0.50/−1.00×80。裂隙灯检查显示双眼均已行 12 道切口的 RK 术。右眼切口相对于瞳孔中心存在轻微的鼻侧偏心。角膜地形图表现为小光学区以及非对称领结样图形,下方领结处角膜较为平坦。全眼像差证实光学结构存在高度不规则性,6mm 分析区域内高阶像差均方根（root mean square，RMS）为 4.43μm，第 4 阶球差和第 3 阶彗差影响最大。眼底检查显示双眼存在轻度近视性黄斑萎缩和视盘倾斜。

需要解决的主要问题

本次治疗的目的是改善角膜光学质量，扩大光学区并使其居中，减少高阶像差。

辅助检查

角膜地形图和眼反应分析仪（ocular response analyzer，ORA）可用于评估术后角膜膨隆的风险。角膜像差测量是计算切削方式消除高阶像差的关键。另外，球差的矫正会引起一定程度的球镜变化，手术设计时需要对其进行补偿。术者使用软件进行手术设计时得出需补偿的球镜，要注意它的符号（近视或远视）。本病例使用 Schwind ORK-W 软件来设计手术，球差矫正后导致的近视度数再通过术者经验值来补偿。

手术/药物干预

PRK 切削前，角膜上皮经 20% 的乙醇溶液浸润 20 秒后被刮除。激光切削由两部分组成：第一步，矫正高阶像差。高阶像差是 Schwind ORK-W 软件基于角膜像差计算而得，并使用 Schwind ESIRIS 激光切削消除；第二步，矫正屈光不正。补偿在矫正球差[Z (4,0)]和彗差[Z(3,-1)、Z(3,1)]后引起的球镜和散光量的变化。由于正在使用的 ORK-W 软件版本对高阶像差欠矫，因此将各项 Zernike 系数设计为过矫 20% 的状态。目标屈光度数是 –0.50D。手术结束时使用 0.02% 的丝裂霉素 C（mitomycin C，MMC）敷于切削表面 30 秒。

结果

术后 3 个月，最佳矫正视力为 20/50，主觉验光度数为 +1.00/-0.50×180。这意味着屈光预测出现了向远视偏移 1.25D 等效球镜的误差。术后 6 个月，患者接受了再次 PRK 手术。3 个月后，患者达到了所需的屈光状态。高阶像差得到显著改善，相关的大部分 Zernike 系数都有所降低。

小结

PRK 矫正 RK 术后眼后的等效球镜比矫正正常眼后的更易偏移，尤其是当存在高阶像差时。若通过经上皮途径来治疗上皮下的不规则形态，可预测性可能会更差[1-5]。根据我们的经验，这种变化是随机的，可能导致近视也可能导致远视。所以，切削过程必须仔细设计，应该告知患者需要再次手术的概率会很高。同时本病例也说明，在 PRK 治疗 RK 术后眼时丝裂霉素运用的必要性（图 1.1 至图 1.5）。

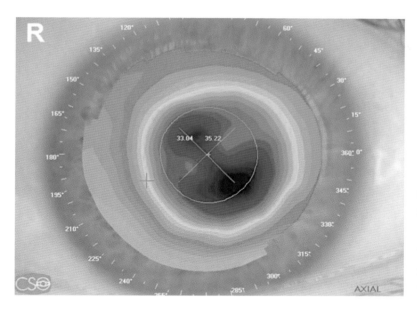

图 1.1　患者第一次就诊时，右眼的角膜地形图显示：光学区小并向鼻侧偏心，有不规则散光。下方领结处角膜较平坦。Sim K 提示散光为−2.18×135°。

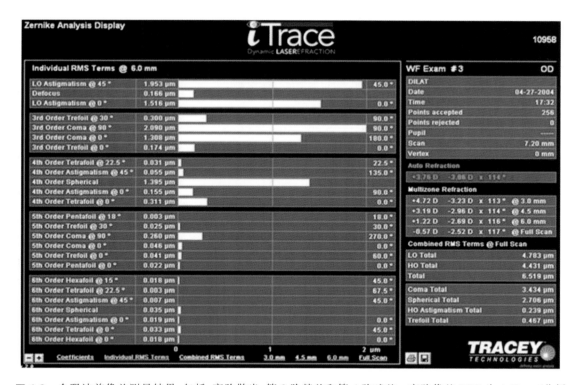

图 1.2　全眼波前像差测量结果，包括：高阶散光、第 3 阶彗差和第 4 阶球差。高阶像差 RMS 为 4.43μm（分析角膜中央 6mm 区域）。

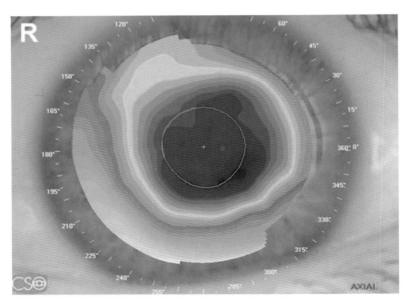

图 1.3　术后角膜地形图显示散光和高阶像差均得到明显改善。光学区较术前扩大，位置更居中，形态更规则。

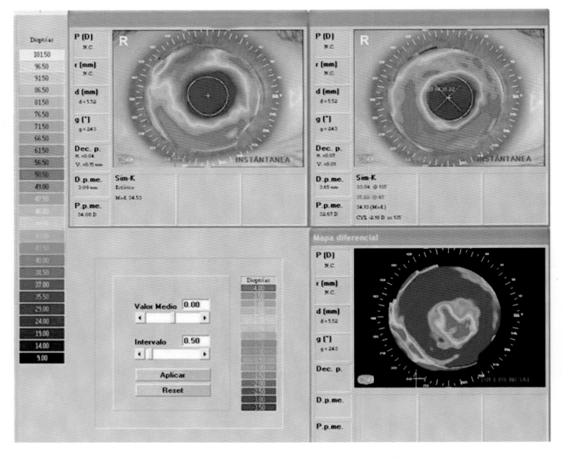

图 1.4　差异地形图有助于了解手术矫正的角膜曲率。

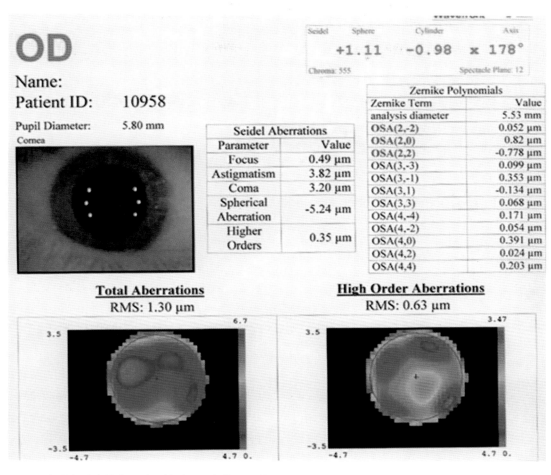

图 1.5　术后全眼波前像差测量结果。下方像差图像显示出了受影响最严重的 Zernike 系数。高阶像差 RMS 为 0.63μm（分析角膜中央 5.53mm 区域）。

（周雯　陈世豪　译校）

参考文献

1. Ghanem RC, Ghanem VC, Ghanem EA, Kara-Jose N (2012) Corneal wavefront-guided photorefractive keratectomy with mitomycin-C for hyperopia after radial keratotomy: two-year follow-up. J Cataract Refract Surg 38:595–606
2. Afshari NA, Schirra F, Rapoza PA, Talamo JH, Ludwig K, Adelman RA, Kenyon KR (2005) Laser in situ keratomileusis outcomes following radial keratotomy, astigmatic keratotomy, photorefractive keratectomy, and penetrating keratoplasty. J Cataract Refract Surg 31:2093–2100
3. Applegate RA, Howland HC, Sharp RP, Cottingham AJ, Yee RW (1998) Corneal aberrations and visual performance after radial keratotomy. J Refract Surg 14:397–407
4. Koch DD, Maloney R, Hardten DR, Dell S, Sweeney AD, Wang L (2009) Wavefront-guided photorefractive keratectomy in eyes with prior radial keratotomy; a multicenter study. Ophthalmology 116: 1688–1696.e2
5. Azar DT, Tuli S, Benson RA, Hardten DR (1998) Photorefractive keratectomy for residual myopia after radial keratotomy; the PRK After RK Study Group. J Cataract Refract Surg 24:303–311

病例 **2**

有晶状体眼人工晶状体植入术后的 LASIK 屈光矫正

Jorge L. Alió, Dominika Wrobel, Alessandro Abbouda

目录

该病例与屈光手术的相关性 ············ 10
病例背景 ······················· 10
需要解决的主要问题 ··············· 11
辅助检查 ······················· 11
手术/药物干预 ··················· 12
结果 ·························· 12
小结 ·························· 12
参考文献 ······················· 12

J.L. Alió, MD, PhD (✉)
Department of Refractive Surgery,
Vissum Corporación Oftalmológica,
Alicante, Spain
e-mail: jlalio@vissum.com

D. Wróbel, MD
Glaucoma Diagnostic and Microsurgery Department,
Medical University of Lublin, Lublin, Poland

R&D Department, Vissum Corporacion,
Alicante, Spain
e-mail: ddudzinska@interia.pl

A. Abbouda, MD
Department of Refractive Surgery,
Vissum Corporación Oftalmológica, Alicante, Spain

Department of Ophthalmology-Policlinico Umberto I
of Rome, University of Rome "Sapienza", Viale del
Policlinico, 155, 00186 Roma, Italy

R&D Department, Vissum Corporación
Oftalmológica, 03016, Alicante, Spain
e-mail: a.abbouda@gmail.com

该病例与屈光手术的相关性

众所周知,对高度近视的全矫可以通过几种手术的组合得以实现。Roberto Zaldivar 提出了双光学法(bioptics),即联合眼内手术和角膜手术矫正屈光不正[1-5]。这种手术方式首先通过植入有晶状体眼人工晶状体(phakic intraocular lens, PIOL)来矫正绝大部分的屈光不正,然后行准分子激光原位角膜磨镶术(laser-assisted in situ keratomileusis, LASIK)矫正残余的屈光不正。双光学法屈光手术有很多优势,但需重视人工晶状体植入可能引起的角膜内皮并发症[6]。

病例背景

患者男性,37 岁,自 15 岁起佩戴角膜接触镜至今,要求屈光手术评估。该患者对角膜接触镜的耐受能力自去年起严重下降。主觉验光度数:右眼−10.00/−0.75×70,左眼−17.00/−0.75×110。双眼远距及近距的最佳矫正视力均为 20/20。裂隙灯检查显示乳头状结膜炎，眼底检查无异常。角膜地形图提示角膜表面规则。角膜曲率值：右眼 42.37/42.95@166，左眼 43.11/43.69@49。双眼圆锥角膜指数（keratoconus prediction index，KPI）均正常（KPI 为 0）。患者角膜厚度：右眼 553μm，左眼 562μm。角膜内皮计数：右眼 2625 个/mm²，左眼 2674 个/mm²。

Visante OCT 检查显示前房深度（anterior chamber depth，ACD）：右眼 3.12mm，左眼 2.84mm。前房宽度（anterior chamber width，ACW）：双眼均为 12.01mm。

由于患者无法继续耐受角膜接触镜，故考虑接受屈光手术治疗。为避免角膜膨隆的风险，我们决定实施 PIOL 植入术。

患者双眼接受了 AcrySof Cachet 晶状体植入术，手术过程顺利。根据晶状体计算软件，右眼和左眼分别选择了 –11.0D 和 –16.0D 的晶状体度数。术后患者使用环丙沙星滴眼液（Oftacilox），3 次/天，1 滴/次，共 7 天；地塞米松滴眼液（Maxidex），3 次/天，1 滴/次，共 10 天。患者术后评估正常，裂隙灯检查未见异常，人工晶状体居中，但双眼眼压（intraocular pressure，IOP）高达 30mmHg。患者开始口服乙酰唑胺片（Edemox），3 次/天，1 片/次。3 日后 IOP 仍然为：右眼 30mmHg（1mmHg=0.133kPa），左眼 40mmHg。此后患者开始使用抗青光眼的布林佐胺/噻吗洛尔混合滴眼液（Azarga），3 次/天，由于怀疑患者对激素敏感，故同时停用糖皮质激素。4 天后，IOP 降为：右眼 17mmHg，左眼 19mmHg。

术后 1 个月，患者主觉验光度数：右眼 –0.50/–1.25×60，左眼 –0.50/–1.00×135。双眼远距及近距的最佳矫正视力均为 20/20。裂隙灯及眼底检查均未见异常，IOP：右眼

13mmHg，左眼 15mmHg。术后 3 个月，双眼裸眼视力为 20/32。残余度数可能与高度近视患者术前的屈光度数难以准确估计有关。同时，患者抱怨视力下降。角膜地形图未提示角膜膨隆、透明性边缘性角膜变性（pellucid marginal degeneration）或可疑圆锥角膜的风险。双眼高阶像差（high order aberration，HOA）RMS 均正常：右眼 0.067μm，左眼 0.180μm。角膜厚度：右眼 562μm，左眼 563μm。角膜内皮计数：右眼 2571 个/mm²，左眼 2498 个/mm²。对患者行双眼 LASIK 手术。为避免增加眼压及移动前房内人工晶状体，使用 Moria M2 微型角膜板层刀制作角膜瓣。使用 AMARIS SCHWIND 准分子激光切削角膜基质（剩余基质厚度：右眼 391μm，左眼 405μm）。

需要解决的主要问题

对于高度近视患者，我们需要考虑联合不同的屈光矫正方法。有晶状体眼植入房角支撑的 AcrySof Cachet 人工晶状体不能矫正散光，考虑到术前验光的可变性、人工晶状体度数的不足和散光，后续的 LASIK 矫正能够帮助达到最佳裸眼视力[2-5]。与此同时，我们也要注意可能由人工晶状体植入引起的角膜内皮并发症[6]。

辅助检查

辅助检查包括最佳矫正视力、裸眼视力、主觉验光和散瞳验光、裂隙灯检查、角膜地形图、B 超生物测量、角膜曲率、中央角膜厚度和内皮细胞计数，以及 Visante OCT 测量眼前节参数。

手术/药物干预

将 AcrySof Cachet 人工晶状体植入患者前房,并在 3 个月后行 LASIK 手术以矫正残余屈光不正(近视和散光)。角膜瓣由微型角膜板层刀制作。

结果

术后 3 个月复查正常,裂隙灯检查未见异常:角膜瓣边缘未见上皮缺损,层间透明,角膜瓣位正,前房晶状体居中,未见瞳孔阻滞,未见色素播散和虹膜萎缩(图 2.1)。患者裸眼视力为 20/20,矫正远视力为 20/20。

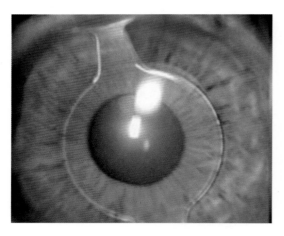

图 2.1 裂隙灯检查显示角膜瓣位正,前房晶状体位置居中。

小结

为了让高度近视眼在术后达到良好的矫正效果,可采取角膜手术联合眼内手术的方法(双光学法或其他屈光手术的联合手术)。联合 PIOL 植入(AcrySof Cachet)和 LASIK 是矫正高度近视的一种安全、有效且可预测的方法。双光学法屈光手术提高了 PIOL 植入术的有效性和成功率,能矫正更大范围的屈光不正。

(周雯 陈世豪 译校)

参考文献

1. Zaldivar R, Davidorf JM, Oscherow S et al (1999) Combined posterior chamber phakic intraocular lens and laser in situ keratomileusis: bioptics for extreme myopia. J Refract Surg 15:299–308
2. Muñoz G, Alió JL (2005) Artisan iris-claw phakic intraocular lens followed by laser in situ keratomileusis for high hyperopia. J Cataract Refract Surg 31(2): 308–317
3. Malecaze FJ, Hulin H (2002) A randomized paired eye comparison of two techniques for treating moderately high myopia: LASIK and artisan phakic lens. Ophthalmology 109(9):1622–1630
4. Velarde JI, Anton PG, deValentin-Gamazo L (2001) Intraocular lens implantation and laser in situ keratomileusis (bioptics) to correct high myopia and hyperopia with astigmatism. J Refract Surg 17(2 Suppl):S234–S237
5. Meltendorf C, Cichocki M (2008) Laser in situ keratomileusis following the implantation of iris-fixated phakic intraocular lenses. Ophthalmologica 222:69–73
6. Alió JL, Abdelrahman AM, Javaloy J, Iradier MT, Ortuño V (2006) Angle-supported anterior chamber phakic intraocular lens explantation causes and outcome. Ophthalmology 113(12):2213–2220

PRK 矫正高度近视眼 ICL 植入术后的屈光不正

Jorge L. Alió, Alessandro Abbouda, Angelo Rampone

目录

该病例与屈光手术的相关性 ············ 13

病例背景 ······················· 13

需要解决的主要问题 ··············· 14

辅助检查 ······················· 14

手术/药物干预 ··················· 14

结果 ·························· 14

小结 ·························· 14

参考文献 ······················· 15

J.L. Alió, MD, PhD (✉)
Department of Refractive Surgery,
Vissum Corporación Oftalmológica,
Alicante, Spain
e-mail: jlalio@vissum.com

A. Abbouda, MD
Department of Refractive Surgery,
Vissum Corporación Oftalmológica, Alicante, Spain

Department of Ophthalmology-Policlinico
Umberto I of Rome, University of Rome "Sapienza",
Viale del Policlinico, 155, 00186 Roma, Italy

R&D Department, Vissum Corporación
Oftalmológica, 03016, Alicante, Spain
e-mail: a.abbouda@gmail.com

A. Rampone, MD
Department of Ophthalmology, Seconda Università
degli Studi di Napoli, Naples, Italy

R&D Department, Vissum Corporación,
Alicante 03016, Alicante, Spain
e-mail: angelo.rampone@gmail.com

该病例与屈光手术的相关性

角膜屈光手术是治疗低中度近视首选的最安全的手术方式[1]。而对于高度近视并且角膜薄的病例,选择 PIOL 更为适合,因为它仅引起少量的高阶像差,且术后对比敏感度要优于角膜屈光手术。

本病例在植入有晶状体眼后房型人工晶状体(implantable collamer lens, ICL;加利福尼亚州,蒙罗维亚,STAAR Surgical Co.)后,通过角膜屈光手术矫正达到了良好视力。

病例背景

患者女性,24 岁,无眼部手术史,屈光手术评估如下。主觉验光度数:右眼−9.75/−1.00×95,左眼−12.50/−1.00×50。角膜曲率值:右眼 43.08/43.56@13,左眼 42.84/43.56@143。双眼角膜地形图均显示角膜变形(图 3.1)。双眼最佳矫正视力为 20/20。裂隙灯及眼底检查均无异常。角膜内皮计数:右眼

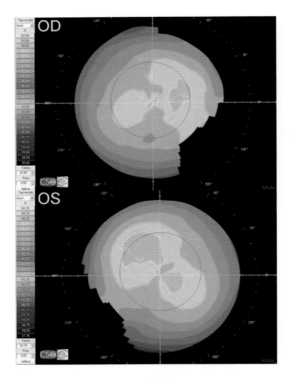

图 3.1 术前角膜地形图。

2589 个/mm²，左眼 2318 个/mm²。AS-OCT 检查显示右眼前房深度（ACD）和前房宽度（ACW）分别为 3.15mm 和 12.05mm，左眼分别为 3.17mm 和 12.07mm。角膜厚度：右眼 420μm，左眼 410μm。眼轴：右眼 28.34mm，左眼 28.9mm。我们决定对患者实施后房型人工晶状体植入术。根据 ICL 计算软件选择人工晶状体度数：右眼 −13D，左眼 −16D。患者双眼接受了 ICL 植入术，手术过程顺利。术后 3 个月时，主觉验光度数：右眼 −1.00/−0.50×105，左眼 −1.00/−0.50×85。

需要解决的主要问题

手术矫正结果与目标存在 1D 的偏差。这可能与验光的不精确和 ICL 度数计算中出现的误差有关。眼轴测量结果与术前相比无变化。患者对自己目前的屈光状态不满意，希望摆脱眼镜。根据患者角膜厚度，我们决定行经上皮 PRK 手术。

辅助检查

ICL 植入术后检查主觉验光、视力、角膜地形图、波前像差、角膜厚度（超声法）和瞳孔直径。

手术/药物干预

患者双眼接受经上皮 PRK 手术，由 SCHWIND AMARIS 准分子激光行标准切削。矫正度数：右眼 −1.00/−0.50×105，左眼 −1.00/−0.50×85。切削完成后敷以 0.02% 丝裂霉素 15 秒，最后予绷带型角膜接触镜。患者术后遵照 PRK 术后常规用药（环丙沙星滴眼液，5 次/天，用 1 周；0.1% 地塞米松滴眼液，3 次/天，用 1 周后，改为氟米龙滴眼液，3 次/天，每周递减，用到术后 1 个月；48 小时内滴用环戊通滴眼液 3 次）。

结果

PRK 术后 2 个月，患者双眼矫正视力均为 20/20。裂隙灯检查未见异常。角膜地形图显示正常的近视术后形态。角膜曲率值：右眼 40.92/41.84@8，左眼 41.06/41.39@135（图 3.2）。裂隙灯检查 ICL 拱高正常。

小结

屈光不正的度数越高，越难获得可靠的测量结果[2]。人工晶状体的尺寸和度数的选

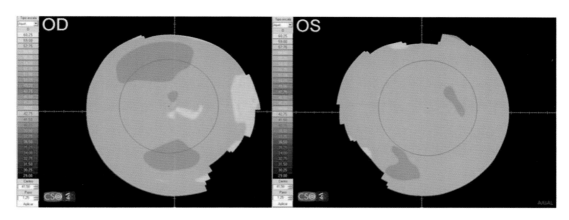

图 3.2　术后角膜地形图。

择,要基于生物测量的分析、角膜厚度测量、内皮细胞计数(endothelial cell count,ECC)以及前房 OCT 测量等各项检查。

　　ICL(加利福尼亚州,蒙罗维亚,STAAR Surgical Co.)联合 PRK 是矫正高度近视的一种安全、有效且可预测的手术方法。角膜屈光手术与 PIOL 植入术相结合,可以解决在 PIOL 植入后出现的屈光问题。

（周雯　陈世豪　译校）

参考文献

1. Comaish IF, Domniz YY, Lawless MA, Webber SK, Rogers CM, Sutton GL (2002) Laser in situ keratomi-leusis for residual myopia after photorefractive kera-tectomy. J Cataract Refract Surg 28(5):775–781
2. Petermeier K, Gekeler F, Messias A, Spitzer MS, Haigis W, Szurman P (2009) Intraocular lens power calculation and optimized constants for highly myopic eyes. J Cataract Refract Surg 35(9):1575–1581

病例 4

远视屈光手术后患者的人工晶状体计算

Jorge L. Alió，Felipe A.Soria

目录

该病例与屈光手术的相关性 ………… 16

病例背景 ……………… 17

需要解决的主要问题 ……… 17

辅助检查 ……………… 17

手术/药物干预 …………… 17

结果 ……………………… 18

小结 ……………………… 18

参考文献 …………………… 18

J.L. Alió, MD, PhD (✉)
Department of Refractive Surgery,
Vissum Corporación Oftalmológica,
Alicante, Spain
e-mail: jlalio@vissum.com

F.A. Soria, MD
Department of Refractive Surgery, Instituto de la
Visión, Universidad de Montemorelos,
Montemorelos, Mexico
e-mail: soriafelipe.md@gmail.com

患者女性,48岁，抱怨远近视力下降6个月。15年前曾行双眼 LASIK 远视矫正术。

视力下降原因为远视回退和白内障,因此计划行白内障摘除术。可以查阅到 LASIK 术前的屈光数据。

该病例与屈光手术的相关性

人工晶状体(intraocular lens,IOL)度数的计算、屈光手术后角膜的光学质量和人工晶状体类型的选择是较为棘手的。

我们找到两个相关方面来分析:

1. 高度远视的 LASIK 矫正和由于偏心引起的像差[1]。

有研究[2]报道,矫正高度远视(等效球镜大于 4D)的可预测性是能够接受的,该研究使用了 500Hz 重复扫描频率的激光设备,具有 1050Hz 的眼球跟踪系统，同时采用了优化的消像差切削模式,术后随访 6 个月。这项技术对矫正高达+8.50D 的远视仍然有效(有效性指数 0.85),结果可以被接受。很多研究证明远视角膜手术后易回退,一些研究发现术后 5 年随访中远视平均增加+0.54D。

2. 远视屈光手术后的 IOL 计算。

我们正在开始对第一批屈光手术后的患者行白内障手术。这些患者的手术"高峰"即将来临,了解每一位患者的全部术前历史资料,将帮助我们对他们行二次手术达到正视的可能。

欧洲白内障和屈光手术结果质量登记委员会(European Registry of Quality Outcomes for Cataract and Refractive Surgery,EUREQUO)推荐屈光结果应该和生物测量预测误差均值的绝对值相差≤0.6D。生物测量误差矫正值应被设置为 0D,误差值在±1.0D 内的应该在 87%或以上[3]。

虽然这是正常眼 IOL 植入术后屈光预测性的评价标准,但也应是角膜屈光术后眼 IOL 植入术后的理想标准。对于后者,生物测量虽有难度但是必需的。此外,大多数患者在之前的角膜屈光手术后是正视状态,所以他们不希望在 IOL 植入术后还需戴眼镜。

(a)用手术后的角膜曲率,第三代或第四代 IOL 度数计算公式不能准确评估有效的人工晶状体度数。

(b)不能准确测量真实的全角膜屈光力。

总的来说,远视 LASIK 术后计算的精确性在某种程度上比近视 LASIK 术后的要好些。远视患者一般接受较少量的屈光矫正,小光学区自动曲率测量的误差比近视 LASIK 术后的相对小一些。治疗后屈光回退和晶状体引发的近视都会导致历史计算方法不准确。对近视 LASIK 来说,Masket、改良的 Masket 和 Haigis-L 方法能给出很好的结果。当之前的屈光手术资料丢失时,Haigis-L 是非常有用的。

病例背景

询问病史时,患者提供了下列数据:

右眼:+8.50/-1.25×15　　20/40
左眼:+8.50/-0.75×170　　20/40
角膜曲率值:
右眼:46.80/47.20 @20
左眼:47.21/47.54@178
LASIK 术前信息:
右眼:+8.00/-2.50×30
左眼:+8.50/-2.00×180

检查显示,患者双眼角膜透明,LASIK 瓣正常。右眼白内障 NO2 级核(LOCSⅢ),左眼 NO1 级核(LOCSⅢ)。

使用 ASCRS 在线计算软件[4,5],并通过 Haigis-L 公式来计算 IOL 度数(图 4.1)。

双眼 IOL 度数均为 33.0D,植入后目标度数为 0 度,A 常数 118.74。

患者顺利地行双侧白内障摘除并人工晶状体植入手术。

需要解决的主要问题

需解决的主要问题是选择准确的 IOL 度数,使患者达到正视状态。

辅助检查

角膜地形图、IOL Master、ASCRS 在线 IOL 度数计算软件。

手术/药物干预

白内障手术。

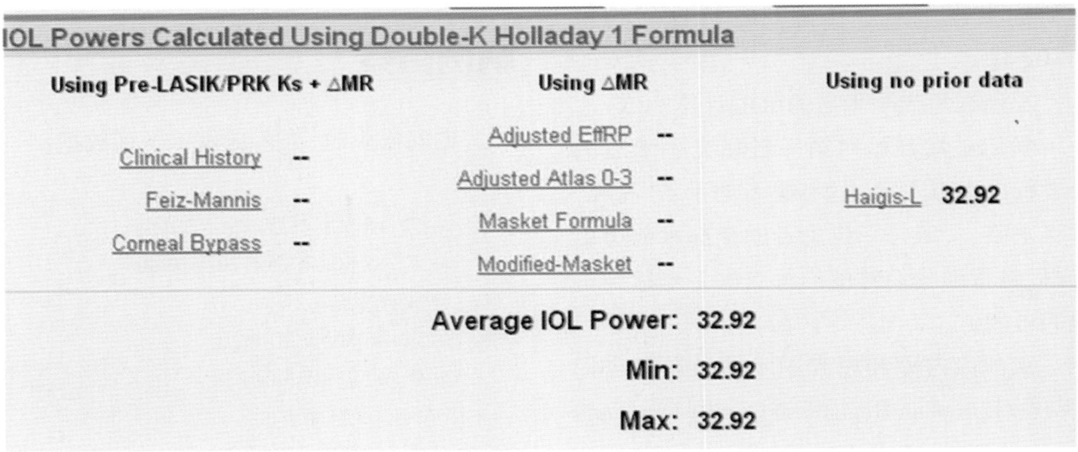

IOL Powers Calculated Using Double-K Holladay 1 Formula

Using Pre-LASIK/PRK Ks + ΔMR		Using ΔMR		Using no prior data	
Clinical History	--	Adjusted EffRP	--		
Feiz-Mannis	--	Adjusted Atlas 0-3	--	Haigis-L	**32.92**
Corneal Bypass	--	Masket Formula	--		
		Modified-Masket	--		

Average IOL Power:	**32.92**
Min:	**32.92**
Max:	**32.92**

图 4.1　ASCRS IOL 度数计算结果。

结果

术后 1 个月随访数据如下：

右眼：裸眼远视力 20/40，验光及最佳矫正远视力 −0.75 = 20/30。

左眼：裸眼远视力 20/40，验光及最佳矫正远视力 +0.75 = 20/25。

患者对此结果非常满意。

小结

1. 很多研究证明，远视角膜手术后易回退。

2. 生物测量必须是准确的。

3. 采用多种测量技术、合理理解测量值、正确选择 IOL 度数是非常有必要的。优化评估角膜的光学质量也是不可或缺的。

4. 根据患者的需要手术比单纯追求术后正视的总体满意度会更好。

5. 每一个有屈光手术史的患者必须保留自己的屈光数据，这些数据将有助于计算白内障手术时的 IOL 度数。

（朱双倩 郑林燕　译校）

参考文献

1. lbarrán-Diego C, Muñoz G, Montés-Micó R, Rodriguez A, Alió JL (2006) Corneal aberration changes after hyperopic LASIK: a comparison between the VISX Star S2 and the Asclepion-Meditec MEL 70 G Scan excimer lasers. J Refract Surg 22:34–42

2. Alió JL, El Aswad A, Vega-Estrada A, Javaloy J (2013) Laser in situ keratomileusis for high hyperopia (>5.0 diopters) using optimized aspheric profiles: Efficacy and safety. J Cataract Refract Surg 39(4):519–27

3. Lundström M, Barry P, Henry Y, Rosen P, Stenevi U (2012) Evidence-based guidelines for cataract surgery: guidelines based on data in the European Registry of Quality Outcomes for Cataract and Refractive Surgery database. J Cataract Refract Surg 38:1086–1093

4. Wang L, Hill WE, Koch DD (2010) Evaluation of intraocular lens power prediction methods using the American Society of Cataract and Refractive Surgeons Post-Keratorefractive Intraocular Lens Power Calculator. J Cataract Refract Surg 36:1466–1473

5. ASCRS online calculator. Available at: http://iolcalc.org/. Accessed Jan 2013

应用表面切削术解决角膜屈光手术十二年后行白内障手术发生的屈光问题

Jorge L. Alió, Felipe A. Soria

目录

该病例与屈光手术的相关性 ………… 19

病例背景 ………… 20

需要解决的主要问题 ………… 20

辅助检查 ………… 20

手术/药物干预 ………… 20

结果 ………… 20

小结 ………… 20

参考文献 ………… 21

J.L. Alió, MD, PhD (✉)
Department of Refractive Surgery,
Vissum Corporación Oftalmológica,
Alicante, Spain
e-mail: jlalio@vissum.com

F.A. Soria, MD
Department of Refractive Surgery,
Instituto de la Visión, Universidad de
Montemorelos, Montemorelos, Mexico
e-mail: soriafelipe.md@gmail.com

该病例与屈光手术的相关性

如今，接受过角膜屈光手术又再次寻求白内障手术的患者越来越常见。这类患者对术后屈光结果的期望值往往很高，而在植入人工晶状体(IOL)度数的计算上缺乏准确的公式。

病例背景

患者男性，75岁，主诉远、近距离均存在眩光伴视物困难。在12年前为矫正双眼近视而行 LASIK 手术，术中及术后无并发症。查体发现白内障是引起其视觉症状的主要原因，遂计划行白内障手术。患者未保留既往 LASIK 术前各项生物测量及屈光数据。

患者就诊时情况如下：

右眼：−1.00/−3.00×110=20/30
左眼：−1.50/−2.25×110=20/50
角膜曲率值：左眼 39.21/40.74D@98

检查显示，患者双眼角膜透明，LASIK角膜瓣正常。双眼白内障分级为右眼 NO1（LOCS Ⅲ），左眼 NO2（LOCS Ⅲ）。

IOL 度数计算采用美国白内障和屈光手术协会（ASCRS）计算公式（图 5.1）。A 常数为 118.74，计算得出 IOL 度数为 20.6D，术后目标屈光度数为 –1.00D。

患者接受白内障手术，术中植入 toric IOL，手术顺利，术中及术后无并发症。

术后 1 个月检查结果如下：

左眼：裸眼远视力 20/70，验光及最佳矫正远视力 –1.50=20/30。

患者对左眼视力不满意并希望提高该眼视力。

行二次表面切削术以矫正患者左眼残留近视。

需要解决的主要问题

IOL 度数的精确计算是达到目标屈光度数并矫正散光的关键。在本例中，患者白内障术后屈光度数与目标值偏差了 –0.5D。由于患者期望值过高，故对术后远视力不满意。

辅助检查

角膜地形图、IOL master、ASCRS 在线IOL 度数计算软件。

手术/药物干预

白内障手术。

结果

二次激光矫正术后，患者裸眼视力即达到 20/30。

小结

1. 既往有角膜屈光手术史的患者，其 I-

IOL calculation formulas used: Double-K Holladay 1[1], Shammas-PL[2], & Haigis-L[3]				
Using Pre-LASIK/PRK Ks + ∆MR		**Using ∆MR**		**Using no prior data**
		[1]Adjusted EffRP	--	
		[1]Adjusted Atlas 9000 (4mm zone)	--	[2]Wang-Koch-Maloney	--
History	--	[1]Adjusted Atlas Ring Values	--	[2]Shammas Method	20.92
Feiz-Mannis	--	Masket Formula	--	[3]Haigis-L	20.38
Corneal Bypass	--	Modified-Masket	--	[1]Galilei	--
		[1]Adjusted ACCP/ACP/APP	--		
Average IOL Power (∆MR only & No Prior Data):			20.65	
Average IOL Power (All Available Formulas):			20.65	
Min:			20.38	
Max:			20.92	

图 5.1　ASCRS IOL 度数计算结果。

OL 度数计算不够准确,术前需要告知患者。

2. 生物测量必须精确。

3. 随着检查技术的进步,我们更加理性地认识到,角膜生物测量和 IOL 度数的正确选择是完全必要的。另外,对多个 IOL 度数计算公式的计算结果进行比较也很重要。

4. 妥善保管角膜屈光手术患者的屈光数据。

在正常眼中,以 K 值(D)表示的角膜前、后表面曲率是通过曲率半径(mm)和有效折射率(大部分仪器中采用 1.3375)推算而得。然而,这种把拥有前、后表面的角膜当做单一屈光透镜而算得的角膜曲率值是一个错误值。只有当角膜前、后表面曲率半径是成比例的并近似模型眼时,使用这个有效折射率才是可行的。

近视矫正(中央切削)之后,角膜前表面的曲率半径增加而前后屈光表面的距离减小。因此,通过角膜前表面曲率半径计算得到的角膜曲率值是不准确的。

这些结果代入第三代或第四代 IOL 度数计算公式后,会进一步导致对有效 IOL 位置的错误估计和角膜总屈光力的错误测定。

LASIK 近视矫正术后 IOL 度数计算的准确性往往比 LASIK 远视矫正术后的更差,其中的原因是近视患者通常要接受更大的屈光矫正量,而且近视的切削位于中心,所有仪器测量角膜前表面曲率均位于中心。而对于 LASIK 远视矫正术后的病例,Masket、改良 Masket 和 Haigis-L 公式均能提供较准确的预测;对于无术前屈光数据的屈光手术病例,Haigis-L 有较好的预测性。术后等效球镜度数与目标屈光度数偏差在 0.5 和 1.0D 以内术眼的比例,以及术后屈光度数误差的范围是反映生物测量准确性的最好指标。

(周雯　周开晶　译校)

参考文献

1. Gale RP, Saldana M, Johnston RL, Zuberbuhler B, McKibbin M (2009) Benchmark standards for refractive outcomes after NHS cataract surgery. Eye (Lond) 23:149–152

2. Lundström M, Barry P, Henry Y, Rosen P, Stenevi U (2012) Evidence-based guidelines for cataract surgery: guidelines based on data in the European Registry of Quality Outcomes for Cataract and Refractive Surgery database. J Cataract Refract Surg 38:1086–1093

3. Wang L, Hill WE, Koch DD (2010) Evaluation of intraocular lens power prediction methods using the American Society of Cataract and Refractive Surgeons Post-Keratorefractive Intraocular Lens Power Calculator. J Cataract Refract Surg 36:1466–1473

4. Demill DL, Moshirfar M, Neuffer MC, Hsu M, Sikder S (2011) A comparison of the American Society of Cataract and Refractive Surgery post-myopic LASIK/PRK intraocular lens (IOL) calculator and the Ocular MD IOL calculator. Clin Ophthalmol 5:1409–1414

5. ASCRS online calculator. Available at: http://iolcalc.org/. Accessed Jan 2013

病例 6

屈光手术后 IOL 度数计算和术中像差测量

Michael W. Raciti, Jonathan B. Rubenstein

目录

该病例与屈光手术的相关性 ………… 22

病例背景 ……………………… 22

需要解决的主要问题 ……………… 23

辅助检查 ………………………… 23

手术/药物干预 …………………… 24

结果 ……………………………… 24

小结 ……………………………… 24

参考文献 ………………………… 25

M.W. Raciti, MD (✉) • J.B. Rubenstein, MD
Department of Ophthalmology,
Rush University Medical Center, Chicago, IL, USA
e-mail: racitim@gmail.com;
jonathan_rubenstein@rush.edu

该病例与屈光手术的相关性

光学的生物测量、角膜屈光力测量和简单的 IOL 度数计算,能为大部分眼球提供准确的 IOL 度数。然而,对于近视、远视或散光等屈光手术后角膜屈光力发生改变的眼睛,传统的 IOL 度数计算是不准确的。现阶段,屈光手术后的白内障患者正在增加。白内障手术的屈光结果是重要的,以患者为中心的医疗保健正采用新技术来应对[1]。最佳术后结果即最小屈光误差尤为重要,曾经为了脱镜而花钱行屈光手术的患者,对白内障手术仍抱有很高的期望值。对准确的屈光结果的需求已推动 IOL 度数计算新方法的发展,从而为屈光手术后的眼球选择 IOL 度数。术中波前像差仪的发展似乎增加了屈光手术后 IOL 度数测定的准确性。

病例背景

患者男性,75 岁,主诉眩光和远、近视物困难。患者 12 年前行双眼 LASIK 术矫正近视。由于白内障导致上述视物不适,故准备行白内障摘除。没有 LASIK 术前的生物测量值或屈光数据可用。

LASIK 术后主觉验光:
右眼:+0.25/+0.25×180　20/25
左眼:−0.50/+1.75×170　20/30
LASIK 术后的手动测量的角膜曲率值:
右眼:41.10/41.25
左眼:41.00/41.50@150

检查显示,患者双眼角膜透明,LASIK 瓣正常。白内障程度:右眼 2+级核硬度伴 2+级皮质改变,左眼 3+级核硬度伴 2+级皮质改变。

需要解决的主要问题

因为测定屈光手术后的真实角膜曲率值是困难的,所以计算这些眼的 IOL 度数也是有难度的。对于先前行屈光手术矫正近视的眼,角膜屈光力会被高估,它将导致白内障术后出现非预期的远视偏移。有多种原因解释了为什么会高估[2]。首先,近视矫正手术造成的有效中央光学区较小。角膜曲率计和基于 Placido 环的角膜地形图测量中心区域之外的中周部角膜较陡峭。第二,近视矫正术削薄了角膜中央,导致前表面和后表面曲率相差悬殊,并低估了后表面曲率与前表面曲率的比值。从而使基于角膜曲率测量而计算角膜屈光力时,高估了角膜屈光力。第三个错误来源是第三代公式使用角膜屈光力来预测 IOL 眼的前房深度,而近视术后眼的前房深度预测值会人为的变浅[3]。这个错误会导致比预测位置靠后的 IOL 度数的不足,

从而向远视偏移。

辅助检查

各种计算公式和校正表用来矫正 LASIK 术后传统 IOL 度数计算方法的预测误差。"临床历史法"计算 IOL 度数要求有屈光手术前的验光度数、角膜曲率和屈光手术后的验光度数[4]。然而,屈光手术前的数据常常不能获得或不正确。因此,产生了几种新的不依赖屈光手术前的生物测量和屈光结果的方法。美国白内障和屈光手术协会(ASCRS)网站包含有一种在线的由 Hill 等人提供的角膜屈光术后 IOL 计算公式[5]。与仅需要 LASIK/PRK 术前 K 值和手术引起的主觉验光度数变化的方法相比,最近 Wang 等人研究的在线计算方法不需要屈光手术之前的数据,并且预测 IOL 度数的误差更小[6]。Tang 等人提出了基于第四代频域 OCT 的 IOL 度数计算新方法。他们发现这种基于 OCT 的方法与当前标准相比,激光术后眼在白内障手术后的视觉矫正效果相同或更好[7]。

术中波前像差是一种新技术,在白内障手术期间捕获真实屈光信息有助于 IOL 度数的计算。最新的术中像差模式是 ORA 系统(美国,加利福尼亚州,亚里索维耶荷,WaveTec® Vision)。该装置连接到手术室显微镜,并在外部监视器上显示数据。为了确定眼的屈光状态,一窄光束射入眼内,经视网膜反射后产生波前像差。Talbot-Moiré 干涉测量法是通过捕获和分析波前像差来发现眼的球柱镜误差[8]。专用技术使波前像差仪变得小巧轻便,并且增加了从−20 至 +20D 的动态捕获范围。波前像差在无晶状体状态下也可以测量,有助于 IOL 度数的计算,也

可以在 IOL 状态下测量来确认 IOL 度数、调整散光晶状体或者指导周边角膜松解切口的位置。术中波前像差仪对屈光手术后患者 IOL 度数的测定尤其有用，因为它依赖于视网膜的反射波阵面而不是角膜曲率，消除了屈光手术后使用 IOL 标准计算法带来的许多误差。

手术/药物干预

这个患者在近视 LASIK 术后需要行白内障手术。如上所述，在白内障手术时确定合适的 IOL 度数是困难的。应进行 IOL Master（美国，Carl Zeiss Meditec）、角膜地形图和 Pentacam（华盛顿，林伍德，Oculus USA）测量。从中获得的角膜数据与之前近视 LASIK 手术是相对应的。没有不规则散光、角膜膨隆或异常角膜后表面曲率。双眼的角膜厚度≥570μm。参照上述数据，使用 ASCRS 在线角膜屈光手术后 IOL 计算软件<iolcal.org> 计算平均 IOL 度数。在线角膜屈光手术后 IOL 计算软件使用下列公式计算 IOL 度数：Wang-Koch-Maloney、Shammas 和 Haigis-L 法。IOL Master 推荐的晶状体也需计算。

结果

表 6.1 和表 6.2 示出了不同方法计算的 IOL 度数。术中，ORA 系统基于无晶状体眼测量方法计算出两眼的 IOL 度数是 19.50D，ORA 预测残余的屈光不正度数：右眼 –0.20D，左眼 –0.13D。各种术前计算法和 ORA 系统之间计算出的 IOL 度数有相当大的差异。在植入 ORA 系统计算出的 IOL 度数后，患者的屈光结果良好。裸眼远视力：右眼 20/25，左眼 20/30。主觉验光：右眼 –0.25/

表 6.1　右眼 IOL 计算方法及度数

右眼：计算方法	IOL（D）
Wang-Koch-Maloney	18.65
Shammas	19.04
Haigis-L	18.92
IOL Master	18.00
ORA	19.50

表 6.2　左眼 IOL 计算方法及度数

左眼：计算方法	IOL（D）
Wang-Koch-Maloney	18.86
Shammas	19.13
Haigis-L	18.48
IOL Master	18.00
ORA	19.50

+0.50×180，左眼 –0.50D，两眼的矫正视力均为 20/20。

小结

屈光手术后 IOL 度数计算是复杂的，必须告知患者屈光手术后 IOL 计算相对来说不够准确。多个 IOL 度数计算公式结果的比较很重要。对于屈光手术后 IOL 的计算，术中波前像差仪是一种新的有用的工具，因为它不依赖于角膜曲率。术中波前像差仪尤其适用于那些不希望术后佩戴眼镜的人群，因为它提高了屈光手术后患者屈光结果的准确性。我们也发现，术中波前像差仪适用于由于身体或精神上的原因而不能接受标准测量的患者，以及眼轴过长或过短的患者，因为标准的 IOL 计算公式对这部分患者来说可能是不够准确的。

（朱双倩　郑林燕　译校）

参考文献

1. Talley-Rostov A (2008) Patient-centered care and refractive cataract surgery. Curr Opin Ophthalmol 19(1):5–9
2. Mimura T, Azar DT (2004) Current concepts, classification, and history of refractive surgery. In: Yanoff M, Duker JS (eds) Ophthalmology, 3rd edn. Mosby/Elsevier, St Louis
3. McCarthy M, Gavanski GM, Paton KE, Holland S (2011) Intraocular lens power calculations after myopic laser refractive surgery: a comparison of methods in 173 eyes. Ophthalmology 118(5):940–944
4. Holladay JT (1989) Consultations in refractive surgery [comment]. Refract Corneal Surg 5:203
5. Hill W, Wang L, Koch DD (2012) IOL. Power calculation in eyes that have undergone LASIK/PRK/RK. Version 4.4. Available from http://iolcalc.org/. Cited 26 Dec 2012
6. Wang L, Hill WE, Koch DD (2010) Evaluation of intraocular lens power prediction methods using the American Society of Cataract and Refractive Surgeons Post-Keratorefractive Intraocular Lens Power Calculator. J Cataract Refract Surg 36(9):1466–1473
7. Tang M, Wang L, Koch DD, Li Y, Huang D (2012) Intraocular lens power calculation after previous myopic laser vision correction based on corneal power measured by Fourier-domain optical coherence tomography. J Cataract Refract Surg 38(4):589–594
8. Wiley WF, Bafna S (2011) Intra-operative aberrometry guided cataract surgery. Int Ophthalmol Clin 51(2):119–129

屈光性晶状体置换术辅以 LASIK 矫正高度远视性散光

Noel Alpins

目录

该病例与屈光手术的相关性 ············ 26

病例背景 ···························· 26

需要解决的主要问题 ················ 28

治疗方案选择 ······················ 29

辅助检查 ·························· 29

手术/药物干预 ···················· 30

结果 ······························ 31

小结 ······························ 31

参考文献 ·························· 32

N. Alpins, FRANZCO, FRC Ophth., FACS
NewVision Clinics, Melbourne, VIC, Australia

Department of Ophthalmology,
University of Melbourne, Melbourne, VIC, Australia
e-mail: alpins@newvisionclincis.com.au

该病例与屈光手术的相关性

病例着重介绍屈光性晶状体置换术(refractive lens exchange, RLE)后发生的一种并发症——因未认识到此手术中角膜和总屈光力之间的低关联性所造成的术后屈光误差。本病例采用了植入散光人工晶状体 (toric I-OL)的屈光性晶状体置换术。虽然患者期待 toric IOL 可以矫正角膜散光，但仍然可能需要行后续的准分子激光手术(LASIK)来进一步矫正。

病例背景

患者男性,47 岁，希望达到从警视力标准(裸眼视力较好眼需达到 6/18,较差眼需达到 6/36)。通过准分子激光手术术前评估后，我们发现他的远视和散光度数很高,不适合激光手术。

	右眼	左眼
裸眼视力	20/60	20/60
主觉验光	+6.50/−5.75×95	+6.00/−5.25×75
散瞳验光	+7.25/−5.75×95	+6.75/−5.25×75
矫正视力	20/20 ++	20/20 ++
角膜地形图 (Sim K)	37.59/41.39 @ 7	37.44/41.46 @ 164
角膜曲率计	37.87/41.75 @ 13	37.75/41.62 @ 168

内眼及外眼检查均未见异常，无白内障。

我们建议患者行双眼屈光性晶状体置换术，并将手术风险、并发症、单焦晶状体植入后对阅读镜的需求以及术后有时仍然需要使用眼镜的可能性告知了患者。

患者双眼在同一天接受了 Tecnis Toric 非球面人工晶状体置换术。右眼：2.2mm 切口在 193°，IOL 型号为 Tecnis ZCT400 +26.0D SE 4.00D CYL；左眼：2.2mm 切口在 0 度，IOL 型号为 Tecnis ZCT400 +26.0D SE 4.00D CYL。

图 7.1 为 Assort toric 的设计模块，展示了将切口置于角膜最陡子午线上减弱角膜散光的效果，剩余角膜散光需经 toric IOL 得以矫正。

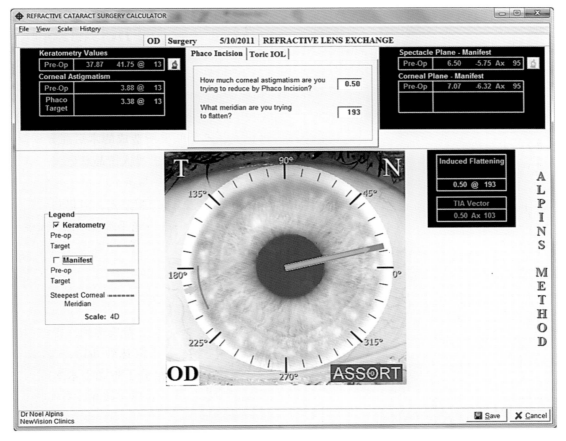

图 7.1　该图显示了 phaco 切口对右眼术前角膜散光的影响。基于以往病例的数据，phaco 切口造成的 0.50D 的变平效应可以将角膜散光从 3.88D 降至 3.38D。

图 7.2 显示了植入 24.00D 球镜和沿 13°子午线的 4.00D 柱镜的 toric IOL 的效果。预期主觉验光结果如图中"toric target"（toric 目标值）一栏所示，为"+0.04/−0.08×103"，提示在 13°子午线上预留 0.08D 的角膜散光。

有意思的是，将在晶状体平面为 4.00D 的 toric IOL 转换到角膜平面则成为 3.30D@103，该转换使用有效晶状体位置和 SRK/T 公式中的 A 常数计算所得。

全眼剩余散光（ocular residual astigmatism，ORA）[1,2,3]在术前没有计算。

需要解决的主要问题

术后双眼的主觉验光结果显示仍残留了高度散光，超出了此次屈光手术的预期。术后 1 个月的检查结果如下：

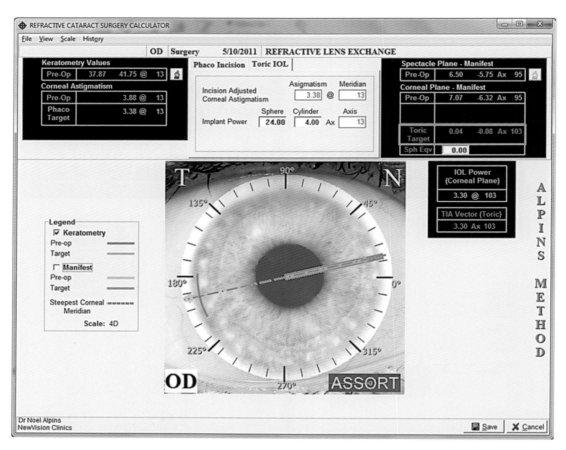

图 7.2 该图显示了植入球镜度数 24.00D、散光度数 4.00D 的 toric IOL 后理论上应得到的散光结果。预期主觉验光的散光值为+0.08D×13。

	右眼	左眼
裸眼视力	20/40-	20/80-
主觉验光	+0.25/-2.00×70	+0.25/-2.25×50
矫正视力	20/25+	20/30 ++
角膜曲率计	38.25/41.60 @ 14	37.75/41.60 @ 170
裂隙灯检查	IOL 标记位于 13/193°，符合预期	IOL 标记位于 0/180°，而预期位置是 168/348°

治疗方案选择

1. 旋转 toric IOL 以减少术后主觉验光的散光。

2. 植入一个有不同环曲面性的 toric I-OL 以替换原有的 IOL。

3. 在原有 toric IOL 的基础上行角膜准分子激光手术以矫正主觉验光的散光。

右眼 toric IOL 定位符合预期位置（193°），但术后主觉验光散光仍剩余 2.00D。左眼 toric IOL 与预期位置的 168° 相比存在顺时针偏转 18° 的角度误差，导致术后 2.25D 的主觉验光散光。

辅助检查

患者术后 2 个月后复查确认屈光状态稳定。主觉验光无显著变化。

裂隙灯检查显示双眼 IOL 位置与 1 个月前完全一致。

计算晶状体手术前的全眼剩余散光（O-RA），即角膜散光和主觉验光散光（角膜平面）的矢量差，所得结果为：

ORA　右眼 2.27D×116　左眼 2.66D × 91

双眼在术前存在高度的全眼剩余散光（>1.00D），提示将 IOL 朝着此正柱镜的轴向旋转可以减少主觉验光的散光。

角膜曲率计度数（术后 2 个月）：

右眼 38.10/41.60@14　左眼 37.75/41.75@177

手动角膜曲率测量结果与术前比较未见显著变化，提示角膜切口没有产生异常作用。

在研究 toric IOL 植入术的结果时，比较术后主觉验光散光（矫正到角膜平面）和术前角膜散光（矫正 phaco 切口对散光度数和轴向的任何影响）非常重要。以下两个关键的参数必须要计算：

1. 角度误差(the angle of error, AE)[1,2,4,5]：计划的散光矫正矢量（目标散光矢量，target-induced astigmatism vector, TIA）和手术引起的散光矢量（surgically induced astigmatism vector, SIA）之间的角度差。这个参数显示了 IOL 需要旋转多少度才能使术后所需镜片的柱镜量最小。

2. 度数误差(the magnitude of error, ME)[1,2,4,5]：即 SIA 和 TIA 的算数差。这个参数提示了植入的 IOL 对角膜散光是否存在过矫或欠矫。

本例的 toric IOL 散光研究采用术前来自手工角膜曲率计的参数，并对 phaco 切口的效果加以矫正（图 7.3），计算得到右眼 AE 为+18°，ME 为-0.49D，提示右眼的散光存在轻微欠矫。

左眼 AE 为+20°，ME 为-0.67D。

这些分析还体现了角度的误差：右眼 I-OL 定位准确而左眼不准确。考虑到过高的 ORA，我们不能确保旋转已植入的 IOL 可以

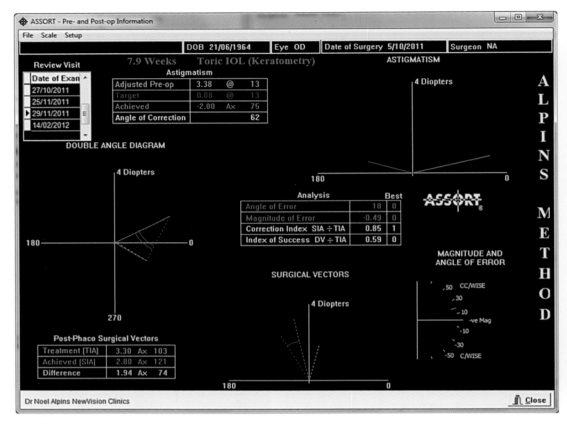

图 7.3　Toric IOL 散光分析显示角度误差为 18°,表示可以将 IOL 顺时针旋转 18°来减少术后主觉验光散光。度数误差为−0.49D,表示植入该晶状体后存在轻微的散光欠矫。

矫正全部的剩余散光。再加上双眼在 IOL 的对位和计算上不一致,故我们决定不旋转 I-OL,而行准分子激光手术来尽可能地矫正剩余的主觉验光散光。

手术/药物干预

患者左眼和右眼分别在 toric IOL 植入后的第 6 周和第 16 周接受了 LASIK 手术。手术采用了 ViSX S4 系统和 Amadeus(SiS)微型角膜刀。

右眼:混合型散光;矫正参数:−2.07/+2.37×165。

为减少角膜组织的切削量,该值被转换为两个交叉柱镜:在角膜 5.0~9.0mm 范围区域矫正 plano/+0.78×165。在角膜 6.0mm×5.5mm 椭圆形范围内矫正 plano/−1.59×75。

左眼:混合型散光(包括矫正散光的球镜转换);矫正参数(角膜平面):−2.26/+2.11×140。

为减少角膜组织的切削量,该值被转换为两个交叉柱镜:在角膜 5.0~9.0mm 范围区域矫正 plano/+0.34×140。在角膜 6.0mm×5.5mm 椭圆形范围内矫正 plano/−1.77×50。

准分子激光矫正过程 100%基于屈光参数,没有涉及角膜参数,所以不用矢量设计(同时包含角膜和屈光参数的手术设计)。

结果

右眼 LASIK 术后 3 个月及左眼 LASIK 术后 5 个月(双眼 toric IOL 植入术后 8 个月)的检查结果如下:

	右眼	左眼
裸眼视力	20/20−	20/25−
主觉验光	+0.25/−0.25×75	+0.75/−0.75×55
矫正视力	20/20	20/20
裂隙灯检查 (角膜)	介质清,无异常	介质清,无异常

患者对手术结果极其满意!

小结

术前先计算 ORA(使用 iAssort software:www.assort.com)再决定手术方式非常重要,尤其是当面临选择 LASIK 手术还是晶状体手术时(摘除晶状体同时去除了晶状体散光)。

基于本例极好的散光矫正结果,我们推断术前计算的 ORA 很可能来自晶状体散光。

当我们设计 toric IOL 手术时,很重要的一点是要把 phaco 切口对术前角膜散光的影响记入选择晶状体的参考因素。IOL 的散光度数可能与术前测量的结果存在或多或少的差异,而且角膜最陡子午线也可能会因为 phaco 切口的定位不准而发生偏移,所以,研究以往病例以确定 phaco 切口对角膜的变平效应至关重要[2]。

当研究 toric IOL 植入术后结果时,可能会发现 IOL 上的标记(表示晶状体度数最低处)处在角膜最陡子午线上,但这可能不是 IOL 在数学模型上最理想的定向。

若术后出现了预期之外的散光,即残留了大量的主觉验光散光,则必须行散光矢量研究——比较术后主觉验光散光(矫正到角膜平面)和术前角膜散光,考虑 phaco 切口的影响。矫正这些病例就是使 IOL 的散光(角膜平面)和有效晶状体位置以及 IOL 的球镜成分相匹配。该计算可使用 ASSORT (R) toric IOL 计算器(www.assort.com)。

也许早期干预或旋转 IOL 可以有效减少功能性(右眼)和实际的(左眼)植入对位误差。然而,任何一个因素都可以单独引起主觉验光的残余散光。

对于手术医生,我们提供三点重要建议:

1. 当 AE 大于 10°时,考虑旋转已植入的 toric IOL 使残留主觉验光散光最小化。

2. 若 IOL 散光度数过大或过小——即 ME 大于 1.00 D,选择度数更合适的 IOL 进行置换。

3. 若出现预期之外的主觉验光散光,则实行准分子激光手术加以矫正。

值得注意的是,若术后残余屈光不正中同时存在球镜成分,这可能会影响手术医生是选择晶状体置换还是准分子激光手术来进行二次矫正。对于术前 ORA 大于 1.25D 而无显著 AE 和 ME 的病例,建议行准分子激光手术以矫正主觉验光的残余散光。

在考虑任何二次矫正方式之前,通过测量晶状体植入术后角膜散光(角膜地形图或手工角膜曲率计)以确认 phaco 切口对角膜的影响非常必要。该结果决定了要使用什么度数的 toric IOL 来中和散光以及 IOL 要如何定位来对齐最陡子午线。若角膜散光及角膜最陡子午线发生显著改变,那么以上三点建议需重新考虑。

　　术后角膜和(或)主觉验光散光的重要性也与 toric IOL 的度数变化梯度相关。如果 toric IOL 的散光变化以 0.75 为梯度,而术后角膜散光的变化小于 0.75,或 ME 小于 0.75,更换 toric IOL 并无效果。

（周雯　朱双倩　译校）

参考文献

1. Alpins NA (1997) New method of targeting vectors to treat astigmatism. J Cataract Refract Surg 23: 65–75
2. Alpins NA (1997) Vector analysis of astigmatism changes by flattening, steepening, and torque. J Cataract Refract Surg 23:1503–1514
3. Kugler L, Cohen I, Haddad W, Wang MX (2010) Efficacy of laser in situ keratomileusis in correcting anterior and non-anterior corneal astigmatism: comparative study. J Cataract Refract Surg 36:1745–1752
4. Alpins NA (1993) A new method of analyzing vectors for changes in astigmatism. J Cataract Refract Surg 19:524–533
5. Alió JL, Piñero DP, Tomás J (2011) Vector analysis of astigmatic changes after cataract surgery with implantation of a new toric multifocal intraocular lens. J Cataract Refract Surg 37:1217–1229

经上皮准分子激光治疗性角膜切削术治疗不规则散光

Dan Z. Reinstein, Timothy J. Archer, Marine Gobbe

目录

该病例与屈光手术的相关性 ············ 33

病例背景 ····························· 34

需要解决的主要问题 ················· 34

辅助检查 ····························· 34

手术/药物干预 ······················ 34

结果 ································· 35

小结 ································· 35

参考文献 ····························· 37

D.Z. Reinstein, MA(Cantab), FRCSC, FRCOphth (✉)
London Vision Clinic, London, UK

Department of Ophthalmology, Columbia University
Medical Center, New York, NY, USA

Centre Hospitalier National d'Ophtalmologie,
Paris, France
e-mail: dzr@londonvisionclinic.com

T.J. Archer, MA (Oxon) DipCompSci(Cantab)
M. Gobbe, MST(Optom) PhD
London Vision Clinic, London, UK
e-mail: tim@londonvisionclinic.com;
marine@londonvisionclinic.com

该病例与屈光手术的关系

角膜上皮可以通过其厚度重新分布来补偿角膜基质曲率的改变,从而维持角膜光滑对称的光学面。这种补偿性上皮厚度改变在近视或远视准分子激光切削术后、放射状角膜切开术后、角膜塑形术后、圆锥角膜及角膜膨隆时常常被发现。在治疗不规则散光时,上皮补偿作用明显,这是因为上皮厚度的改变掩盖了不规则基质层的真实曲率[1-4]。

角膜地形图及像差测量在屈光手术后并发症的诊断中非常重要,同时通过这些方法还可以进一步了解不规则散光及其他类型散光是如何导致患者视力下降的。然而由于上皮的"遮蔽效应",角膜地形图及波前像差检查无法提供解剖病理性改变的确凿证据(例如,不规则的基质表面)。因此,由于角膜上皮的补偿机制,角膜地形图或波前像差引导的手术可能是备用选择[1-4]。

本病例阐释了对于上皮厚度重塑引起的误差,为何经上皮准分子激光治疗性角膜切削术（phototherapeutic keratectomy，PTK）比地形图或波前像差引导的手术更合适、更有效。

病例背景

患者男性，50 岁，LASIK 术后出现严重视力困扰，包括复视、光晕、闪光感。曾于 2009 年 10 月首次行左眼低度远视 LASIK 手术，使用了 Technolas 217z 及 Moria 130 一次性微型角膜板层刀（制作的角膜瓣蒂位于鼻侧），手术记录显示角膜瓣大，中心定位在视轴上。术后数月由于偏心行掀瓣的角膜地形图引导术，术后患者验光结果有改善但出现了"鬼影"的视觉症状。二次手术效果差，可能是因为全眼像差未矫正。第三次行波前像差引导的手术，但患者术后视觉效果反而更差。角膜地形图显示鼻侧变薄的切削区，与偏心类似。

需要解决的主要问题

首先需要弄明白为什么地形图引导的和波前像差引导的手术都无法改善角膜形态及患者症状。

辅助检查

Artemis 高频数字超声检查可以测量角膜各层形态，包括上皮厚度的分布，帮助准确诊断（图 8.1）。结果显示角膜瓣鼻侧蒂很小，蒂附近基质床表面呈锯齿状。这块鼻侧区域的上皮厚度变化呈一个阶梯形状，即厚上皮区（77μm）的鼻侧立即变成了薄上皮区（41μm）。上皮厚度在 1 mm 范围内变化了 36μm，弥补了基质的不规则形态，即上皮层在基质床表面凸出处较薄而在凹陷处较厚。结论为可掀起的角膜瓣较小，在角膜瓣蒂附近、瓣的反面进行了激光切削，导致一个双重切削区域和另一个未切削区域相毗邻。

手术/药物干预

从角膜地形图前表面形态来看，上皮层厚度的改变掩盖了真实的基质床表面的不规则形态，解释了角膜地形图和像差引导手术失败的原因。因此，经上皮 PTK 成为了更好的方法。经上皮 PTK 可扩大切削范围，使切削深度恒定、均匀。该手术将上皮层作为天然的阻滞剂，可以将切削定位于不规则基质床表面的凸起处。

手术前，我们根据 Atlas 角膜地形图设计了地形图引导的切削图，并与经上皮 PTK 的基质切削预测图进行比较（图 8.2）。为了矫正基质床表面的不规则形态，理论上是要去除鼻侧凸出于基质床表面的组织，这部分角膜组织在第一次手术中由于可掀起的角膜瓣小而未被切削。由于该区域上皮层最薄，经上皮 PTK 的基质切削本应针对这一区域进行切削。但是，其切削量最大的区域与地形图引导的切削区不匹配，因此后者不能改善基质床表面明显的不规则形态。

然后我们使用了 Artemis 辅助的经上皮 PTK 技术，借助数字化厚度相减法（digital subtraction pachymetry，DSP）[1,2] 软件显示了一定深度的 PTK 切削模式下，角膜上皮切削和剩余部分的图案。经上皮 PTK 切削的具体步骤见图 8.3。经上皮 PTK 也可能影响患者的屈光状态，可以通过上皮厚度图来预测。在本病例中，患者中央上皮厚度较薄，经上皮 PTK 是一种近视切削。因此，我们在 7mm 区

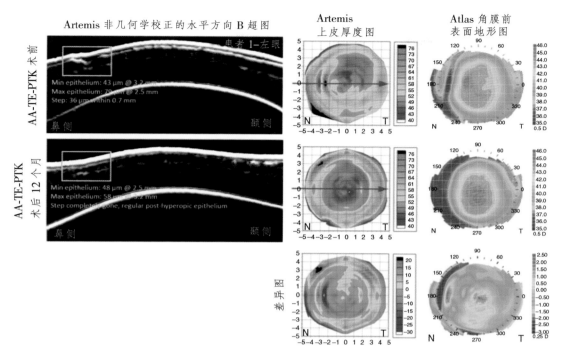

图 8.1 左边栏：AA-TE-PTK 手术前后的 Artemis 非几何学校正的水平方向 B 超图。黄色方框标出了鼻侧角膜瓣和基质床交界面不规则的区域。在这一区域，基质床表面凹陷处上皮变厚，而在相邻的凸起处上皮变薄。中间栏：AA-TE-PTK 手术前后的 Artemis 上皮厚度图，使用了相同梯度对其进行划分。角膜上皮厚度在鼻侧的阶梯状变化在手术后明显好转。下方的差异图显示手术后鼻侧区域上皮层重塑明显。右边栏：AA-TE-PTK 手术前后的 Atlas 角膜前表面地形图，使用了相同梯度。下方差异图显示术后角膜不规则形态得到明显改善。(图片经 Reinstein 等同意转载[3])

域行+1.00D 的远视切削进行补偿。

切削后的基质床表面尚存在一些微皱褶，因此应用"湿性"PTK 切削来抛光此不规则表面。具体做法是将平衡盐溶液（balanced salt solution, BSS）湿润角膜基质表面（8mm 区域）后立即行 8 秒 PTK 切削（因为 BSS 表面张力只能维持 8 秒）。BSS 作为阻滞剂覆盖角膜基质床表面，露出微皱褶的峰部。准分子激光仅仅切削峰部。该过程一直重复直到基质床表面在干燥时看上去是光滑的。

结果

经上皮 PTK 术后 12 个月，Artemis 扫描显示基质床表面鼻侧凸起处已经几近光滑。上皮厚度图显示鼻侧局部的 36μm 差异已经消失，术后上皮层厚度分布正常（图 8.1）。角膜地形图上远视切削光学区的不规则部分也得到修复，差异图显示鼻侧区域形态显著改善。最后，鼻侧基质床凸起处荧光素染色阴性。患者的主观感觉是，术前戴上最佳矫正镜片后仍存在的"鬼影"消失。

小结

本病例阐述了上皮厚度补偿机制如何影响波前像差或角膜地形图引导的个性化切削，因为上皮层掩盖了真正的基质不规则

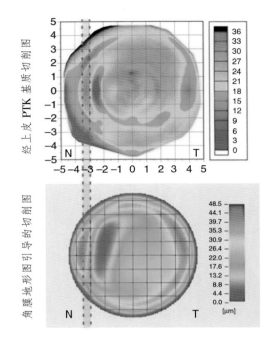

经上皮 PTK 基质切削图

角膜地形图引导的切削图

图 8.2 上方图为根据 Artemis 上皮厚度数据计算得出的经上皮 PTK 基质切削预测图;下方图为使用 CRS-Master 软件分析 Atlas 角膜前表面地形图生成的角膜地形图引导的个体化切削图。角膜地形图引导的最大切削处太靠近鼻侧,可能会在基质面突出处的鼻侧形成第二个凹陷区。这突出了经上皮 PTK 的优点,因为该方法能够消除由于上皮层对基质床凸处的遮蔽作用而造成的切削中心定位的误差。(图片经 Reinstein 等同意转载[3])

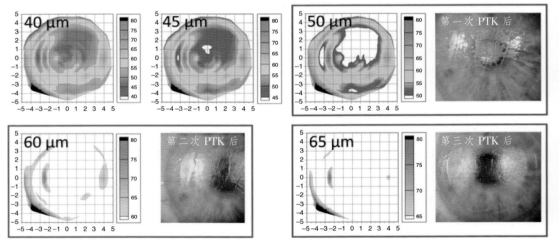

图 8.3 Artemis DSP 软件模拟了经上皮 PTK 切削深度从 40μm 增到 65μm(以 5μm 为梯度增量)时,剩余上皮层形态图的变化。白色区域代表上皮全层已被经上皮 PTK 切削(图中标出了切削深度),也就是将发生基质切削的区域。由于上皮的遮盖,基质切削定位于紧邻基质床表面凹陷处的鼻侧角膜凸起处。在手术中,经上皮 PTK 切削分三步,50μm 切削为第一步,之后检查角膜(如术中照片所示),剩余上皮层形态与预测的十分吻合,并且覆盖基质床凹陷处有一条带状孤立上皮,证实首次切削深度接近 50μm。第二次和第三次的经上皮 PTK 切削后,深度准确地达到了 65μm。术中照片显示剩余上皮形态与预测相似,只在基质床凹陷处存在一条细小线状上皮。这种分步切削方法能够使切削终点准确地达到预测值,同时保留了在优化病例中非常珍贵的基质组织。(图片经 Reinstein 等同意转载[3])

部分。事实上,本病例中角膜地形图引导的手术加重了基质床表面的不规则性:角膜地形图引导的最大切削位于凸起处的鼻侧,从而造成凸起处对侧出现新的凹陷处。

最好对有不规则散光的病例进行上皮厚度的测量,以诊断不规则的原因并制订最恰当的治疗方案。在无法测量上皮厚度时,对可能发生的上皮重塑的判断可参考以下几个基本规律:

1. 角膜地形图越不规则,上皮重塑越可能发生。

2. 上皮重塑程度是由不规则处曲率变化率所决定的,不规则越局限则上皮重塑越可能发生[1-4]。

3. 上皮层在基质组织切削区或曲率平坦区增厚。

4. 上皮层在地形图上较高区变薄,例如远视切削后的角膜中央。

经上皮 PTK 的优点之一是不需要准确的中心定位,因为基质切削由上皮厚度引导,而基质床表面较凸处的上皮层较薄。然而,经上皮 PTK 可能仅能治疗上皮层补偿的基质不规则部分,因此通常需要多次手术。在特殊情况下,比如本病例,角膜不规则局限在一个小区域内,这提示曲率改变率会很大,上皮补偿的发生几乎 100%。在本病例中,基质床不规则在一次手术后几近光滑。相反,大多数病例在第一次手术后由上皮补偿基质床不规则处,再行二次手术治疗基质不规则形态[4]。这种分步治疗方法意味着患者第一次手术后视力提高是有限的,因为只是纠正了部分不规则形态[3]。

我们发现,角膜地形图引导的手术治疗大范围的"常规"不规则形态效果颇佳,例如小光学区和偏心切削,因为这种不规则曲率

变化率相对较小,因此上皮重塑幅度很小[5,6]。根据上述准则,如果角膜地形图是"异常"不规则,经上皮切削通常是首选,因为大部分不规则被上皮层补偿,角膜地形图无法显示。角膜地形图无法测量所有的上皮不规则分布,但这些不规则问题需要先解决。而且,鉴于上皮的补偿重塑特性,经上皮 PTK 必然使基质床表面在一定程度上变得光滑,因此事实上,患者的症状不可能恶化,虽然屈光状态可能会发生变化。在经上皮手术之后,如果角膜地形图仅仅是"常规的"不规则,上皮补偿作用很小,则可用角膜地形图引导的手术矫正[2]。

即使在没有上皮厚度测量的情况下,经上皮 PTK 手术本身实施起来也相对简单。正常眼上皮中央平均厚度是 $53\mu m$[7],所以异常不规则角膜的上皮最薄处小于这个值(因为此处上皮补偿不规则时变薄)。因此,分步经上皮 PTK 的第一次切削可以定为 $53\mu m$,保证激光穿透上皮层并在基质层进行切削。然后经上皮 PTK 切削可以以 $10\mu m$ 为梯度连续进行。在每次切削后观察残留上皮,一旦当上皮残留很少时停止切削,以避免不必要的基质切削(因为一旦上皮层被全部去掉时平滑效应随即消失)。

(张佳 陈世豪 译校)

参考文献

1. Reinstein DZ, Archer T (2006) Combined Artemis very high-frequency digital ultrasound-assisted transepithelial phototherapeutic keratectomy and wavefront-guided treatment following multiple corneal refractive procedures. J Cataract Refract Surg 32:1870–1876

2. Reinstein DZ, Archer TJ, Gobbe M (2012) Refractive and topographic errors in topography-guided ablation produced by epithelial compensation predicted by

three-dimensional Artemis very high-frequency digital ultrasound stromal and epithelial thickness mapping. J Refract Surg 28:657–663

3. Reinstein DZ, Archer TJ, Gobbe M (2013) Improved effectiveness of transepithelial PTK versus topography-guided ablation for stromal irregularities masked by epithelial compensation. J Refract Surg 29(8):526–533

4. Reinstein DZ, Archer TJ, Dickeson ZI, Gobbe M (2014) Transepithelial phototherapeutic keratectomy protocol for treating irregular astigmatism based on population epithelial thickness measurements by artemis very high-frequency digital ultrasound. J Refract Surg 30(6):380–387

5. Reinstein DZ, Archer TJ, Gobbe M (2009) Combined corneal topography and corneal wavefront data in the treatment of corneal irregularity and refractive error in LASIK or PRK using the Carl Zeiss Meditec MEL80 and CRS Master. J Refract Surg 25:503–515

6. Reinstein DZ, Archer TJ, Gobbe M (2012) Is topography-guided ablation profile centered on the corneal vertex better than wavefront-guided ablation profile centered on the entrance pupil? J Refract Surg 28:139–143

7. Reinstein DZ, Archer TJ, Gobbe M, Silverman RH, Coleman DJ (2008) Epithelial thickness in the normal cornea: three-dimensional display with Artemis very high-frequency digital ultrasound. J Refract Surg 24:571–581

依次个性化治疗性角膜切削术治疗不规则散光

Paolo Vinciguerra, Fabrizio I. Camesasca

目录

该病例与屈光手术的相关性 ………… 39

病例背景 …………………… 39

需要解决的主要问题 ……………… 42

辅助检查 …………………… 43

手术/药物干预 …………………… 43

结果 ………………………… 44

小结 ………………………… 44

参考文献 …………………… 45

P. Vinciguerra, MD (⊠) • F.I. Camesasca, MD
Department of Ophthalmology,
Istituto Clinico Humanitas, Rozzano, MI, Italy
e-mail: paolo.vinciguerra@humanitas.it

该病例与屈光手术的相关性

屈光手术后或感染性角膜炎后的角膜高度不规则散光,治疗起来十分棘手。PTK可以使患者避免行板层或穿透性角膜移植术这种更具侵入性的治疗。这里列举了两例不规则散光病例,一例是屈光手术后,另一例是棘阿米巴角膜炎后,两者都接受了经上皮依次个性化治疗性角膜切削术(sequential custom therapeutic keratectomy, SCTK)。

病例背景

病例1:患者男性,36岁,因右眼屈光不正(−8.00/−1.00×180)接受过PRK手术。由于角膜上皮下雾状混浊(haze)及屈光回退,术后8个月再次接受PRK手术,术中应用了丝裂霉素。该眼最终验光结果为−7.00/−2.00×125=0.1,haze(++++),上皮下不规则瘢痕深达180μm(图9.1)。左眼验光结果为−4.00/−1.50×135=0.4。右眼角膜最薄处为 507μm。建议行深板层角膜移植术（deep anterior lamellar keratoplasty，DALK）。

我们对该患者右眼行经上皮 SCTK 治

疗。鉴于患者的角膜瘢痕较深，首次切削以处理大部分的高阶像差（HOA）及屈光不正为目的（图 9.2）。然而，准分子激光切削，特别是切削量大时，会引起角膜生物力学

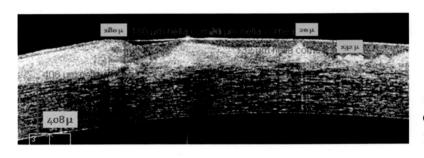

图 9.1　病例 1，右眼。角膜 OCT 显示基质混浊深达 180μm，其余 408μm 基质清。

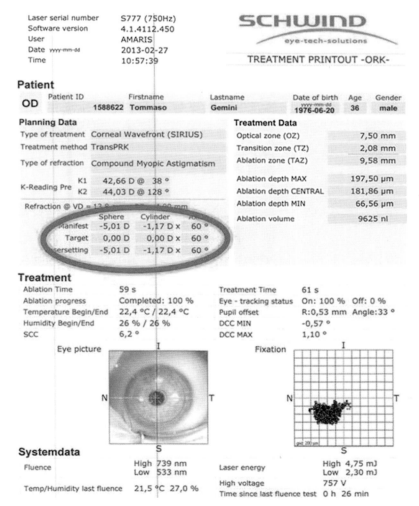

图 9.2　病例 1，右眼。Schwind Amaris 首次切削参数。

的改变,从而进一步影响角膜形态并导致 HOA 及屈光不正的发生。因此,再次个性化切削的目的是减少部分近视、避免屈光参差及消除残留的高阶像差。每次手术后,患者的验光结果及视力均有改善。图 9.3 显示了手术前后角膜地形图及两者差异图。

病例 2:患者女性,26 岁。右眼因佩戴角膜接触镜而导致棘阿米巴感染。术前验光结果:右眼+1.00/−7.00×65=0.1,左眼−4.00=0.9。右眼眼前节检查发现角膜中央及旁中央区有一血管化的白斑,伴有角膜基质变薄。术前 OCT 检查显示基质层混浊深度达

184μm(图 9.4),角膜最薄处 444μm,上皮厚度 104μm,剩余角膜基质 340μm(图 9.4)。术前角膜地形图提示角膜颞上方大范围区域变平坦,对应于基质变薄的角膜白斑处(图 9.5)。对该眼行经上皮 SCTK。首次个性化切削旨在规则光学区的角膜形态,使陡峭的角膜鼻下方区域变平坦,并保护已变薄的角膜。事实上,如要使平坦的角膜区域变得陡峭,可以通过将其周围陡峭的角膜变得平坦来实现。这种非对称性的切削可能导致角膜组织松解、HOA 和屈光状态的改变,因此需行二次手术。图 9.6 显示了 Schwind Amaris 二次手术的切削参

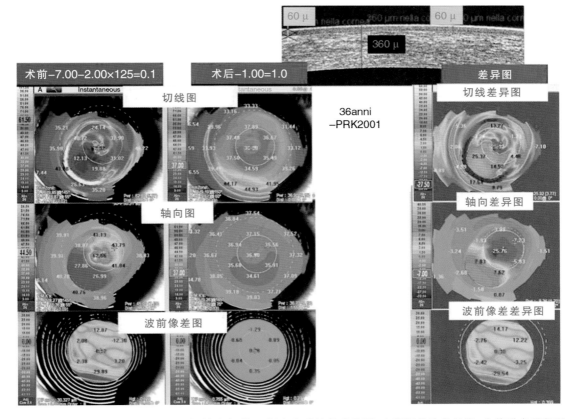

图 9.3　病例 1,右眼。手术前后切线、轴向角膜地形图、角膜波前像差图。右侧图片为差异图,之前手术后留下的角膜周边高曲率环几乎完全消失。右侧上图为术后 OCT 显示角膜上皮规则,基质规则并且未见混浊。

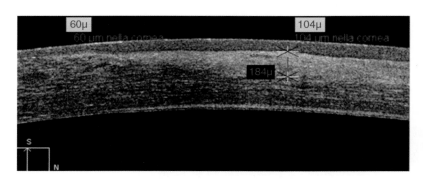

图 9.4　病例 2，右眼。术前 OCT 显示深达 184μm 的轻度基质层混浊。

术前 +1.00−7.00×65=0.1　　　　术后 −0.50−4.00×65=0.8

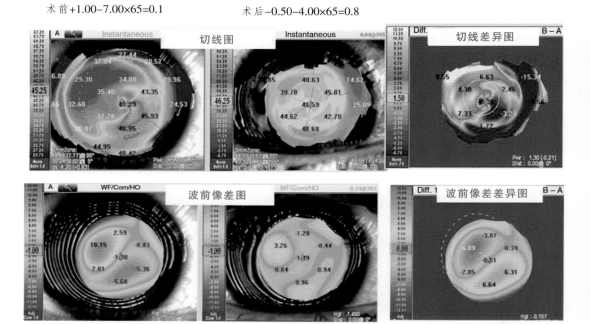

图 9.5　病例 2，右眼。术前角膜地形图显示颞上方角膜大范围变平坦，与基质变薄的角膜白斑相对应。术后地图（中央区）显示角膜中央规则化，高阶像差减小。

数，预留近视（等效球镜为−2.50D）以避免术后屈光参差。每次手术后患者视力均有提高。

需要解决的主要问题

病例 1：主要问题是来自高度不规则角膜的不规则散光，基质 haze 伴随上皮下较深的不规则瘢痕，以及之前手术后留下的角膜周边的高曲率环。

病例 2：主要问题是来自偏中心的角膜平坦化引起的角膜高度散光及伴基质变薄的血管化角膜白斑。

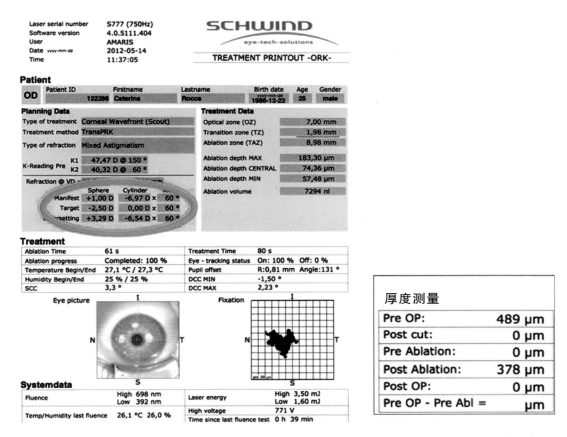

图 9.6　病例 2,右眼。Schwind Amaris 切削参数显示预留−2.50 D 的近视以避免术后屈光参差。角膜厚度测量包括角膜上皮。

辅助检查

角膜地形图、像差、角膜谱域 OCT、Pentacam。

手术/药物干预

经上皮 SCTK 包括角膜地形图引导的个性化准分子切削,再行角膜地形图检查评估残余不规则形态以制订进一步个性化切削方案[1-4]。该过程可重复直到角膜形态规则或剩余基质厚度达到安全临界值。个性化切削由 Schwind Amaris 准分子激光仪联合 ORK-CAM 平台(德国,克莱诺斯泰姆,Schwind GMBH & Co.)实施。角膜地形图测量由 Sirius 或者 Keratron Scout 角膜地形仪(意大利,佛罗伦萨,CSO;意大利,罗马,Optikon 2000)完成,并直接连接于个性化切削平台。最后,应用与角膜具有相同切削效率的 0.25%玻璃酸钠溶液(德国,慕尼黑,Laservis,TRB Chemedica,AG)进行抛光处理。该溶液起阻滞作用:使用 Castroviejo 刮刀将溶液涂抹于角膜表面,使角膜的不规则形态得到暴露,切削区域为 10mm,理伦切削深度为 20μm,去除不规则形态,得到光滑的角膜面。

在病例 2 的第一次手术中，我们利用 Schwind ORK-CAM 平台的特殊功能仅矫正了角膜的不规则形态，导致 HOA 的生成。我们诊所和 Shwind 合作开发了这项特殊功能。图 9.5 为最终的切线地形图（中央,上方），提示角膜形态更加规则。术后 HOA 地图(图 9.5,中央,下方)显示术前存在的彗差明显降低。

结果

病例 1:术后 2 个月,患者右眼验光结果:–1.00=1.0,角膜透明,无残留 haze。图 9.3 显示光学区规则,周边球差及残留高曲率环几乎完全消失。而且,图 9.3 中术后 OCT 显示角膜上皮厚度规则,为 60μm,基质无混浊。图 9.7 为手术前后角膜镜检查,显示角膜环变规则。

病例 2:术后 2 周,患者验光结果:–0.50/–4.00×65=0.8。达到了预留的等效球镜度数,但是因为剩余基质厚度不足以实施更多的切削,散光未得到完全校正。图 9.8 为手术前后角膜镜检查,显示椭圆环明显变规则,并且 Pentacam 提示基质混浊减轻。角膜新生血管消退。

小结

两个病例都显示设计良好的 SCTK 效果颇佳。同时,患者避免了因行板层或穿透性角膜移植术而出现的漫长恢复期及高度屈光不正。

位于角膜最厚处的 SCTK 切削保护了变薄的角膜部分,即使在高度不规则散光的病例中也能使角膜变得规则。在病例 2 中,患者出现了血管化的角膜白斑,如行板层或穿透性角膜移植术,则会增加术后排斥反应的可能,我们避免了这种情况的发生。

最后,正如病例 1 所证实的,值得我们注意的是,即使在加用丝裂霉素的情况下,单纯 PTK 术后效果未必可靠。

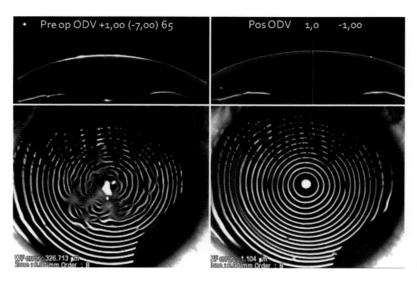

图 9.7　病例 1,右眼。手术前后角膜镜检查,角膜环变规则。

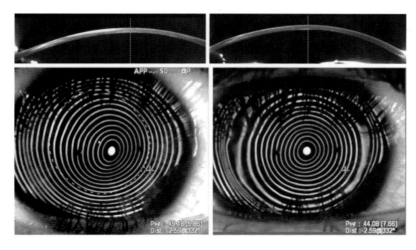

图 9.8 病例 2，右眼。手术前后角膜镜检查，椭圆环明显变规则。Pentacam 显示角膜基质混浊减轻。

（张佳 陈世豪 译校）

参考文献

1. Roberts C (2002) Biomechanics of the cornea and wavefront-guided laser refractive surgery. J Refract Surg 18:S589–S592
2. Vinciguerra P, Camesasca FI (2004) Custom photo-therapeutic keratectomy with intraoperative topography. J Refract Surg 20:S555–S563
3. Vinciguerra P, Camesasca FI (2004) One-year follow-up of custom phototherapeutic keratectomy. J Refract Surg 20(5 Suppl):705–710
4. Vinciguerra P, Camesasca FI (eds) (2007) Refractive surface ablation: PRK, LASEK, Epi-LASIK, PTK and retreatment. Slack Inc., Thorofare

病例 **10**

LASIK/AK 联合治疗角膜移植术后高度散光

Joann J. Kang，Dimitri T. Azar

目录

该病例与屈光手术的相关性 ············ 46

病例背景 ···························· 46

需要解决的主要问题 ················ 47

辅助检查 ·························· 47

手术/药物干预 ···················· 47

结果 ······························ 47

小结 ······························ 48

参考文献 ·························· 51

J.J. Kang, MD (✉)
Department of Ophthalmology,
University of Illinois at Chicago, Chicago, IL, USA
e-mail: kang.joann@gmail.com

D.T. Azar, MD, MBA
Department of Ophthalmology and Visual Sciences
Illinois Eye and Ear Infirmary,
University of Illinois at Chicago, Chicago, IL, USA
e-mail: dazar@uic.edu

该病例与屈光手术的相关性

穿透性角膜移植术后的常见并发症是结果的不可预测性和术后散光[1-5]。高度散光可导致视力下降、屈光参差、视物变形和单眼复视,因此患者视力康复非常具有挑战性[1]。框架眼镜和软性角膜接触镜可以矫正少量散光,而硬性透氧性角膜接触镜则可有效矫正高度的规则散光或者不规则散光[1]。然而,由于角膜形态异常、干眼、眼睑异常或无法耐受角膜接触镜等因素,角膜接触镜无法适用于所有患者。因此,当保守治疗失败时,就需要其他的屈光治疗方法来矫正角膜移植术后的散光。

病例背景

一名 83 岁高校退休教师因"角膜问题"转来就诊。既往病史包括轻度哮喘、关节炎和偏头痛。曾行胃肠部肿块切除术和前列腺手术。现服药物为阿司匹林(aspirin)、糠酸莫米松（asmanex）和加非葛（cafergot）。既往眼病史：9 年前双眼行白内障摘除术；在晶状体手术后 1 年和 7 年分别在右眼和左眼行穿透性角膜移植术，推测可能的原因是人工晶状体植入术后继发大泡性角膜病变；在 1 年前行左眼散光矫正手术。患者现用框架眼镜度数及戴镜视力为：右眼 −5.00/+4.25×15=20/100，左眼 −6.25/+5.50×22=20/200。主觉验光结果为：右眼 −5.00/+4.25×32=20/25，左眼 −12.75/+12.00×180=20/25^{-3}。角膜厚度：右眼 612μm，左眼 616μm。裂隙灯检查显示角膜植片透明，无排斥反应，所有缝线已拆除。双眼可见植入的后房型人工晶状体。眼底检查示明显的视乳头旁萎缩弧以及周边的色素性改变。角膜曲率计和角膜地形图提示高度的逆规散光，左眼高于右眼。

需要解决的主要问题

患者表现为角膜移植术后高度散光（左眼高于右眼）。虽然患者右眼散光经框架眼镜矫正的效果理想，但左眼柱镜度数过高，导致了严重的屈光参差和视物变形。框架眼镜无法达到双眼全矫的效果，而且患者无法耐受角膜接触镜。患者左眼两年前行角膜移植术，术后缝线均已拆除，因此无法选择性拆除缝线或调整缝线，需采用其他手术方式矫治患者角膜移植术后的散光。

辅助检查

角膜移植术后的散光评估必须综合主觉验光、角膜曲率计、角膜地形图和波前像差检查结果（图 10.1）。裂隙灯检查也不可或缺，可以评价角膜植片的居中性、大小、透明度和植片–植床的对位情况。当考虑采用屈光手术治疗时，角膜厚度是需要测量的重要参数。

手术/药物干预

在本例中，散光性角膜切开术（astigmatic keratotomy，AK）和准分子激光原位角膜磨镶术（LASIK）联合手术的步骤如下：

• 首先，使用飞秒激光（IntraLase）在植片–植床界面以内以最陡子午线为中心做一对对称的弧形切口（参数设置：90%的角膜植片厚度，直径 7mm，弧长 90°，前部边切能量为 3μJ）。

• 然后，制作蒂在鼻侧的角膜瓣，设定厚度为 150μm，实际测量为 115μm，避开在植片–植床界面做切口。

• 掀起角膜瓣，分离 AK 弧形切口后再盖回角膜瓣。随后行角膜曲率计检查，发现有较大的散光残留。

• 最后，使用 VISX 激光在 526μm 剩余基质床上矫正残余的 8D 散光（行两次−4.00D 切削）。手术顺利，无术中并发症发生。

结果

患者术后预后良好。术后 1 个月，左眼主觉验光为−3.00/+3.50×45，矫正视力 20/25（图 10.2）。裂隙灯检查示角膜植片透明，LASIK 角膜瓣蒂位于鼻侧，并可见 LASIK 角膜瓣下的两个弧形切口。术后 6 个月，左眼主觉验光−4.00/+3.25×17，角膜地形图角膜形态保持稳定（图 10.3）。最后一次随访记录在术后 3 年，双眼最佳矫正视力均为 20/20，主觉验光：右眼−5.50/+5.50×10，左眼−5.25/+4.75×18（图 10.4）。主觉验光显示左眼散光

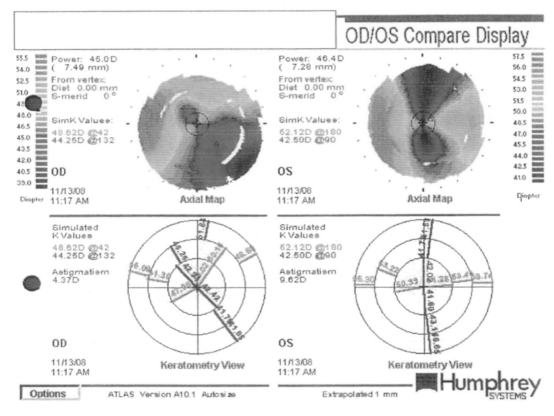

图 10.1　术前双眼 Humphrey 角膜地形图,显示左眼有高度角膜散光。左眼模拟角膜曲率(Sim K)为 42.50/52.12D@180°。

总共下降了 7.25D。患者表示佩戴框架眼镜也可获得较好的视力,没有屈光参差,对手术结果非常满意。

小结

穿透性角膜移植术后,即使角膜植片保持透明,术后高度散光仍是视力康复的棘手之处。角膜移植后的散光有几种屈光矫正方法可以选择,包括散光性角膜切开术、屈光手术如 LASIK 和 PRK、压迫缝合(compression sutures),以及楔形切除[1-4]。其他手术方式包括对有晶状体眼患者行白内障摘除和人工晶状体植入术,或者对人工晶状体眼患者植入背负式(piggyback)人工晶状体[3]。单步法 LASIK(板层切割和激光切削一步完成)和两步法 LASIK(板层切割和激光切削分为先后两个步骤)均已被运用于矫正角膜移植术后的散光[5]。两步法 LASIK 先制作角膜瓣,然后行激光切削,手术更加精确,可使角膜移植术后眼获得更好的屈光结果[5]。值得注意的是,在任何手术介入之前,我们必须确认角膜植片–植床切口已完全愈合而且所有缝线都已拆除,从而确保屈光状态和角膜地形图的稳定。

在本例中,由于患者有高度的近视性散

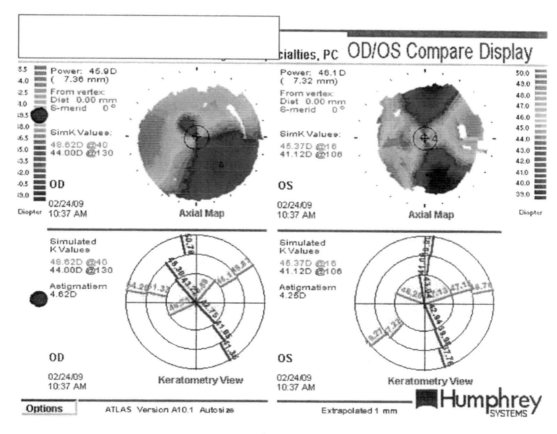

图 10.2　左眼 AK 和 LASIK 矫正术后 1 个月的双眼 Humphrey 角膜地形图。

光,故联合 AK 与 LASIK 以达到最佳的散光
矫正。AK 是一项成熟的技术,沿角膜最陡子
午线制作一或两个垂直切口,使得最陡子午
线的角膜变平,从而减少散光。其手术结果
可能因为切口数量、切口深度和长度,以及
所使用的技术(徒手、器械或飞秒激光切割)
而有所差别。在本例中,我们将一对弧形切
口置于角膜植片–植床界面内中央 7mm 光
学区, 并使用 90% 的深度以达到最大效果。
同时,我们使用飞秒激光来提高 AK 的精确
性,因为由激光制作的切口有准确的深度和
长度,可能有助于提高最终屈光矫正效果。

因为患者术前散光高达 12D,所以计划

对其进行分步治疗:先行 AK,再行 LASIK以
矫正残余的散光和球镜成分。屈光手术方
案,包括 PRK 和 LASIK,均可有效矫正角膜
移植术后的散光、近视和远视。与 PRK 相
比,LASIK 的优势在于, 它可矫正更大范围
的屈光误差, 提供更有效和可预测的结果,
以及更快的视力恢复和更少的基质瘢痕。飞
秒激光也可用于制作角膜瓣,而且比角膜刀
制作的角膜瓣更薄、更均匀。然而,该方式对
于角膜移植术后的病例可能预测性不佳,因
为术后切口愈合反应会与正常角膜不同。此
外,虽然预防性使用丝裂霉素 C 可减少 haze
的发生, 但行 PRK 仍存在迟发性 haze 的风

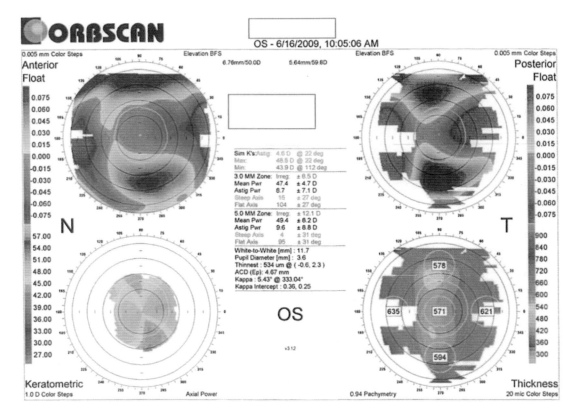

图 10.3 左眼 AK 和 LASIK 术后 6 个月的 Orbscan 角膜地形图。

险。LASIK 制作角膜瓣时可能会影响角膜植片–植床的稳定性。不过,大部分研究发现,角膜移植术后的屈光手术是安全、有效且可预测的,屈光矫正结果令人满意。

综上所述,角膜移植术后散光很常见,即使移植成功,散光也会影响术后视力恢复。矫正角膜移植术后的散光有多种选择,包括联合角膜切开术和屈光手术矫正高度散光,从而能够获得框架眼镜矫正后的良好双眼视功能。

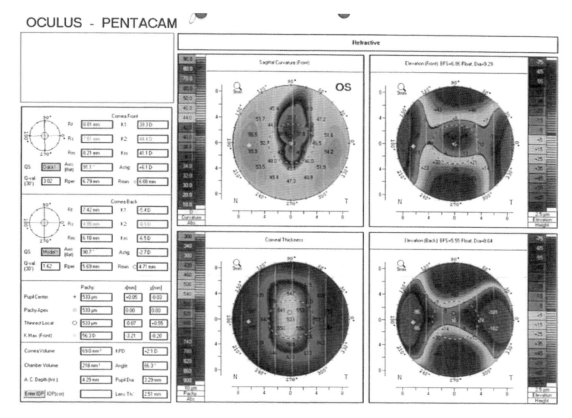

图 10.4 左眼术后 3 年的 Pentacam 角膜地形图,显示角膜曲率稳定,角膜散光与主觉验光的散光一致,只有少量进展。

（周雯　周开晶　译校）

参考文献

1. Butrus SI, Ashraf F, Azar DT (2007) Postkeratoplasty astigmatism: etiology, management and femtosecond laser applications. In: Azar DT (ed) Gatinel D, Hoang-Xuan T (associate editors) Refractive surgery, 2nd edn. Elsevier-Mosby, St. Louis. pp 549–559

2. Buzard K, Febbraro JL, Fundingsland BR (2004) Laser in situ keratomileusis for the correction of residual ametropia after penetrating keratoplasty. J Cataract Refract Surg 30:1006–1013

3. Ghanem RC, Azar DT (2006) Femtosecond-laser arcuate wedge-shaped resection to correct high residual astigmatism after penetrating keratoplasty. J Cataract Refract Surg 32:1415–1419

4. Fares U, Sarhan AR, Dua HS (2012) Management of post-keratoplasty astigmatism. J Cataract Refract Surg 38:2029–2039

5. Alio JL, Javaloy J, Osman AA, Galvis V, Tello A, Haroun HE (2004) Laser in situ keratomileusis to correct post-keratoplasty astigmatism: 1-step versus 2-step procedure. J Cataract Refract Surg 30: 2303–2310

避免角膜移植：从角膜手术到有晶状体眼人工晶状体植入术

Jorge L. Alió, Alessandro Abbouda

目录

该病例与屈光手术的相关性 ············ 52

病例背景 ························· 52

需要解决的主要问题 ··············· 54

辅助检查 ························· 54

手术/药物干预 ··················· 54

结果 ····························· 55

小结 ····························· 55

参考文献 ························· 55

J.L. Alió, MD, PhD (✉)
Department of Refractive Surgery,
Vissum Corporación Oftalmológica,
Alicante, Spain
e-mail: jlalio@vissum.com

A. Abbouda, MD
Department of Refractive Surgery,
Vissum Corporación Oftalmológica, Alicante, Spain

Department of Ophthalmology-Policlinico
Umberto I of Rome, University of Rome "Sapienza",
Viale del Policlinico, 155, 00186 Roma, Italy

R&D Department, Vissum Corporación
Oftalmológica, 03016, Alicante, Spain
e-mail: a.abbouda@gmail.com

该病例与屈光手术的相关性

不规则散光，作为角膜损伤的最严重后遗症之一，是角膜屈光手术的常见并发症。不规则散光的矫正方法很少，且效果有限。为提高角膜形态的规则性，探索新的手术方式矫正散光非常重要，尤其是角膜屈光手术，比如 LASIK。

病例背景

患者女性，43 岁，因角膜接触镜相关的感染性角膜炎所致右眼视力低下前来就诊。右眼矫正远视力为 20/40，主觉验光为 -1.00×170。角膜中央可见白斑（图 11.1a）。术前中央角膜厚度为 430μm。角膜曲率计度数为 43.49/46.17@70。角膜地形图显示白斑所在位置为一平坦区域（图 11.1b）。角膜像差 RMS 为 6.51μm（图 11.1c）。2010 年 11 月，患者右眼行浅层板层角膜切削术，手术使用飞秒激光，辅以 0.25%玻璃酸钠溶液作为阻滞剂

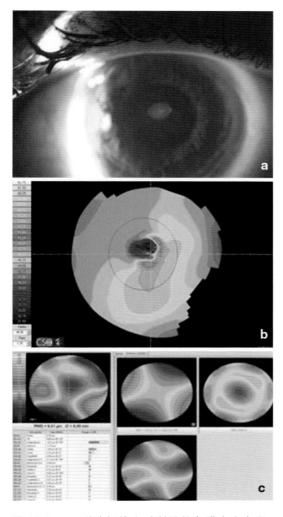

图 11.1　(a)裂隙灯检查时所见的角膜中央白斑。(b,c)术前角膜地形图和波前像差结果。角膜地形图显示角膜白斑所在区域变平坦。角膜波前像差测量提示最主要的高阶像差为三叶草、三叶草Ⅱ、球差Ⅱ、三叶草Ⅲ和彗差Ⅳ。

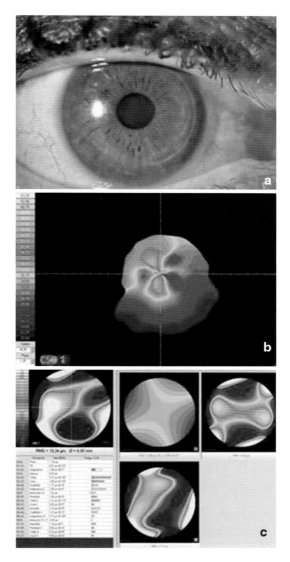

图 11.2　(a)裂隙灯检查显示角膜透明。(b,c)术后角膜地形图和波前像差结果。角膜地形图显示下方角膜一片较大的平坦区。角膜波前像差测量提示各阶高阶像差值均较高。

(ELASHY 技术)[1,2]。切削深度为 30μm。术后无不良反应。裂隙灯检查显示颞侧角膜仍有白斑残留(图 11.2a)。术后 3 个月右眼检查结果为：矫正远视力为 20/50，主觉验光为 +4.00。角膜曲率计度数为 29.65/31.39@136。角膜地形图显示下方角膜弥散

的平坦区域(图 11.2b)。角膜像差 RMS 为 13.24 μm (图 11.2c)。我们决定对患者行 PTK。切削深度为 80μm。2011 年 1 月，右眼检查结果如下：矫正远视力为 20/25，主觉验光为+5.00/−2.00×180。裂隙灯检查显示角膜

白斑已被去除（图 11.3a），角膜曲率计度数为 37.83/39.95@90，角膜地形图显示中央平坦区域（图 11.3b）。角膜像差 RMS 为 8.92μm（图 11.3c）。患者视力逐渐下降。2011 年 2 月，右眼矫正远视力为 20/25，主觉验光为 +10.00/−4.00×10。

需要解决的主要问题

ELASHY 技术会导致角膜变薄，因此需要延长随访期限以确定术后角膜的生物力学效应和稳定性。然而，在本例中，该方法可除去角膜瘢痕但不引起生物力学的问题。如果存在角膜移植时，需长期随访。

辅助检查

现代角膜地形图以显示某些图形和数字指标来提示角膜的不规则性，可用于随访。然而，目前最实用的检查是角膜像差测量。基于患者的临床信息，还可选择其他的临床检查技术。与本例相关性最高的是眼前节光学相干断层扫描成像（optical coherence tomography，OCT）、眼前节的超高频率（very high-frequency，VHF）超声生物成像和角膜共聚焦显微镜检查。角膜共聚焦显微镜可精确估计需要去除的角膜白斑的深度。

手术/药物干预

第一步治疗是使用飞秒激光并辅以 0.25% 玻璃酸钠溶液作为阻滞剂的表层角膜切削术（ELASHY 技术）。该步骤的目的是给角膜提供一个均匀的表面以提高矫正视力。阻滞剂通过保护不规则角膜表面的凹陷区而将隆起的部位暴露于激光下，从而提高了

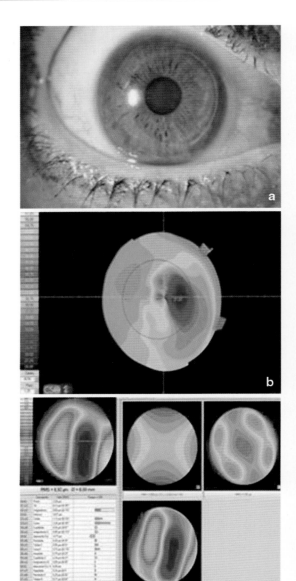

图 11.3　(a)显示裂隙灯下角膜白斑已去除。(b)PTK 术后角膜地形图显示平坦区域缩小。(c)波前像差测量提示主要的像差为散光、三叶草、彗差和球差。

手术的有效性。然后，我们行 PTK 以减少角膜白斑并获得更规则的角膜表面。最后，我们植入度数为 +12.00/−5.50×180 的散光型虹

膜夹型有晶状体眼人工晶状体(Artisan)。植入人工晶状体的轴向标定通过用手术笔在角巩缘做标记实现。

结果

有晶状体眼人工晶状体植入后 3 个月，患者右眼检查结果为：矫正远视力为 20/20，主觉验光为–1.00/–1.00×120。裂隙灯检查见角膜透明和前房内人工晶状体位正（图 11.4a）。角膜曲率计度数为 39.86/39.62@82（图 11.4b）。角膜像差测量显示 RMS 为 4.99 μm（图 11.4c）。

小结

角膜手术、外伤、营养不良和感染后，不规则散光很常见。角膜存在大于 2mm 的变陡或者变平坦的区域，属于宏观不规则形态；若不规则形态分散，角膜未见明显的隆起或凹陷区域，则属于微观不规则形态。这两种不规则形态均会影响视觉质量。同时存在宏观和微观不规则混合的形态也很常见，正如本病例所示。在一开始就根据角膜地形图进行分类有重要的临床意义[3]。如文献所示，对不规则散光存在多种矫正方式，包括适配角膜接触镜、波前像差引导的准分子激光手术、角膜基质环(internal corneal ring segment, ICRS)植入、深板层角膜移植术和穿透性角膜移植术[4,5]。

作为替代角膜移植的选择，使用 0.25% 玻璃酸钠的浅层角膜切削术可用于治疗严重的浅层角膜混浊。此后辅以有晶状体眼人工晶状体植入可达到目标屈光状态。

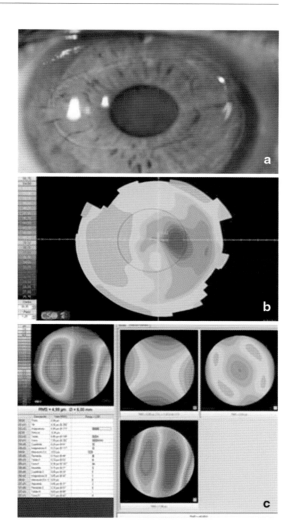

图 11.4　(a)裂隙灯检查显示角膜透明和有晶状体眼人工晶状体居中良好。(b,c)最后一次随访时的角膜地形图和波前像差结果。角膜地形图显示进一步缩小的平坦区域，角膜波前像差测量提示其仍有高度散光和彗差。

（周雯　周开晶　译校）

参考文献

1. Alió JL, Javaloy J, Merayo J, Galal A (2004) Automated superficial lamellar keratectomy augmented by excimer laser masked PTK in the manage-

ment of severe superficial corneal opacities. Br J Ophthalmol 88:1289–1294

2. Alio JL, Belda JI, Shalaby AM (2001) Correction of irregular astigmatism with excimer laser assisted by sodium hyaluronate. Ophthalmology 108:1246–1260

3. Alió JL, Belda JI, Patel S (2004) Treating irregular astigmatism and keratoconus. Highlights of Ophthalmology International, Miami, pp 1–14

4. Alió JL (2008) Chapter 7.4 Corneal irregularity. In: Alio JL, Azar D (eds) Management of complications in refractive surgery. Springer, Berlin/Heidelberg, pp 141–152

5. Alió JL, Belda JI (2004) Practical guidelines for the correction of irregular astigmatism and keratoconus. In: Alió JL, Belda JI, Patel S (eds) Treating irregular astigmatism and keratoconus. Highlights of Ophthalmology International, Miami, p 335, 342

准分子激光治疗 Phaco 切口热灼伤所引起的不规则散光

Scott Kelly，Dimitri T. Azar

目录

该病例与屈光手术的相关性 ············· 57

病例背景 ······················· 57

需要解决的主要问题 ················ 58

辅助检查 ······················· 58

结果 ························· 58

小结 ························· 59

参考文献 ······················· 60

S. Kelly (⌧) • D.T. Azar, MD, MBA
Department of Ophthalmology and Visual Sciences
Illinois Eye and Ear Infirmary, University of Illinois
at Chicago, Chicago, IL, USA
e-mail: scottkellyy@gmail.com; dazar@uic.edu

该病例与屈光手术的相关性

现今的超声乳化白内障摘除术造成的切口热灼伤较 10 或 20 年前的发生率显著降低。但热灼伤发生时，会诱发不同程度的不规则散光[1]。对于严重的病例，如本文所涉及的，提供多种治疗方案以保存裸眼视力是使患者满意的关键。

病例背景

患者男性，93 岁，高加索人，远视，1 年前左眼行白内障摘除术。由于患者存在白内障硬核，术中并发后囊膜破裂和颞侧角膜 2.4mm 切口热灼伤。患者随后接受前部玻璃体切割术，并将人工晶状体固定于睫状沟。术毕予 10-0 尼龙线缝合角膜切口数针。缝线已于就诊前拆除。

患者右眼有白内障，无其他眼部病史。

患者既往病史包括早期痴呆症、听力丧失和高血压。患者使用赖诺普利(lisinopril)、美托洛尔(metoprolol)和坦洛新(tamsulosin)控制血压。无过敏史。

患者右眼戴镜+4.75/+1.50×180，矫正视力为 20/60。左眼裸眼视力为 20/60。右眼和左眼主觉验光后视力分别提高至 20/30（+3.50/+1.75×180）和 20/25（-5.00/+2.75×165）。但患者无法耐受配镜新处方所致的屈光参差，相比之下他更喜欢佩戴术前的眼镜。

患者双眼眼球运动无障碍，视野检查无缺损。右眼和左眼的角膜厚度分别为 595μm 和 626μm。右眼和左眼的眼压分别为 13mmHg 和 19mmHg。瞳孔检查示右眼瞳孔为 5mm，对光反射灵敏；左眼瞳孔形态不规则，对光反射迟钝。

裂隙灯检查示右眼白内障 3+硬核。左眼颞侧角膜见瘢痕和水肿，其下可见虹膜角膜相贴。三片式人工晶状体位于睫状沟内。眼底检查提示双眼黄斑、静脉、神经和周边视网膜均正常。

由于第一次手术效果不佳，患者对右眼的内眼手术有些犹豫。他选择进一步观察并尝试框架眼镜矫正。6 个月后患者再次前来就诊，主诉由屈光参差引起的双眼不等像。本次验光结果为：右眼+3.25/+2.50×175=20/40；左眼 -4.75/+4.25×160=20/20。

需要解决的主要问题

考虑到患者不愿意接受右眼的内眼手术，那么何种双眼手术方式才是最适合的？右眼的白内障摘除术是一个可行的方案，配合术后框架眼镜矫正可减少不等像症状。由于左眼后囊膜不完整，不建议将睫状沟的人工晶状体置换成 Toric 人工晶状体。角膜弧形切开术缺乏可靠性，可能无法完全矫正现有的散光量。佩戴角膜接触镜也是一个可行的选择，但考虑到患者的年龄和手灵活度不够，操作存在问题。

LASIK 和 PRK 治疗近视和散光是对本例可行的选择。

辅助检查

波前像差测量和角膜地形图检查对于这类病例的诊断和治疗至关重要[1-3]。尽管如此，受限于本例患者的散光程度，波前像差不能用于指导激光手术。

结果

患者先行左眼 PRK 手术，并使用丝裂霉素 C,之后行右眼白内障摘除术。手术选择非个性化切削治疗-5.00/+4.00×165，总切削深度为 39μm。采用正柱镜模式切削以保留更多角膜组织[1]。一般来说，PRK 可以矫治近视度数少于-6.0D 而且散光少于 6.0D 的患者，但矫治高于-6.0D 的近视患者时，我们会联合使用 0.2mg/mL 丝裂霉素 C 10~20 秒。对于矫治散光，≥4.0D 的散光就会联合应用丝裂霉素 C。

左眼 PRK 术后 1 周，患者裸眼视力为 20/40^{-2}，增加-0.50D 球镜后视力提高到 20/25^{+2}。术后 1 个月，患者左眼裸眼视力为 20/70^{-1}，主觉验光+0.25/+2.25×40=20/40。中央角膜见显著干燥和点状上皮细胞缺损。后续随访示屈光状态稳定。患者自述使用人工泪液后症状得到改善，故嘱患者继续按需使用人工泪液。

小结

对于无法耐受或不愿佩戴框架眼镜和隐形眼镜的患者来说，建议选择 LASIK 和 PRK 来纠正术后屈光误差[2,3]。

Phaco 热灼伤导致中央和中周部角膜变陡（图 12.1 和图 12.2）。热灼伤本身会使切口处的角膜变平坦，并且关闭角膜切口时收紧的缝线会使切口区角膜进一步变平坦。热损伤同时会使角膜基质的胶原纤维收缩、切口面退缩，从而使受损的周边区域角膜变平坦，而其他区域的角膜需要变得更加陡峭以维持角膜中央的位置。

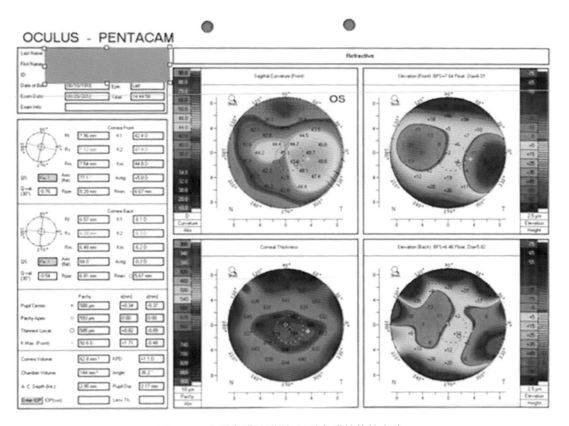

图 12.1　左眼角膜地形图，显示角膜补偿性变陡。

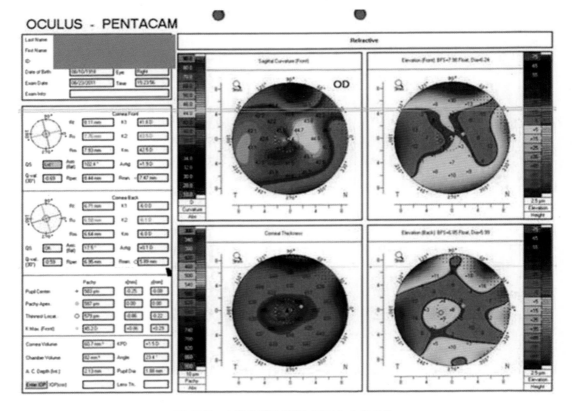

图 12.2　右眼角膜地形图,用于与左眼对比。

(周雯　周开晶　译校)

参考文献

1. Bradley MJ, Olson RJ (2006) A survey about phacoemulsification incision thermal contraction incidence and causal relationships. Am J Ophthalmol 141: 222–224

2. Gatinel D, Hoang-Xuan T, Azar DA (2002) Three-dimensional representation and qualitative comparisons of the amount of tissue ablation to treat mixed and compound astigmatism. J Cataract Refract Surg 28:2026–2034

3. D'Arcy F (2012) Prospective contralateral eye study to compare conventional and wavefront-guided laser in situ keratomileusis. Acta Ophthalmol 90:76–80

飞秒激光辅助的浅表板层角膜切削术治疗角膜表面白斑

Jorge L. Alió, Alessandro Abbouda, Felipe Soria

目录

该病例与屈光手术的相关性 ………… 61

病例背景 …………………………… 61

需要解决的主要问题 ……………… 62

辅助检查 …………………………… 62

手术/药物干预 …………………… 63

结果 ………………………………… 63

小结 ………………………………… 63

参考文献 …………………………… 64

J.L. Alió, MD, PhD (✉)
Department of Refractive Surgery,
Vissum Corporación Oftalmológica,
Alicante, Spain
e-mail: jlalio@vissum.com

A. Abbouda, MD
Department of Refractive Surgery,
Vissum Corporación Oftalmológica, Alicante, Spain

Department of Ophthalmology-Policlinico Umberto I
of Rome, University of Rome "Sapienza",
Viale del Policlinico, 155, 00186 Roma, Italy

R&D Department, Vissum Corporación
Oftalmológica, 03016, Alicante, Spain
e-mail: a.abbouda@gmail.com

F.A. Soria, MD
Department of Refractive Surgery,
Instituto de la Visión, Universidad de Montemorelos,
Montemorelos, Mexico
e-mail: soriafelipe.md@gmail.com

该病例与屈光手术的相关性

角膜感染后的混浊是视力下降的常见原因[1]。2011 年有文献报道了飞秒激光辅助的浅表板层角膜切削术治疗角膜白斑[2],证实了飞秒激光行表层角膜切开后,再行0.25%玻璃酸钠溶液辅助的 PTK 激光抛光可以提高患者视力。这对角膜严重混浊的患者来说,多了一个治疗方案的选择。

病例背景

患者男性,40 岁,因左眼疼痛伴视力下降就诊。有角膜接触镜佩戴史。最佳矫正视力为指数,裂隙灯检查见结膜充血,瞳孔区角膜浸润灶。诊断为感染性角膜炎,予以万古霉素(vancomycin)滴眼液及头孢他啶(ceftazidime)滴眼液点眼,每小时 1 次。1 周后,左眼最佳矫正视力提高到 20/63,上皮愈合。予氧氟沙星(ofloxacin)滴眼液,2 次/天,1 滴/次;地塞米松(dexamethasome)滴眼液,4 次/天,1 滴/次,逐周递减 1 次。6 个月后验光结果:−3.75/−1.00×175=20/25,裂隙灯检查显示角膜中央白斑(图 13.1a)。Visante OCT 显示了病变深度(图 13.1b)。角膜厚度509μm。角膜曲率计度数:45.6/48.6@163。角膜地形图显示角膜白斑区域变平坦(图 13.2)。患者此后接受了飞秒激光辅助的浅表板层角膜切削术治疗,并在术中使用 0.25%玻璃酸钠溶液作为阻滞剂(ELASHY 技术)[3]。

需要解决的主要问题

保留患者角膜至关重要。当面对角膜浅层白斑时,尽量避免角膜移植。

辅助检查

术前需行眼前节光学相干断层扫描(OCT),测量角膜瘢痕深度及长度,以帮助

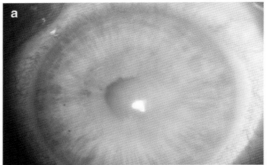
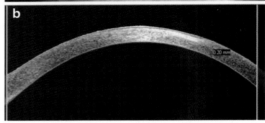

图 13.1 (a)裂隙灯检查显示角膜中央白斑。(b)前节 OCT 显示角膜白斑深度及位置。

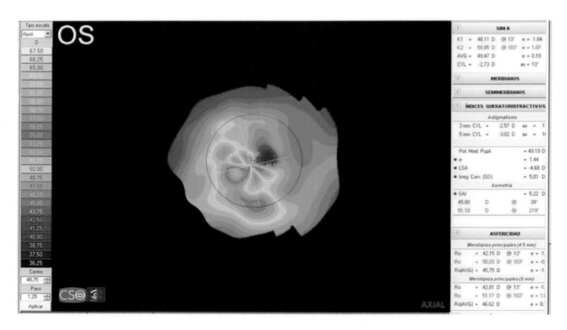

图 13.2 术前角膜地形图检查结果。

我们制订手术参数。

手术/药物干预

第一步使用飞秒激光制作角膜瓣。一般来说,为了能够顺利分离混浊处基质,该步的激光能量应为屈光手术能量的两倍。根据 OCT 测量结果制订角膜瓣厚度,角膜瓣蒂位于上方,宽 4 mm。第二步即准分子激光切削。新月刀(crescent blade)掀起角膜瓣后,0.25% 玻璃酸钠溶液点眼,再行激光切削。切削完成时,立即用 0.02% 丝裂霉素 C(mitomycin C)覆盖切削面,持续 1 分钟,之后用平衡盐溶液清洗干净。最后,予绷带型角膜接触镜。

结果

1 个月后,患者最佳矫正视力为 20/50,主觉验光为 –1.00/–1.50×15。角膜曲率计度数为 48.11/50.85@103。角膜地形图显示弥散的不规则图形(图 13.3)。予佩戴透气性角膜接触镜。8 个月后,裂隙灯检查显示白斑消退,视力提高到 20/25。

小结

事实证明,浅表板层角膜切削术联合玻璃酸钠辅助的 PTK 能够应用于严重角膜浅层混浊的病例,是除角膜移植术外的可行的替代处理方法。飞秒激光使得眼科医生可以进行多种精确的角膜屈光手术,它与机械性微型角膜板层刀相比,不管是在患者视力恢复、可重复性还是安全性上,都具有更多的优势[3-5]。这种手术可以提高角膜混浊患者术后视力及光学视觉质量。

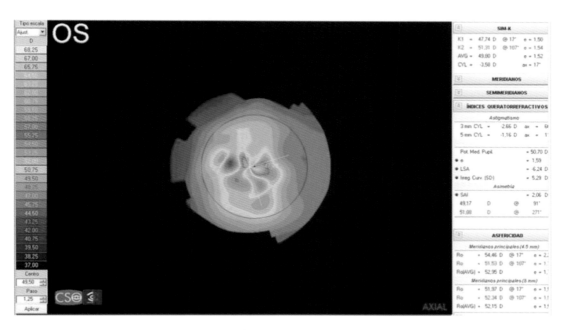

图 13.3　术后角膜地形图检查结果。

（周雯　陈世豪　译校）

参考文献

1. Whitcher JP, Srinivasan M, Upadhyay MP (2001) Corneal blindness: a global perspective. Bull World Health Organ 79:214–221

2. Alió JL, Agdeppa MC, Uceda-Montanes A (2011) Femtosecond laser assisted superficial lamellar keratectomy for the treatment of superficial corneal leukomas. Cornea 30:301–307

3. Alio JL (2013) Femtosecond laser assisted keratoplasty, 1st edn. Jaypee, Philadelphia

4. Soong HK, Malta JB (2009) Femtosecond lasers in ophthalmology. Am J Ophthalmol 147:189–197

5. Durrie DS, Kezirian GM (2005) Femtosecond laser versus mechanical keratome flaps in wavefront-guided laser in situ keratomileusis: prospective contralateral eye study. J Cataract Refract Surg 31:120–126

LASIK 矫正多焦晶状体植入后的远视漂移

Jorge L. Alió, Alessandro Abbouda

目录

该病例与屈光手术的相关性 ············ 65

病例背景 ························· 65

需要解决的主要问题 ·············· 66

辅助检查 ······················· 66

手术/药物干预 ·················· 66

结果 ························· 66

小结 ························· 67

参考文献 ······················· 68

J.L. Alió, MD, PhD (✉)
Department of Refractive Surgery,
Vissum Corporación Oftalmológica,
Alicante, Spain
e-mail: jlalio@vissum.com

A. Abbouda, MD
Department of Refractive Surgery,
Vissum Corporación Oftalmológica, Alicante, Spain

Department of Ophthalmology-Policlinico Umberto I
of Rome, University of Rome "Sapienza",
Viale del Policlinico, 155, 00186 Roma, Italy

R&D Department, Vissum Corporación
Oftalmológica, 03016, Alicante, Spain
e-mail: a.abbouda@gmail.com

该病例与屈光手术的相关性

多焦人工晶状体(multifocal intraocular lenses, MIOL)的设计是为了减少患者在白内障手术或透明晶状体取出术后在不同视物距离对框架眼镜的依赖。Lentis Mplus 人工晶状体(柏林, Oculentis GmbH)的材料是丙烯酸共聚物(hydrosmart),一种有着非球面后表面的屈光性多焦晶状体。它的多焦功能是由一个视远部分和一个在 IOL 下方 +3.00D 的视近部分实现的,与多焦镜片相似。本病例中的患者在 MIOL 植入术后出现远视漂移,需要准分子激光进一步矫正来取得良好的视力[1]。

病例背景

患者男性,63 岁,主诉双眼视远及视近不清多年,脱镜愿望强烈。他的主觉验光结果:右眼 +1.00/−0.50×90,左眼 +1.50/−0.50×110。Add=+2.00D,双眼远、近距最佳矫正视力也为 20/20。双眼裂隙灯和眼底检查均正常。角膜地形图显示角膜形态规则。根据 LOCS Ⅲ 分级标准[2]，诊断为核硬化性白内障 N01 级。白内障术中植入了 Lentis Mplus，右眼+19D，左眼+18.5D。术后效果良好。术后 4 个月，患者对其近距视力不满。这时他的主观验光结果为：右眼+2.50/−0.50×75，左眼+1.25/−0.50×70。他的双眼远距裸眼视力为 20/20，近距裸眼视力为 20/50。角膜地形图显示形态规则。角膜曲率值：右眼 44.57/45.35×70，左眼 44.5/44.5×90（图 14.1 a，b）。高阶像差由 Topcon（KR-1W）像差仪检测分析。双眼 4mm 瞳孔范围的 RMS 值均为 0.4μm。角膜厚度：右眼 553μm，左眼 559μm。

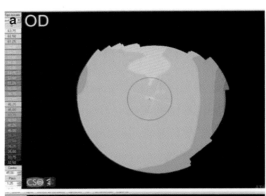

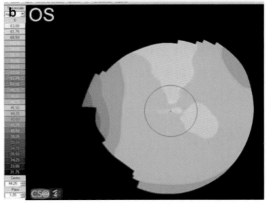

图 14.1 （a，b）LASIK 术前角膜地形图。

需要解决的主要问题

对于多焦 IOL，远距视力可以通过 IOL 两个主焦点矫正，只有当远距焦点用来视远时，近距焦点才能用来视近。近距焦点用来视远时则无法适用于视近。使用近距焦点视远时测得的主观验光值应该等于实际的屈光不正度数减去 IOL 的近附加度数。如果当患者植入屈光性多焦晶状体后存在真正的远视，只需要附加一个正透镜就可以达到最佳矫正视力。相反，当患者视远时使用的是近距焦点，则需要负透镜才能达到最佳矫正视力。患者的离焦曲线（图 14.2）显示附加−1.0D 的透镜时可看到 20/20 视标。患者的近距视力为 20/40，无法满足日常生活需要。因此我们决定实施远视 LASIK 手术来提高其最佳矫正视力。

辅助检查

近距和远距最佳矫正视力、离焦曲线、角膜地形图以及角膜和眼内像差。

手术/药物干预

行远视 LASIK 手术。微型角膜刀制作角膜瓣，AMARIS SCHWIND 激光仪切削角膜基质。切削后剩余基质厚度：右眼 461μm，左眼 472μm。

结果

LASIK 术后 6 个月，患者的双眼主观验光结果均为+0.50D。远近裸眼视力：右眼均

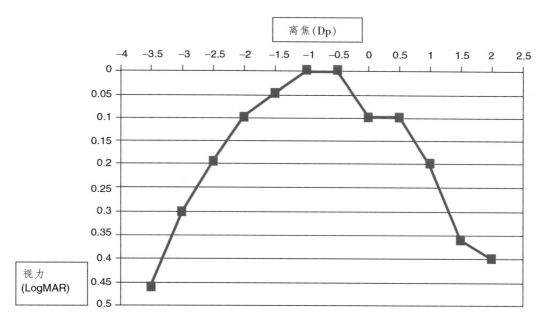

图 14.2　离焦曲线。

为 20/20,左眼均为 20/32。右眼角膜地形图显示不规则形态。双眼角膜地形图可见远视切削的轮廓(图 14.3a,b)。双眼角膜像差正常(图 14.3c,d)。

小结

如果患者植入 IOL 后视力不在预期的理想范围内,其中一个原因可能是患者在进行视远矫正时使用的是 IOL 的近或中距焦点。然而,患者在植入屈光性 MIOL 一段时间后的视力有所改善,是大脑减弱了由多焦点引起的噪信比(noise-to-signal)的神经适应过程[3]。只有当患者恰当地使用多焦 IOL 的焦点才能获得理想的屈光结果。同时,角膜曲率/地形图和眼轴的精确测量也保证了眼前节参数的准确计算以及晶状体有效位置的精确预测[4]。最后需要注意的是,术前验光欠准确可能是术后出现较大屈光度数偏差的原因。

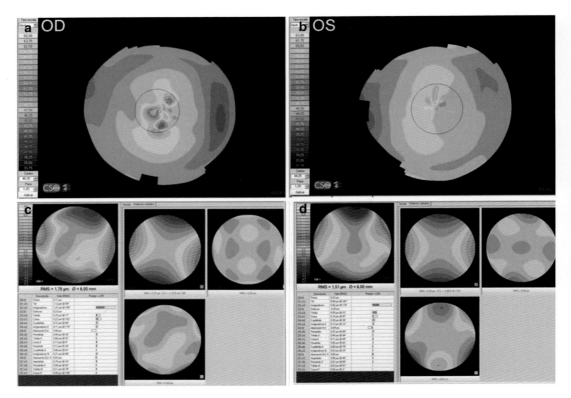

图 14.3　LASIK 术后 6 个月角膜地形图和像差。(a,b)双眼前表面角膜地形图显示远视切削轮廓。(c,d)双眼角膜像差正常。

（王一博　陈世豪　译校）

参考文献

1. Ayala MJ, Pérez-Santonja JJ, Artola A, Claramonte P, Alió JL (2001) Laser in situ keratomileusis to correct residual myopia after cataract surgery. J Refract Surg 17(1):12–16

2. Chylack LT Jr, Wolfe JK, Friend J, Tung W, Singer DM, Brown NP, Hurst MA, Köpcke W, Schalch W (1995) Validation of methods for the assessment of cataract progression in the Roche European-American Anticataract Trial (REACT). Ophthalmic Epidemiol 2:59–75

3. Montés-Micó R, Alió JL (2003) Distance and near contrast sensitivity function after multifocal intraocular lens implantation. J Cataract Refract Surg 29:703–711

4. Holladay JT. IOL power calculations for multifocal lenses research has identified seven key measurements for success. http://www.crstoday.com/PDF%20Articles/0807/CRST0807_11.php

LASIK 手术和严重屈光参差的患儿

Jorge L. Alió, Alessandro Abbouda

目录

该病例与屈光手术的相关性 ·········· 69

病例背景 ······················· 69

需要解决的主要问题 ·············· 70

辅助检查 ······················· 70

手术/药物干预 ·················· 70

结果 ···························· 70

小结 ···························· 70

参考文献 ······················· 71

J.L. Alió, MD, PhD (✉)
Department of Refractive Surgery,
Vissum Corporación Oftalmológica,
Alicante, Spain
e-mail: jlalio@vissum.com

A. Abbouda, MD
Department of Refractive Surgery,
Vissum Corporación Oftalmológica, Alicante, Spain

Department of Ophthalmology-Policlinico Umberto I
of Rome, University of Rome "Sapienza",
Viale del Policlinico, 155, 00186 Roma, Italy

R&D Department, Vissum Corporación
Oftalmológica, 03016, Alicante, Spain
e-mail: a.abbouda@gmail.com

该病例与屈光手术的相关性

儿童的激光屈光手术最早在 1995 年就有报道[1]。目前有两种儿童屈光手术,一种是植入 IOL 的眼内屈光手术,一种是角膜屈光手术(PRK 和 LASIK)。任何一种术式都有助于屈光性弱视的治疗,尤其是那些无法用框架眼镜矫正的严重屈光参差或者是无法佩戴角膜接触镜的患儿。在这些病例中,手术可以消除或者减少不等像,并矫正高度近视和高散光。

病例背景

一位 5 岁患儿因严重屈光参差前来就诊。他的主观验光结果为:右眼 −12.00/−3.00×70,左眼 +0.75/−1.50×100,最佳矫正视力:右眼 20/20,左眼 20/25。术前的中央角膜厚度由 Visante OCT 拍摄测得,右眼为 660μm(图 15.1)。右眼角膜曲率计度数为 40.61/42.16@13。

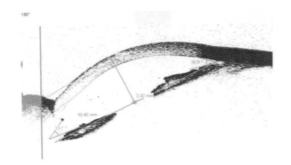

图 15.1　术前 Visante OCT 检查结果。

需要解决的主要问题

儿童的角膜屈光手术是有其特有风险的,这其中包括术前检查的不确定性。患儿因为配合度低可能影响术前的一些检查,从而影响最终的视力结果。理论上来说,局部麻醉下的手术出现偏心的风险更高,因为对于患儿来说固视是非常困难的,尤其是非常年幼的患儿。有时,瞳孔中心无法和视轴重合,就会引起微小的偏心[2]。

辅助检查

首先给患儿家长的建议是右眼佩戴角膜接触镜,同时遮盖左眼。然而,患儿无法耐受角膜接触镜,因此,只能建议行屈光手术。

手术/药物干预

患儿右眼接受了 LASIK 手术,手术顺利。Alcon Wavelight® FS200 飞秒激光制作角膜瓣,Alcon Allegretto 激光仪切削角膜基质。术后 1 小时使用裂隙灯检查未发现异常,角膜瓣缘未发现上皮细胞缺损,层间透明,角膜瓣位置良好。术后 1 周裂隙灯检查显示角膜瓣正常。

结果

术后 3 个月,右眼主观验光 −1.75D。幼儿的最佳矫正视力为 20/80。角膜地形图上可见切削轮廓(图 15.2)。患儿父母反映患儿不能很好地配合左眼的遮盖治疗。1 年后,最佳矫正视力是 20/60。

小结

手术治疗的目的是减少或消除屈光不正,有助于弱视的治疗和提高双眼视功能。然而,儿童的屈光手术目前仍存在争议[3]。一方面 LASIK 手术用时短,术后疼痛少,视力恢复快,较为适合儿童。另一方面,为儿童实施表面切削的最大好处是没有揉眼带来的风险,同时儿童角膜上皮的再生速度明显快于成人[4]。

我们相信对于屈光性弱视,尤其是无法通过佩戴框架眼镜来进行改善或无法耐受角膜接触镜的严重屈光参差患儿,屈光手术是一个可行的选择。

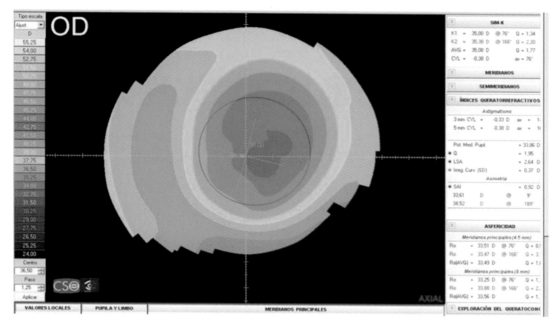

图 15.2　屈光手术治疗 1 年后的角膜地形图。

（王一博　陈世豪　译校）

参考文献

1. Singh D (1995) Photorefractive keratectomy in pediatric patients. J Cataract Refract Surg 21:630–632
2. Moore AT (1985) Refraction in childhood. Trans Ophthalmol Soc UK 104:648–652
3. Alió JL, Wolter NV, Piñero DP, Amparo F, Sari ES, Cankaya C, Laria C (2011) Pediatric refractive surgery and its role in the treatment of amblyopia: meta-analysis of the peer-reviewed literature. J Refract Surg 27:364–74
4. Pediatric Eye Disease Investigator Group (2004) A randomized trial of atropine regimens for treatment of moderate amblyopia in children. Ophthalmology 111:2076–2085

病例 16

解决夜视力困扰的激光屈光手术

Roberto Pineda, Jnanankar Medhi

目录

该病例与屈光手术的相关性 ………… 72

病例背景 ……………………………… 72

需要解决的主要问题 ……………… 73

辅助检查 ……………………………… 73

手术/药物干预 ……………………… 73

结果 …………………………………… 73

小结 …………………………………… 74

参考文献 ……………………………… 74

R. Pineda, MD (✉)
Department of Refractive Surgery, Massachusetts Eye and Ear Infirmary, Harvard Medical School, Boston, MA, USA
e-mail: roberto_pineda@meei.harvard.edu

J. Medhi, MD
Department of Refractive Surgery, Massachusetts Eye and Ear Infirmary, Boston, MA, USA
e-mail: jmedhimail@gmail.com

该病例与屈光手术的相关性

激光矫正术后抱怨夜间视觉质量下降的主诉并不少见。原因包括对比敏感度的下降[1]、未矫正的低阶像差，或术源性高阶像差，比如球差[2]。了解如何有效解决夜间视觉相关问题将大大提高患者术后的满意度。

病例背景

患者女性，30 岁，主诉夜间视物模糊，驾车困难。她的症状包括远视力不佳、眩光和光晕。该患者曾于 6 个月前行双眼激光矫正术（波前像差引导的飞秒 LASIK 手术），术前验光结果：右眼 –6.50/–0.50×175，左眼 –7.00/–0.25×35，术中光学区 6mm。患者术后曾使用溴莫尼定（brimonidine）、人工泪液和 0.05% 环孢素（cyclosporine）滴眼液，症状未改善。

最近检查结果：

	右眼	左眼
裸眼视力	20/20^{-2}	20/20^{-2}
主觉验光	+0.25/–0.25×45=20/20	–0.50=20/20

暗室瞳孔大	6.0 mm
小	
裂隙灯检查	角膜瓣无皱褶,角膜透明,未发现 其他明显异常
眼内压	12 mmHg
眼底检查	正常

LASIK 术后、二次手术前的波前像差检查结果：

	右眼	左眼
高阶像差	0.74	0.90
彗差	0.550@201	0.510@7
球差	0.433	0.672

诊断结果：双眼飞秒激光术后的高阶像差(球差、彗差)影响了视觉质量。

需要解决的主要问题

改善夜间视力、眩光和光晕。

辅助检查

像差的检查和分析。

手术/药物干预

使用 VisX WaveScan 像差仪评估低阶像差和高阶像差（如下表所示）。一旦确认 WaveScan 检查结果稳定,就使用 VisX Customvue IR 激光仪(软件版本号 5.22)行像差引导的激光切削。

结果

先对患者的右眼进行手术,4 周后再行左眼手术。术后短期情况平稳。患者自觉优化术后夜视力有所提高,但是夜间的光晕现象没有改善。优化术后像差检查结果显示高阶像差、彗差和球差数值均有所降低(图 16.1 和图 16.2,表 16.1)。

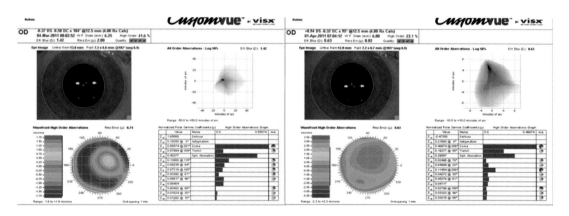

图 16.1　优化术前后像差图(右眼),显示高阶像差、彗差和其他像差数值在术后有所下降。

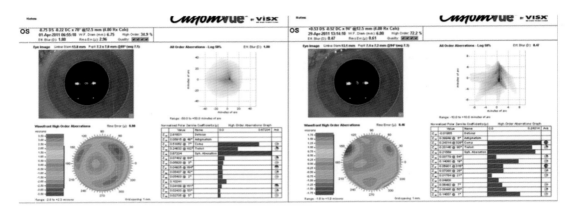

图 16.2　优化术前后像差图(左眼),显示高阶像差、彗差和其他像差数值在术后有所下降。

表 16.1　优化术前和术后 1 个月的高阶像差、彗差和球差数值(术后均有所下降)

	右眼		左眼	
	术前	术后[a]	术前	术后[a]
高阶像差	0.74	0.63(−0.11)	0.90	0.46(−0.44)
彗差	0.550@201	0.499@256	0.510@7	0.243@328
球差	0.433	0.295(−0.138)	0.672	0.215(−0.457)

a 表示术后 4 周随访。

小结

　　高阶像差中的球差是激光矫正术后暗视力下降的主要原因。其他视觉问题是由未被矫正的低阶像差或其他高阶像差所致。这些原因可能导致暗环境下的眩光和光晕。像差引导或者是角膜地形图引导的激光增效手术都可以降低低阶和高阶像差[2]。

　　　　　　(王一博　陈世豪　译校)

参考文献

1. Tuan KM, Liang J (2006) Improved contrast sensitivity and visual acuity after wavefront guided laser in situ keratomileusis: In-depth statistical analysis. J Cataract Refract Surg 32:215–220
2. Alio JL, Pinero DP, Plaza Puche AB (2008) Corneal wavefront guided enhancement for high levels of corneal coma aberration after laser in situ keratomileusis. J Cataract Refract Surg 34:222–231

单眼视准分子激光手术矫正白内障术后的屈光不正

Jaime Javaloy, Alessandro Abbouda

目录

该病例与屈光手术的相关性 ············ 75

病例背景 ······················· 75

需要解决的主要问题 ············· 76

辅助检查 ······················· 76

手术/药物干预 ··················· 76

结果 ··························· 76

小结 ··························· 76

参考文献 ······················· 76

J. Javaloy, MD, PhD (✉)
Department of Anterior Segment and
Refractive Surgery, Vissum Corporacion
Oftalmológica, Alicante, Spain
e-mail: javaloy@coma.es

A. Abbouda, MD
Department of Refractive Surgery,
Vissum Corporación Oftalmológica, Alicante, Spain

Department of Ophthalmology-Policlinico Umberto I
of Rome, University of Rome "Sapienza",
Viale del Policlinico, 155, 00186 Roma, Italy

R&D Department, Vissum Corporación
Oftalmológica, 03016, Alicante, Spain
e-mail: a.abbouda@gmail.com

该病例与屈光手术的相关性

单眼视是将双眼调整为一眼视近而另一眼视远的状态。人工晶状体眼单眼视可以用于矫正晶状体术后的老视,通过术前生物测量计算设计成术后屈光不正的方法来实现[1]。

在本病例中我们矫正了患者的远距视力,但是 1 年后患者决定尝试单眼视。

病例背景

患者女性,48 岁,因为对屈光手术感兴趣而来到我们部门,并且抱怨右眼度数改变。主觉验光:右眼 -7.00,左眼 $-5.75/-0.75 \times 70$。她的双眼远距最佳矫正视力为 20/20,近距最佳矫正视力也为 20/20(附加 $+2.00$D)。裂隙灯和眼底检查均正常。角膜地形图显示角膜表面形态规则。依据 LOCS Ⅲ 分级标准[2],诊断为 N01C1 白内障。患者有夜间驾驶的习惯,所以我们没有选择多焦 IOL。在白内障手术中,右眼和左眼分别植入 $+17$D 和 $+16.5$D 的 Alcon Acrysof

MA60 IOL。术后情况平稳。6个月后，主觉验光：右眼−1.50/−0.75×145，左眼−1.00。远距裸眼视力：右眼 20/50，左眼 20/25。近距裸眼视力：右眼 20/40，左眼 20/32。角膜地形图显示角膜表面形态正常。角膜厚度：右眼 482μm，左眼 489μm。角膜曲率值：右眼 44.59/44.87@101，左眼 43.99/44.85@86。蔡司 IOL Master 测眼轴长度：右眼 25.13mm，左眼 24.84mm。

需要解决的主要问题

患者角膜偏薄。切削深度是 20.34μm。角膜瓣厚度设置为 90μm。

辅助检查

确定优势眼很重要，可以佩戴角膜接触镜以测试对单眼视的耐受性和适应性[3]。该患者右眼是优势眼。

手术/药物干预

实施 LASIK 手术。Alcon Wavelight® FS200 飞秒激光仪制作角膜瓣，Alcon Allegretto®激光仪切削角膜基质。

结果

术后 6 个月，患者主觉验光：右眼−1.50/−0.75×145，左眼平光。远距裸眼视力：右眼 20/50，左眼 20/20。近距裸眼视力：右眼 20/20，左眼 20/30（图 17.1）。

小结

人工晶状体眼的单眼视是解决白内障

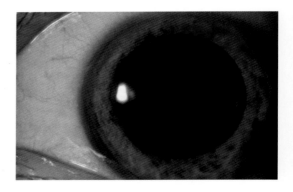

图 17.1　裂隙灯检查可见有角膜瓣痕迹的人工晶状体眼。

术后调节力丧失的有效方式，尤其适合想摆脱框架眼镜却又不能植入多焦 IOL 的患者。不能单凭患者的术前屈光状态来决定该矫正哪只眼。应该通过全面的检查来确定知觉性或运动性优势眼，避免误判，因为诸如早期白内障或婴幼儿时期发生的屈光状态的差异都有可能引起优势眼的改变。本病例中双眼的眼轴长度和角膜曲率值相似，但屈光状态不同（白内障手术前，优势眼右眼近视度数更高）。只有在对优势眼矫正后，白内障术后的双眼屈光矫正手术才能提升远、近视力。

（王一博　陈世豪　译校）

参考文献

1. Chylack LT Jr, Wolfe JK, Friend J, Tung W, Singer DM, Brown NP, Hurst MA, Köpcke W, Schalch W (1995) Validation of methods for the assessment of cataract progression in the Roche European-American Anticataract Trial (REACT). Ophthalmic Epidemiol 2:59–75
2. Fernandes PR, Neves HI, Lopes-Ferreira DP, Jorge JM, González-Meijome JM (2013) Adaptation to multifocal and monovision contact lens correction. Optom Vis Sci 90:228–235
3. Ito M, Shimizu K, Iida Y, Amano R (2012) Five-year clinical study of patients with pseudophakic monovision. J Cataract Refract Surg 38:1440–1445

准分子激光屈光手术中的错误：从简单失误到严重医疗问题

Jaime Javaloy，Alessandro Abbouda，Jorge L. Alió

目录

该病例与屈光手术的相关性 ············· 77

病例背景 ···························· 77

需要解决的主要问题 ·················· 78

辅助检查 ···························· 79

手术/药物干预 ······················ 79

结果 ······························· 79

小结 ······························· 79

参考文献 ···························· 80

J. Javaloy, MD, PhD (✉)
Department of Anterior Segment and Refractive Surgery,
Vissum Corporacion Oftalmológica, Alicante, Spain
e-mail: jjavaloy@coma.es

A. Abbouda, MD
Department of Refractive Surgery,
Vissum Corporación Oftalmológica, Alicante, Spain

Department of Ophthalmology-Policlinico
Umberto I of Rome, University of Rome "Sapienza",
Viale del Policlinico, 155, 00186 Roma, Italy

R&D Department, Vissum Corporación
Oftalmológica, 03016, Alicante, Spain
e-mail: a.abbouda@gmail.com

J.L. Alió, MD, PhD
Department of Refractive Surgery,
Vissum Corporación Oftalmológica,
Alicante, Spain
e-mail: jlalio@vissum.com

该病例与屈光手术的相关性

每一位屈光手术医生在进行屈光手术前都应详细研究并制订手术计划。可避免的人为失误是术后屈光不正最常见的原因之一[1]。在此我们介绍一个关于柱镜转换错误的病例。

病例背景

患者男性，36 岁，准备行屈光手术。睫状肌麻痹后验光：右眼 +2.25/−2.00×5，左眼 +4.50/−5.25×170，双眼最佳镜片矫正视力均为 20/20。超声法测量双眼角膜厚度为 530μm。角膜曲率值：右眼 41.36/43.15@98，左眼 39.7/44.34@78。角膜地形图检查显示双眼垂直领结形，为顺规散光（图 18.1）。手术中使用 Hansatome 微型角膜刀制作角膜瓣，Technolas 217z B&L 准分子激光仪切削角膜基质。术后 3 周，患者因左眼视力低下而十分焦虑，其视力右眼 20/20，左眼指数。验光结果：右眼平光，左眼 +7.00/−10.00×

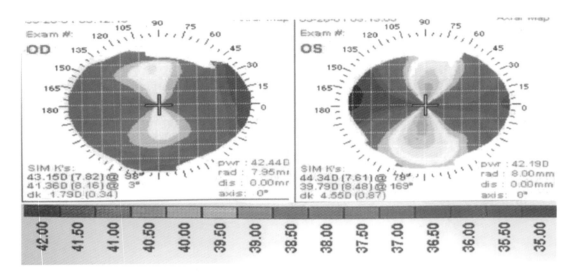

图 18.1 术前角膜地形图检查显示双眼垂直领结形,为顺规散光。

170=20/40。超声法测量角膜中央厚度:右眼 514μm,左眼 480μm。角膜曲率值:右眼 42.6/42.8@6,左眼 38.3/48.2@88。角膜地形图显示右眼水平领结形,左眼垂直领结形更加明显(图 18.2)。

需要解决的主要问题

显然是发生了某些错误。回顾之后,我们发现转换柱镜时发生了错误。患者首次就诊的左眼验光为+4.50/−5.25×170,而手术设

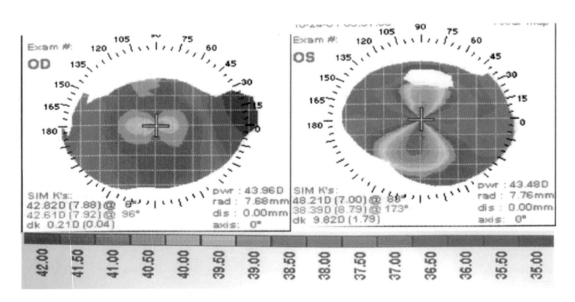

图 18.2 首次手术后角膜地形图检查显示右眼水平领结形,左眼垂直领结形更加明显。

计却定为 –0.75/+5.25×170,正确的应为 –0.75/+5.25×80。因为这个错误,患者术后的视力仅为指数。

辅助检查

角膜厚度测量十分重要。由于首次手术为远视矫正,并未浪费大量的中央角膜基质,因此还可以再次行激光切削。

手术/药物干预

首先降低角膜高散光,采用弧形松解切口。在距离左眼瞳孔中心 7mm 角膜处行两条对称的 80°弧形切口,位置在 80°陡峭子午线,深度 90%。第二步,行二次 LASIK 手术以矫正残留的屈光不正。

结果

弧形松解切开术后 3 个月,左眼验光结果:+3.00/–5.00×180=20/25。角膜地形图依旧显示垂直领结形。角膜曲率值为 38.26/47.2@80(图 18.3a)。再行 LASIK 交叉柱镜法矫正残留屈光不正。LASIK 术后 3 个月,左眼裸眼视力为 20/25。超声法测量左眼中央角膜厚度为 430μm,角膜曲率值为 41.46/43.38@98。角膜地形图显示不规则垂直领结(图 18.3b)。

小结

本病例主要强调了屈光手术前核对手术参数的重要性。这类医源性差错是严重

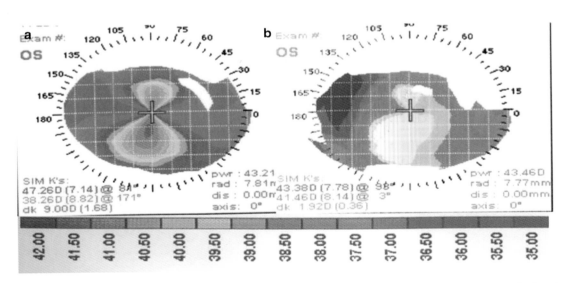

图 18.3 (a)左眼弧形松解切开术后 3 个月,角膜地形图检查显示顺规散光。(b)左眼二次 LASIK 术后 3 个月,角膜地形图检查显示不规则顺规散光。

的，而且这种可预防的转换错误导致的医疗问题有可能发生于每个手术医生。本病例中的弧形松解切开术是减少散光的好办法，患者在二次 LASIK 矫正后取得了良好的视力。

（周雯　陈世豪　译校）

参考文献

1. Chayet AS, Torres LF, Alpins N, Walsh G (2008) Chapter 6: Refractive miscalculation with refractive surprise. In: Alio JL, Azar D (eds) Management of complications in refractive surgery. Springer, Berlin/Heidelberg, pp 103–112

第2章

LASIK 术中并发症

亲爱的读者：

这一章的病例为一些临床上常见的 LASIK 术中并发症，希望能够增加读者这方面的知识并提高读者在面对这些问题时的信心。术中并发症的发生率为 0.7%~6.6%，其中多数与制瓣相关，无论是用机械刀还是飞秒激光。这一章又分为两部分：第一部分分析与微型角膜刀相关的术中并发症，第二部分分析与飞秒激光相关的术中并发症。

这一章包含了一些关于微型角膜刀制瓣的病例，如不全角膜瓣和角膜瓣移位，也有一些与飞秒激光制瓣有关的，如角膜瓣缺失、角膜瓣偏位和负压脱失。我们希望这些病例能够更好地帮助读者处理 LASIK 术中的并发症。在处理这些问题时，患者的合作也是一个需要考虑的重要因素。

作为理论知识的补充，我们推荐这系列丛书的首本书籍：J. L. Alió 和 D. Azar 所著的 *Management of Complications in Refractive Surgery*（《屈光手术并发症的处理》），其中第 3 章：LASIK Intraoperative Complications（LASIK 术中并发症）（第 16~31 页）。

专题包括：微型角膜刀的并发症：有上皮下基质瘢痕的风险，导致不规则散光（病例 19）；板层角膜切削术联合 PTK 处理微型角膜刀制作的不完整角膜瓣（病例 20）；如何处理移位的角膜瓣（病例 21）；如何处理层间气泡穿透角膜瓣的情况（病例 22）。其他病例包括：了解和处理薄瓣的重要性（病例 23）；气泡穿透角膜瓣的易发因素及其处理方法（病例 24）；如何处理 LASIK 术后游离瓣（病例 25）；制瓣过程中游离瓣的正确对位和处理（病例 26）；角膜瓣缺失的处理（病例 27）。最后几个病例的关注点为：远视 LASIK 角膜瓣居中的重要性（病例 28）；如何处理层间格栅扫描时、边切时、层间格栅扫描完成后未行边切时负压吸引松脱的情况（病例 29 至 31）。

学习课程

病例 19：纽扣瓣

用不同方法处理不同阶段或类型的纽扣瓣：第一位患者延期行乙醇辅助的 PRK，第二位患者延期行 PTK-PRK，第三位患者即刻行 PTK-PRK。

病例 20：不全 LASIK 角膜瓣

一位患者曾经因角膜微型刀制作角膜瓣不完全而中断 LASIK 术，对其使用板层角膜切削术联合 PTK 进行矫正。

病例 21：角膜瓣移位

一位患者行角膜微型刀制瓣的 LASIK 术后，角膜瓣发生移位，上皮植入，通过使用低渗溶液使基质和角膜瓣水肿进行处理。

病例 22：飞秒激光制瓣穿孔

层间气泡穿透角膜瓣是飞秒激光 LASIK 独有的并发症。如何识别与此相关的危险因素？

病例 23：薄瓣并发症

飞秒激光制瓣时角膜瓣破裂，探究与此相关的危险因素和处理方法。

病例 24：角膜瓣眼在飞秒激光再次制瓣时发生垂直气泡穿透

对于有 LASIK 手术史的患者，飞秒激光和角膜微型刀制瓣哪个会更好一些？新瓣和旧瓣之间相隔多少距离是安全的？

病例 25：术中并发症：飞秒 LASIK 术中的游离瓣

飞秒 LASIK 术中的游离瓣在瓣的操作过程中发生，而不是在制作过程中发生。如何处理？

病例 26：LASIK 游离瓣复位的局限性

在复杂的 LASIK 并发症病例中，游离瓣的正确对位和处理很重要。

病例 27：角膜瓣缺失

一位患者 LASIK 术后角膜瓣缺失的保守治疗方法。

病例 28：远视飞秒 LASIK 角膜瓣偏位的处理：有时延期治疗有助于成功

角膜瓣居中对远视 LASIK 手术后取得优良的视觉质量是至关重要的。如何处理偏中心的角膜瓣？

病例 29：飞秒激光格栅式扫描制瓣时负压脱失

在飞秒层间格栅扫描时发生负压脱失，可以立即使用原吸引环、原压平锥镜和相同的飞秒激光参数继续制瓣。

病例 30：边切过程中负压脱失

边切时负压吸引脱失，可以重新吸引，放置锥镜，将角膜瓣直径缩小 0.5mm，切割深度增加 20μm。

病例 31：负压脱失（格栅扫描完成，未边切和掀瓣）伴彩虹样眩光

彩虹样眩光是一个罕见的并发症，在角膜瓣制作不完全且不能掀开的情况下发生。与 PRK 相比，掀开原瓣进行激光切削的方法相对较好。

纽扣瓣

Rosario Soriano, Fernando Llovet

目录

该病例与屈光手术的相关性 ············ 83

病例背景 ·························· 83

需要解决的主要问题 ················ 85

辅助检查 ························· 86

手术/药物干预 ···················· 87

结果 ··························· 88

小结 ··························· 89

参考文献 ························· 89

R. Soriano, MD, PhD (✉)
CLINICA BAVIERA GROUP, Head of
Ophthalmology Service of Henares University
Hospital, Refractive Surgeon at Clínica Baviera
Madrid, Madrid, Spain

Associate Professor of Francisco de
Vitoria University, Madrid, Spain
e-mail: rcobo@clinicabaviera.com

F. Llovet, MD, PhD
Clínica Baviera,
Clínica-Baviera Medical Director, Madrid, Spain
e-mail: fllovet@clinicabaviera.com

该病例与屈光手术的相关性

在 LASIK 手术相关的并发症中,纽扣瓣的处理可能是最有挑战性的。纽扣瓣会影响视轴区角膜,影响视觉、眼解剖和功能的恢复,同时也会带来明显的心理学和法医学方面的后果。游离瓣和不完全瓣通常不引起远期视力的丢失,但纽扣瓣的形成是最有可能导致眩光和最佳矫正视力丢失的并发症。纽扣瓣的治疗也存在风险,包括在视轴上形成上皮下基质瘢痕和引起不规则散光。

本文列举了 3 例代表不同阶段或类型的纽扣瓣并发症、治疗方法和结果。在病例 1 中采用的治疗方案是延期行乙醇辅助的 PRK(delayed alcohol-assisted PRK);病例 2 采用延期行解剖最优化的 PTK-PRK,但结果为屈光过矫;病例 3 采用即刻 PTK-PRK,其恢复过程漫长,但结果相对较好。

病例背景

病例 1:患者 32 岁,白人女性,LASIK 术前检查结果如下。主觉验光:右眼−2.50/

−0.50×115= 20/20,左眼−3.25/−0.75×15=20/20;平均角膜曲率值：右眼 44.25D，左眼 44.25D；中央角膜厚度：右眼 548μm，左眼 555μm；角膜地形图正常。医生用的是踏板操控的微型角膜刀（Moria-LSK-ONE，100μm）以及−1 号负压吸引环。右眼 LASIK 手术顺利，80μm 角膜瓣的蒂位于鼻侧。但是，在左眼手术时，造成了一个中央纽扣瓣，缺口呈三角形，上皮植入呈点状混浊（图 19.1）。复位角膜瓣，未行激光切削，予绷带型角膜接触镜。

病例 2：患者 34 岁，白人男性，LASIK 术前检查结果如下。主觉验光：右眼 −5.00/−0.50×15=20/20，左眼 −4.50/−0.25×145=20/20；平均角膜曲率值：右眼 43.25D，左眼 43.25D；中央角膜厚度：右眼 545μm，左眼 546μm；角膜地形图正常。医生用的是踏板操控的微型角膜刀（Moria-LSK-ONE，100μm）以及−1 号负压吸引环。

微型角膜刀切割左眼角膜的过程中未

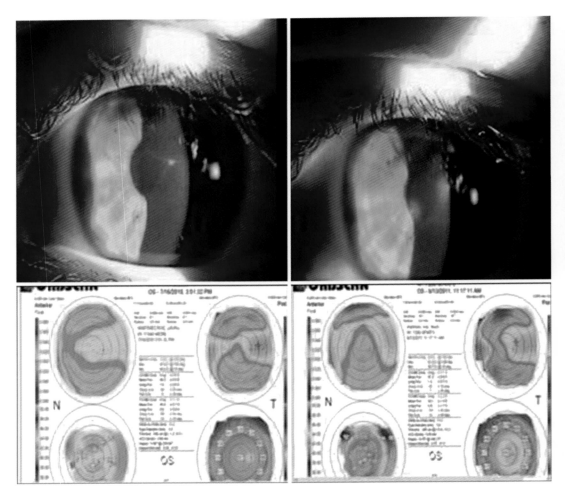

图 19.1　病例 1。纽扣瓣中央缺口呈三角形，上皮植入发展为点状轻微混浊。术前及术后角膜地形图检查显示角膜表面恢复良好，屈光状态优良：裸眼视力达 20/20。

觉异常,但是通过角膜瓣反光立即发现了中央纽扣瓣。复位角膜瓣,未行激光切削,予绷带型角膜接触镜。为防止屈光参差,右眼未行手术(图 19.2)。

病例 3:患者 26 岁,男性,否认全身或眼部疾病史,为矫正视力选择做 LASIK 手术。术前主觉验光:右眼−3.25/−0.50×15=20/20,左眼−2.75/−0.50×180=20/20;平均角膜曲率值:右眼 44.5D,左眼 44.75D;超声角膜测厚仪测中央厚度:右眼 545μm,左眼 550μm。

左眼角膜瓣用踏板操控的微型角膜刀(Moria-LSK-ONE,100 μm)以及−1 号负压吸引环制作。通过角膜瓣反光发现左眼中央纽扣瓣;右眼角膜瓣正常,厚 101μm。因为未对纽扣瓣进行进一步操作,所以缺口边缘对位良好。手术医生决定对双眼进行激光切削:右眼行标准 LASIK,左眼行 PTK(50μm,光学区=7mm)/PRK/MMC。左眼术后上皮愈合明显延迟,伴有结膜充血、眼痛,时间长达 3 周(图 19.3 和图 19.4)。

需要解决的主要问题

纽扣瓣是 LASIK 术中并发症之一,由于部分角膜未被切割形成角膜瓣造成,通常发生在中央角膜顶端。不规则散光、中央瘢痕和(或)上皮植入可能导致视力丢失。纽扣瓣是在手术中刀片未切割部分角膜区域而留下一个洞(图 19.5);角膜基质床上所残留的一块"岛样"组织像一块拼图,正好与纽扣瓣的洞相匹配。微型角膜刀过早地退出上皮,又重新按原路径进入基质,引起纽扣瓣的产生。

LASIK 纽扣瓣发生率为 0.20%~0.56%[1],有多种理论解释它的发生。传统上认为,陡峭的角膜发生此并发症的风险更大,但是 Albelda-Valles 等[2]在一项 34 099 只眼的研究中发现,纽扣瓣和陡峭的角膜曲率之间无相关性。其他解释还包括微型角膜刀马达的故障、负压吸力不足(负压吸引部件的故障或者其他原因如高度散光、结膜假吸等影响吸引环对角膜的吸引),甚至是劣质的刀片[3]。

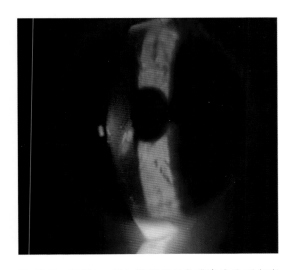

图 19.2　病例 2。纽扣瓣遗留的角膜旁中央下方瘢痕。

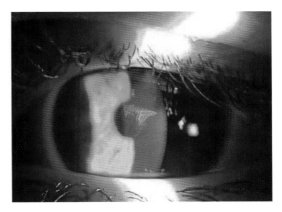

图 19.3　病例 3。中央纽扣瓣愈合后的瘢痕,伴有 haze、上皮植入和角膜不规则形态。

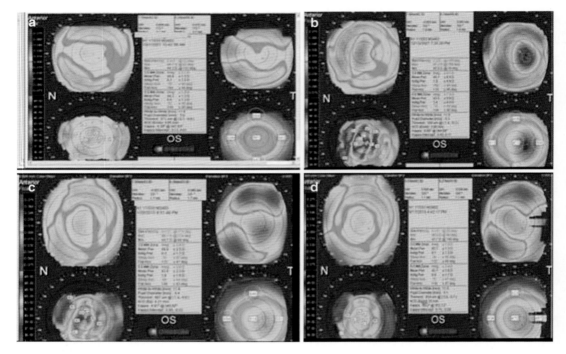

图 19.4 病例 3。角膜地形图：(a)术前。(b)第 1 次 PRK/PTK 术后。(c)术后 1 年。(d)第 2 次角膜地形图引导的 PTK/PRK 术后。

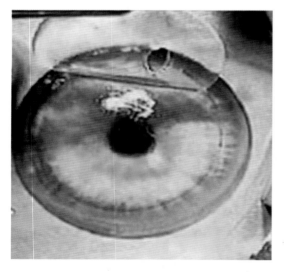

图 19.5 微型角膜刀切割角膜时形成中央纽扣瓣（摘自 Randleman 等[6]；美国眼科学会，网络教程）。

一旦发生纽扣瓣，我们建议遵循以下操作步骤：

1. 确保最佳解剖复位。

2. 决定是否取消该手术或立即进行激光切削。

3. 避免相关的炎症并发症。

4. 决定再次手术的时机。

5. 决定再次手术的方案。

6. 治疗严重的解剖上的并发症。

辅助检查

Harissi-Dagher[1]和其同事基于上皮植入的发展将纽扣瓣分为 3 个阶段，从而决定了处理的方法。阶段 1：全部或部分厚度的纽扣瓣，无上皮植入；阶段 2：全部或部分厚度的纽扣瓣,有上皮植入;阶段 3:全部或部分厚度的纽扣瓣,有上皮植入,导致基质融解/瘢痕或瓣隆起。

在解剖恢复良好且视轴上没有明显角膜白斑的情况下,使用新的角膜微型刀在纽扣瓣下制作新的 LASIK 瓣是一种选择。图 19.6 显示了我们的决策树(根据并发症的严重程度)。

手术/药物干预

1. 确保最佳解剖复位。严格的术中角膜瓣复位是十分重要的,可保证良好的纽扣瓣边缘对位以及避免不规则散光和上皮细胞植入。复位角膜瓣并不容易,尽量仔细地使得纽扣瓣边缘正确复位很重要。

2. 取消手术。取消激光切削已成为共识,避免产生不可逆的不规则散光。虽然已有报道即刻(当天)表面切削(PTK / PRK)取得初步成效[4],但只是短期随访的结果。即刻治疗可能导致的并发症包括瘢痕组织形成、上皮愈合延迟和角膜溃疡等。尽管通过预防性使用 MMC 可能抑制即刻治疗后瘢痕组织的发生,但延迟几周手术的依据主要和表面上皮情况以及知情同意书中的医学伦理问题有关。

3. 为避免相关的炎性并发症,术后持续激素治疗数月很重要, 进一步避免 DLK 等并发症和减少角膜瘢痕的形成。

4. 决定再次手术的时机。通常医生和患者都希望在术后早期解决并发症。然而,建议术后等待至少 3 个月,以使角膜愈合和恢复至原始的屈光力。患者通常会有焦虑,要求尽早再次手术,特别是在屈光参差的状态

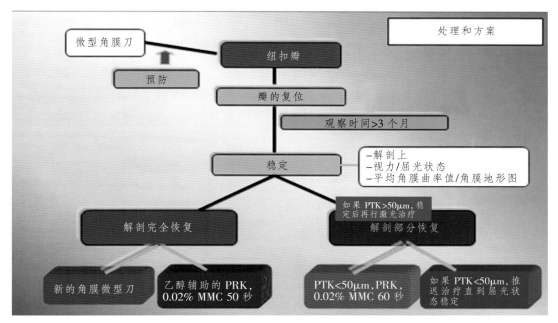

Llovet et al. Button Hole treatment algorithm oresented at the 26th SECOIR Congress. Valensia. Spain. 2011

图 19.6　纽扣瓣的决策树(Llovet 等[7])。

下。因此,需要适当给予患者解释继续等待手术的优点(例如,较少的 haze,上皮重塑后角膜表面规则性更好)和延迟再次手术,以获得更好的治疗效果。

5. 再次手术的方案:虽然可以考虑使用微型角膜刀在原角膜瓣下制作一个新的、更深的角膜瓣,但是最安全的方法是用 0.02% MMC 60 秒辅助的表面 PRK 手术[5]。

在决定乙醇辅助的 PRK 和 PTK-PRK 时,上皮去除技术依赖于上皮细胞的条件和角膜地形图的异常。最广为接受的经上皮 PTK 切削深度是 50μm,PRK 切削度数应当调整为 80% 的主觉验光度数。在 Harissi Dagher 的报道中,33% 的 PTK-PRK 病例发生了过矫[1]。

6. 严重解剖并发症的治疗。在上皮植入加重的情况下,建议分两步治疗。首先,应用 PTK 消除浸润的上皮细胞,恢复尽可能多的透明度。其次,需要 PRK 矫正残余屈光不正,这步可以通过 PTK 来调整。

不规则性散光或有明显瘢痕的病例也应分两步治疗,PTK 后行角膜地形图引导的切削(图 19.6)。

结果

病例1:初次手术后 1 个月,裂隙灯检查可见角膜上一个轻微的线状瘢痕(图 19.1)。3 个月后,最佳矫正视力恢复到 20/20,验光度数为-3.25/-0.50×15(平均 K= 43.75D,角膜散光为-0.75D,轴向 30),裂隙灯下未见纽扣瓣。再次手术方法是乙醇辅助的 PRK(20% 乙醇 40 秒,以及 MMC),术毕予绷带型角膜接触镜。术后恢复过程顺利,在 1 周时角膜上皮完全愈合,角膜透明。最后复查

的裸眼视力为 20/20,呈正视状态(平均 K= 41.25 D),角膜地形图正常(图 19.1)。

病例2:初次手术后 2 个月,角膜中央留有瘢痕伴上皮植入,并有明显的 haze,最佳矫正视力丢失(20/40),验光度数为-5.00D(平均 K=43D,角膜散光为-1.75D,轴向 68°)(图 19.2)。初次手术后 6 个月时屈光状态和角膜地形图稳定,我们决定行:右眼 PRK;左眼 PTK /PRK/ MMC 手术(70μm),光学区=7mm,PRK 矫正度数为-5.00D。术后解剖结构恢复良好,左眼角膜完全透明,未见 haze 和瘢痕。但是,视觉功能恢复欠佳,屈光过矫为+1.50D。术后 10 个月,右眼裸眼视力为20/20,验光度数为+0.25D,平均 K=39D;左眼裸眼视力为 20/30,验光度数为+1.50D,最佳矫正视力 20/20,平均 K=38D。患者不能耐受术后屈光参差,我们建议再行 PRK 以矫正左眼远视,但患者拒绝再次手术,之后患者失访。

病例3:初次手术后 4 个多月,随访显示左眼角膜中央瘢痕伴 haze,并有上皮植入(图 19.3),导致近视伴不规则散光、最佳矫正视力明显下降。术后 1 个月时,右眼正视眼,裸眼视力为 20/20;左眼裸眼视力为 20/200,验光为-3.25/-4.5×57(平均 K=47.75D),最佳矫正视力为 20/60。

类固醇滴眼液持续治疗数月,眼表情况逐渐好转,屈光状态和角膜形态有所改善(图 19.4)。术后 8 个月,患者由于屈光参差感到非常不适,用硬性透气性角膜接触镜矫正后视力达 20/30。

术后 1 年,患者同意再行角膜地形图引导的 PTK/MMC,手术应用 Allegretto 准分子激光系统。PTK 切削深度 50μm,光学区=7mm,紧接着行 PRK(矫正度数为-1.00D,最

大切削深度 28.9μm)。再次手术后,角膜透明,残留轻微 haze,角膜地形图规则(图19.4),验光度数为-2.00/-0.50×75,最佳矫正视力 20/20。我们当时推荐行 ICL,但是患者拒绝了。

小结

这些病例说明处理纽扣瓣的最好方法是取消激光切削,待最佳矫正视力接近术前水平或稳定时进行再次手术。其次,如果角膜瓣的条件允许使用乙醇辅助的 PRK,激光的屈光切削结果预测性更好。如果选择了 PTK-PRK 手术方案,需要计算两步的切削深度以免过矫。在病例 1 中,我们使用乙醇去上皮,恢复结果良好,因为之后的 PRK 屈光切削过程是可靠的、容易复制的。但在病例 2 中我们算错了 PRK/PTK 的切削深度,导致过矫(远视)。像病例 3 这种严重情况,为了消除中央切割或环形瓣的瘢痕,间隔几个月的多次手术可能是必要的。

虽然纽扣瓣的形成是 LASIK 的一个潜在的严重并发症,但延迟手术,制订一个有计划的、等待角膜充分愈合后的适合患者的手术方案可以达到满意的裸眼视力和最佳矫正视力。

(余野　陈世豪　译校)

参考文献

1. Harissi-Dagher M, Todani A, Melki SA (2008) Laser in situ keratomileusis buttonhole: classification and management algorithm. J Cataract Refract Surg 34:1892–1899
2. Albelda-Valles JC, Martin-Reyes C, Ramos F, Beltran J, Llovet F, Baviera J (2007) Effect of preoperative keratometric power on intraoperative complications in LASIK in 34,099 eyes. J Refract Surg 23:592–597
3. Leung ATS, Rao SK, Cheng ACK (2000) Pathogenesis and management of laser in situ keratomileusis flap buttonhole. J Cataract Refract Surg 26:358–362
4. Jain VK, Abell TG, Bond WI, Stevens G Jr (2002) Immediate transepithelial photorefractive keratectomy for treatment of laser in situ keratomileusis flap complications. J Refract Surg 18:109–112
5. Muller LT, Candal EM, Epstein RJ, Dennis RF, Majmudar PA (2005) Transepithelial phototherapeutic keratectomy/photorefractive keratectomy with adjunctive mitomycin-C for complicated LASIK flaps. J Cataract Refract Surg 31:291–296
6. Randleman JB, Azar D, Wachler BB. "LASIK and PRK: Managing Complications". Online course, ONE® Network.American Academy of Ophthalmology. http://one.aao.org/lms/courses/managing_lasik_complications/index.htm
7. Llovet F et al (2011) Button hole treatment algorithm presented at the 26th SECOIR Congress, Valencia, Spain

不全 LASIK 角膜瓣

Michael T. Andreoli, Dimitri T. Azar

目录

该病例与屈光手术的相关性 ············ 90

病例背景 ················· 90

需要解决的主要问题 ·············· 91

辅助检查 ················· 91

手术/药物干预 ··············· 91

结果 ··················· 91

小结 ··················· 92

参考文献 ················· 93

M.T. Andreoli, MD • D.T. Azar, MD, MBA (✉)
Department of Ophthalmology and Visual Sciences
Illinois Eye and Ear Infirmary,
University of Illinois at Chicago, Chicago, IL, USA
e-mail: michaelandreoli@gmail.com; dazar@uic.edu

该病例与屈光手术的相关性

大量研究已经报道了使用机械微型角膜刀的准分子激光原位角膜磨镶术（LASIK）的术中及术后并发症[1]。常见的是术中角膜瓣并发症迫使手术医生放弃激光切削。这些并发症处理起来较为棘手，因为再次尝试屈光手术发生术中和术后并发症的风险仍然较高[2]。

病例背景

患者女性，32 岁，近视眼，因 2 个月前在外院行 LASIK 手术失败前来就诊，咨询治疗建议。2 个月前，患者右眼行 LASIK 过程中，微型角膜刀制作了一个不完全瓣，掀开角膜瓣发现形状不规则。手术医生将 LASIK 瓣复位，放弃激光切削。该角膜瓣边缘不规则，角膜基质床表面不光滑，有突起的嵴，并且角膜瓣复位不良。手术医生给予绷带型角膜接触镜，并没有继续对侧眼的手术。在术后 1 天的临床检查中，发现形成角膜皱褶和与角膜刀切口相邻的嵴，最佳矫正视力为 20/

100。保守治疗的随访过程中,患者很快出现了视物模糊、畏光。术后第 1 周,怀疑早期弥漫性层间角膜炎(diffuse lamellar keratitis,DLK),在接下来的 2 周内局部类固醇滴眼液治疗后有所改善。术后 2 周,患者的裸眼视力下降至指数,针孔视力提高至 20/80。术后 3 周,患者出现轻度复视,促使她寻求另外医生的建议。第二位角膜专家建议用角膜接触镜改善视力,但患者拒绝。术后 2 个月,患者寻求第三位角膜专家的建议。患者主诉严重的单眼复视、眩光,检查发现她的右眼存在 10D 斜轴不规则散光、角膜固定皱褶以及层间 haze,这些都会严重影响她右眼的最佳矫正视力(20/80)。

需要解决的主要问题

这个病例代表了少见的不全角膜瓣导致后续处理困难的疑难病例,由于微型角膜刀制作不全角膜瓣,未进行激光切削。这类患者一般会恢复到术前的近视和散光状态(偏差 1D 之内)[3]。但是这个特殊的患者有持续的单眼复视,角膜不规则形态和高度不规则散光导致裸眼和最佳矫正视力显著下降。术后 2 个月,固定皱褶、DLK 病史和不规则瓣都是处理的难点。

辅助检查

术后 2 个月患者主觉验光:右眼 –7.50/+10.00×150,最佳镜片矫正视力 20/80。左眼 –3.25/+1.75×160=20/20+。患者之前手术制作了右眼 LASIK 角膜瓣,角膜厚度和角膜地形图能够更好地帮助了解现有的角膜结构。中央角膜厚度:右眼 651μm,左眼 580μm。术后 2 个月,右眼 OCULUS Pentacam 角膜

地形图如图 20.1 所示,证实了角膜高度不规则散光的存在以及中央角膜厚度分布的剧烈变化。最薄点位于角膜顶点颞侧 2.76mm 处,为 495μm。伴有右眼 12.50D 顺规散光。

手术/药物干预

由于患者右眼存在明显的不规则散光,其主觉验光(高散光)基础上的矫正视力只能达到 20/80。因为角膜异常,我们告知患者可选择板层角膜切削术、深板层角膜移植术、穿透性角膜移植术、PTK 这些手术方法。LASIK 不全瓣术后 4 个月,患者选择了板层角膜切削术。手术的原理是在不规则角膜瓣下形成一个新的界面,再用 PTK 提供更规则的光学表面,并消除 LASIK 不全角膜瓣引起的不规则形态、皱褶和混浊。PTK 治疗之前,我们获得了超声测量的角膜厚度数据,旁中央区的颞侧为 480μm,鼻侧 500μm,下方 455μm;中央 515μm。手术过程中每 10μm PTK 之前加阻滞剂(总共切削 57μm)。术后右眼角膜厚度为 458μm。

结果

在板层角膜切削术 1 周内,复视消失,最佳矫正视力提高到 20/40。板层角膜切削术后 11 周,患者的裸眼视力提高到 20/40,主觉验光度数为 –4.00/+3.00×78,最佳矫正视力为 20/20。术后 Orbscan 角膜地形图如图 20.2 所示。PRK 用于处理残余/诱发的屈光不正,但向患者强调了术后有角膜膨隆的风险(由于术后角膜厚度低)。患者右眼症状消失,对手术效果满意,不愿接受更多的手术和激光的干预。

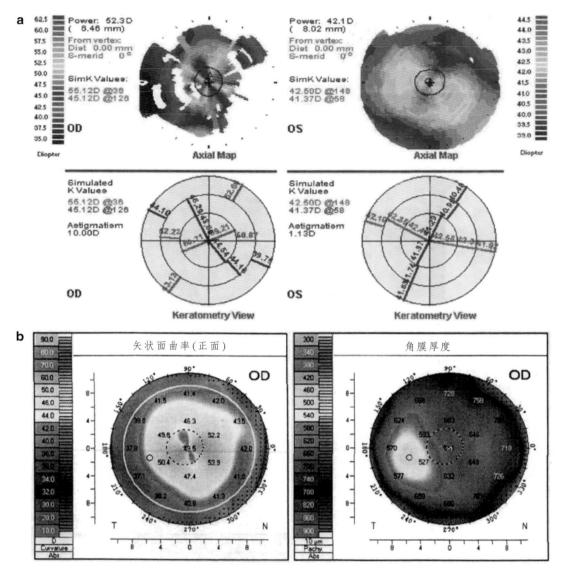

图 20.1 （a）双眼 Humphrey Orbscan 角膜地形图。（b）2009 年 1 月 21 日（即不全角膜瓣术后 7 周）拍摄的右眼 OCULUS Pentacam 角膜地形图。注意：均表现为右眼高散光和角膜不规则形态。

小结

尽管 LASIK 术中角膜瓣并发症令人畏惧[4,5]，但只要密切随访和相应的术后处理，最终的视力还是能让人接受的。有计划的屈光干预一般能提高视力并好于术前水平。处理不全瓣有很多方法，包括框架眼镜、角膜接触镜、板层角膜切削术、深板层角膜移植术、穿透性角膜移植术、PTK。治疗方法的选择取决于角膜形状、角膜的不规则程度、屈光不正度数、主观的视觉症状以及患者的期

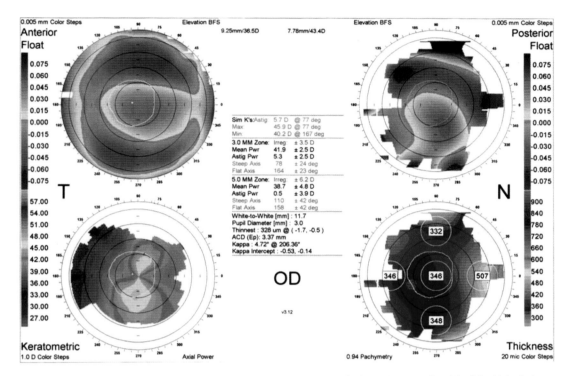

图 20.2　2009 年 6 月 30 日拍摄的右眼 Bausch & Lomb Orbscan 角膜地形图，即板层角膜切削术联合 PTK（术中应用 MMC）后 11 周，角膜散光改善。

望。随着飞秒激光制瓣的出现，LASIK 术中和术后风险都大大降低。但是有研究表明，飞秒激光和机械角膜微型刀制瓣的并发症数量相近，角膜微型刀会有较多的上皮损伤，飞秒激光会有较高的 DLK 发生率[1]。

（余野　陈世豪　译校）

参考文献

1. Moshirfar M, Gardiner JP, Schliesser JA, Espandar L, Feiz V, Mifflin MD, Chang JC (2010) Laser in situ keratomileusis flap complications using mechanical microkeratome versus femtosecond laser: retrospective comparison. J Cataract Refract Surg 36:1925–1933

2. Sharma N, Ghate D, Agarwal T, Vajpayee RB (2005) Refractive outcomes of laser in situ keratomileusis after flap complications. J Cataract Refract Surg 31:1334–1337

3. Tham VM, Maloney RK (2000) Microkeratome complications of laser in situ keratomileusis. Ophthalmology 107:920–924

4. Jacobs JM, Taravella MJ (2002) Incidence of intraoperative flap complications in laser in situ keratomileusis. J Cataract Refract Surg 28:23–28

5. Jabbur NS, Myrowitz E, Wexler JL, O'Brien TP (2004) Outcome of second surgery in LASIK cases aborted due to flap complications. J Cataract Refract Surg 30:993–999

病例 **21**

角膜瓣移位

Rosario Soriano，Julio Baviera-Sabater

目录

该病例与屈光手术的相关性 ············· 94

病例背景 ······························· 95

需要解决的主要问题 ··················· 96

辅助检查 ······························· 96

手术/药物干预 ························· 96

结果 ································· 97

小结 ································· 98

参考文献 ····························· 99

R. Soriano, MD, PhD (✉)
Refractive surgery, CLINICA BAVIERA GROUP,
Head of Ophthalmology Service of Henares
University Hospital, Refractive Surgeon at Clínica
Baviera Madrid, Madrid, Spain

Associate Professor of Francisco de Vitoria
University, Madrid, Spain
e-mail: rcobo@clinicabaviera.com

J. Baviera-Sabater, MD
Baviera Group Chairman and Medical Director,
Clinica Baviera, Madrid, Spain
e-mail: jbaviera@clinicabaviera.com

该病例与屈光手术的相关性

角膜瓣移位是 LASIK 的轻微并发症，通常能在 24 小时内发现，容易处理，在解剖上和功能上预后良好。角膜瓣移位的准确原因尚不清楚，但褶皱或移位可能是由于角膜瓣与基质床的黏附不佳，造成这种黏附不佳的原因有基质床或角膜瓣水肿、揉眼、过度瞬目、挤眼（因疼痛或畏光或其他术后不适）。尽管角膜瓣移位是 LASIK 的一种相对少见并发症（发生率为 0.012%~5.8%），但当角膜瓣皱褶持续数小时或一整夜，即使及时复位，水肿的角膜瓣和基质床之间对位欠佳会导致视力恢复延迟。在这些情况下常常出现屈光回退，需要优化手术，而且持续存在的轻微皱褶也会影响视觉质量。此外，严重的永久性皱褶或者形态不规则的角膜表面会导致裸眼视力及最佳矫正视力下降，需要再次手术处理甚至切断角膜瓣。

本文列举的是我们在临床工作中遇到的关于角膜瓣移位的病例，强调了该病例的及时诊断和成功干预获得了令人满意的结果。

病例背景

患者 50 岁，白人女性，主觉验光：右眼 −8.00/−0.50×10=20/25，左眼 −5.00/−0.50×174=20/20），接受双眼 LASIK，手术顺利。平均角膜曲率值：右眼 42.25D（角膜散光 −1.00×176），左眼 42.5D（角膜散光 −0.75 × 174）；术前角膜厚度：右眼 568μm，左眼 565μm；双眼角膜地形图正常；双眼 Orbscan 角膜直径为 11.8mm；裂隙灯检查晶状体透明；近视眼底没有周围孔源性视网膜病变。

LASIK 手术使用微型角膜刀（Moria LSK-ONE）、直径为 9mm 的 H−负压吸引环和 100μm 厚度踏板控制，制瓣顺利，右眼和左眼角膜瓣厚度分别为 125μm 和 80μm，蒂位于鼻侧。准分子激光仪（Technolas Zyoptix）进行基质切削，切削深度：右眼 115μm（光学区=6.0mm），左眼 80μm（光学区=6.2mm）。右眼预留近视度数。术毕予双眼酒石酸溴莫尼定滴眼液（Alphagan®）各 1 滴以减轻充血和不适，没有戴防护眼罩。术后 24 小时，患者来诊，主诉右眼中度不适、眼红、视力差。该患者无揉眼史，但承认滴用人工泪液时有疼痛（尽管有书面指导）。

裂隙灯检查发现右眼角膜瓣下方移位水肿，瓣皱褶经过视轴区，颞侧部分基质暴露（图 21.1）。立刻在裂隙灯下进行角膜瓣固定，并佩戴绷带型角膜接触镜后，患者被送到手术室以完成角膜瓣复位治疗。

手术室内角膜瓣复位方法如下：

- 用低渗溶液（蒸馏水）和 0.9% 生理盐水使基质和角膜瓣水肿。
- 掀开、复位及展平角膜瓣后，保持角膜瓣边缘干燥。

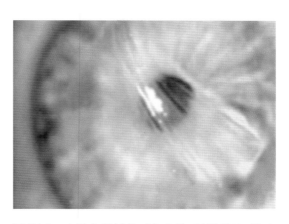

图 21.1 右眼角膜瓣鼻下方移位，皱褶明显，影响视轴区。

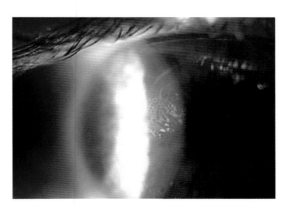

图 21.2 去上皮的角膜瓣复位术后点片状上皮植入。

- 尽管角膜瓣边缘对位正确，但因为邻近蒂的深层皱褶一直存在，故去除中央上皮。
- 予绷带型角膜接触镜、睫状肌麻痹剂和地塞米松妥布霉素滴眼液。

术后右眼上皮愈合后，中央区出现白色点片状的上皮植入（图 21.2）。轻微的 DLK 经局部应用地塞米松妥布霉素滴眼液强化治疗 6 周后，角膜透明、无皱褶。3 个月后，最佳远矫正视力 20/20（−1.25/−0.50×180），裸眼近视力为 J3。

需要解决的主要问题

首先要解决角膜皱褶在视轴区的问题，它会引起角膜瓣和基质床表面的不良对合，从而导致视力下降、haze 和屈光回退。不常见的并发症包括上皮植入、DLK、感染、瓣移位复发，在严重的情况下甚至可以导致角膜瓣融解和坏死，需要切断角膜瓣来恢复角膜的透明性。

辅助检查

虽然这个病例有明确的手术指征，但是有时候瓣移位很轻微，并且轻小的皱褶位于视轴外，需要在裂隙灯下进行复位。屈光手术医生面临的一些额外挑战可能包括：对皱褶严重程度的理解，确定皱褶对视力的影响，决定是否在手术室显微镜下完成操作（会伴随患者焦虑的增加），或角膜瓣是否需要展平。表 21.1 为一个用于临床处理指导的决策表。

手术/药物干预

复位技术描述如下：

表 21.1 LASIK 角膜瓣复位技术

裂隙灯：清创	手术/激光室：大范围冲洗复位
清创：轻度	清创：重度
皱褶	需要缝合的皱褶
移位	上皮植入
	感染；需要培养
	DLK 层间冲洗

摘自 Lichter 等[1]。

- 掀瓣，用低渗溶液使角膜瓣浮起水肿，用无齿镊和（或）三角海绵展平角膜瓣，小心吸干瓣边缘的水。这种方法最常用，通常需要很长时间才能获得良好的复位。
- 如果角膜瓣复位、边缘正确对位后仍残留皱褶（图 21.3），中央去上皮可以释放机械张力，有助于角膜展平。
- 其他皱褶治疗技术描述如下：
  - Llovet 滚筒技术：使用充满生理盐水的有一定重量的注射针筒，沿着与皱褶条纹相垂直的方向压迫滚动（第 82 届西班牙眼科协会会议，2006 年 9 月）（图 21.4）。
  - Donnenfeld 热疗法：用热角膜铲对角膜瓣进行处理（JCRS 2004）。
  - 三明治技术（Hernandez-Matamoros 和 Iradier 报道，JCRS 2001）。
- 缝合：通常没有必要缝合角膜瓣，但如果使用上述手术方法后仍然存在深层皱褶或出现重复移位，有必要使用 10-0 尼龙线行角膜瓣缝合，将角膜瓣往移位的相反方向拉伸来维持同等张力（连续或间断缝合）（图 21.5）。

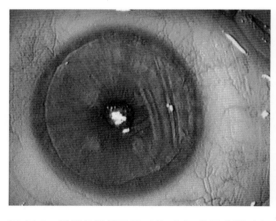

图 21.3 尽管角膜瓣边缘对位正确，鼻侧蒂附近仍残留明显皱褶。

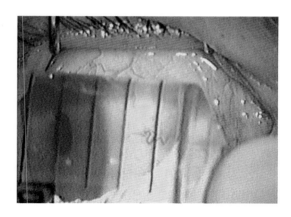

图 21.4　Llovet 滚筒技术治疗皱褶：使用充满生理盐水的有一定重量的注射针筒，沿着与皱褶条纹相垂直的方向压迫滚动。

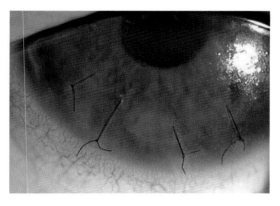

图 21.5　一个疑难病例：一位 28 岁女性患者，其出现角膜瓣反复移位（3 次）、周边 haze 和基质水肿，予10-0 尼龙线缝合 4 针。

- 对于角膜瓣移位较久并怀疑上皮细胞在基质床上生长的病例，推荐在角膜瓣后表面和基质床上用刀和（或）铲刮除上皮细胞。
- 最后，应用绷带型角膜接触镜可以固定角膜瓣和减少上皮植入的风险。
- 预防性使用抗生素滴眼液、糖皮质激素滴眼液、频点人工泪液，以及在某些病例

中，使用睫状肌麻痹剂是防止进一步感染和炎症并发症的可供选择的治疗。

复位操作后即刻，角膜瓣外观的恶化是由于上皮和基质水肿使皱褶变得更加明显和混浊。12~24 小时后，皱褶趋于减少，角膜变得平坦、透明。

结果

尽管术后即刻发生了上皮炎症，但这个病例预后较好。局部应用皮质类激素治疗获得了良好的解剖和功能上的恢复。

关于角膜瓣移位患者随访情况的报告很少。Recep 等[2]报道了 19 例角膜瓣移位眼术后 6 个月的视力和屈光结果比对侧正常眼稍差，但差异无统计学意义。Clare 等[3]的研究使用逻辑回归模型在超过 12 个月的时间里，对 10 只眼进行了早期（小于 48 小时）角膜瓣移位风险因素的评估。研究显示角膜瓣移位的发生率极低（0.012%），机械微型角膜刀比飞秒激光制瓣风险更高。研究也显示远视眼（8 例）的风险高于近视眼（2 例），具有统计学意义，远视眼的优势比（odds ratio，OR）为 19.29，机械微型角膜刀的OR 为 10.53。

从 2002 年至今，我们一直通过 Clinica Baviera Group 数据库对角膜瓣移位的病例进行回顾性分析。目的首先是调查这些有并发症眼的预后，其次是确定是否有术前和（或）术中的特定条件影响角膜瓣移位。在30 万例中，429 只眼（或 0.1%）发生了角膜瓣移位，我们将其术后的功能性指标结果与LASIK 对照组比较，来确定差异是否有统计学意义。这些研究结果正待出版。我们发现大部分病例的角膜瓣移位发生在术后早期，

在 24 小时内发现的病例占 77%。121 例在手术当日发生移位,209 例发生在术后第 2 天(Clinica Baviera 有 24 小时紧急服务)。只有 13 例在术后 3 个月因外伤发生移位,其中 1 例发生在术后 2.5 年。表 21.2 显示近视眼占 78%,其中 19% 是高度近视(SE>-6D)。远视眼只占 22%,高度散光眼(>2D)占 23%。这种屈光不正的分布类似于 LASIK 手术眼的标准分布,提示屈光不正对角膜瓣移位没有特定的影响。

与正常 LASIK 组相比,对于角膜瓣移位眼,即使在早期发现并及时处理的情况下,术后恢复结果仍较差,表现在可预测性、安全性参数结果较差,以及优化手术的比例增加,两组差异有统计学意义(表 21.3)。最常见的解剖并发症是上皮植入(主要发生于周边部并且稳定)、不同程度的 haze、复发性角膜炎、干眼和持久的皱褶。

小结

LASIK 后角膜瓣移位是一种罕见的并发症(占我们病例的 0.1%)。虽然可能进一步发生严重的并发症,但多数情况下及时恰当地处理后能够获得良好的解剖上和功能上的恢复(77%)。然而,当角膜瓣和基质床对位不良和皱褶持续存在时,恢复较慢,并导致最佳矫正视力和视觉质量的下降。

表 21.2 角膜瓣移位眼的术前数据

数量(6 只眼角膜瓣移位发生在优化术后)	429
等效球镜(SE)(平均值,标准差)	−2.81(3)
柱镜值(平均值,标准差)	−1.24(1.2)
近视眼比例(%)(单纯近视,单纯和复合性近视散光)	78
远视眼比例(%)(单纯远视,单纯、复合和混合性散光)	22
高度散光(≥2D)(%)角膜散光	23.3
平均角膜曲率值(平均值,标准差)	43.7(1.8)
最佳镜片矫正视力(平均值,标准差)	0.9(0.13)

表 21.3 角膜瓣移位术后功能性指标数据

	角膜瓣移位病例 429 例(%)	对照病例 165 例(%)	P
有效性[a]	72.7	73.9	>0.05
安全性[b]	9.1	2.4	<0.01
可预测性[c](+/−0.5D)	73.6	88.2	<0.01
优化手术比例(%)	9.3	3.9	<0.05

[a] 术后裸眼视力与术前最佳矫正视力之差≥0 行(Snellen)的眼数比例。
[b] 术后较术前最佳矫正视力丢失≥1 行的眼数比例。
[c] 术后等效球镜±0.5D 以内的眼数比例。

(余野 陈世豪 译校)

参考文献

1. Lichter H, Russell GE, Waring GO III (2004) Repositioning the laser in situ keratomileusis flap at the slit lamp. J Refract Surg 20(2):166–169

2. Recep OF, Cagil N, Hasipiri H (2000) Outcome of flap subluxation after laser in situ keratomileusis: results of 6 month follow-up. J Cataract Refract Surg 26(8): 1158–1162

3. Clare G, Moore TC, Grills C, Leccisotti A, Moore JE, Schallhorn S (2011) Early flap displacement after LASIK. Ophthalmology 118:1760–1765

病例 22

飞秒激光制瓣穿孔

David R. Hardten, Sumitra S. Khandelwal

目录

该病例与屈光手术的相关性 ············ 100
病例背景 ······························ 100
需要解决的主要问题 ···················· 101
辅助检查 ······························ 101
手术/药物干预 ························· 102
结果 ·································· 102
小结 ·································· 102
参考文献 ······························ 103

D.R. Hardten, MD
Department of Ophthalmology,
Minnesota Eye Consultants, Minneapolis, MN, USA

Department of Ophthalmology,
University of Minnesota, Minneapolis, MN, USA
e-mail: drhardten@mneye.com

S.S. Khandelwal, MD
Assistant Professor, Department of Ophthalmology,
Baylor College of Medicine, Houston, TX, USA

该病例与屈光手术的相关性

机械角膜刀制瓣的相关并发症的发生率约为 5%，包括瓣撕裂、纽扣瓣、游离瓣和偏中心瓣[1]。纽扣瓣不是飞秒激光特有的并发症，但有一种并发症是飞秒激光制瓣特有的，即垂直气泡穿透 (vertical gas break-through, VGB)。如能早期发现，患者仍可恢复良好。然而，如果没有及时发现，掀开了角膜瓣，飞秒激光角膜瓣的垂直气泡穿透可能转变成纽扣瓣。

病例背景

一位近视患者，每天佩戴角膜接触镜大约 12 小时，要求行屈光手术。由于患者平时较为忙碌，所以选择了 LASIK。患者多年前右眼角膜有擦伤，手术医生未注意到角膜上的细微瘢痕，角膜地形图显示正常（图 22.1 和图 22.2）。患者行飞秒激光辅助的 LASIK，在制瓣过程中，负压吸引正常。但在飞秒激光扫描时，突然出现一小片白色区域，然后又变成了黑色，手术医生立即松开踏板，确

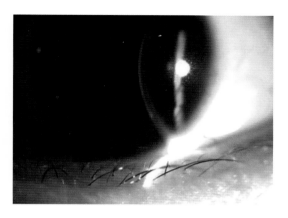

图 22.1　裂隙灯照片显示患者因佩戴角膜接触镜而引起的角膜瘢痕。虽然这个瘢痕非常明显，但一些患者在角膜糜烂或 Bowman 膜隐形破裂后遗留非常轻微的瘢痕。完善的病史和拍摄图像是有必要的。

定为 VGB 后停止了手术。

需要解决的主要问题

处理 VGB。

辅助检查

如果手术医生没有注意到 VGB，就会继续制瓣。在掀瓣时，医生可能会感觉到此处有阻力。如果继续掀瓣，就很可能会撕裂这部分角膜瓣，造成纽扣瓣。

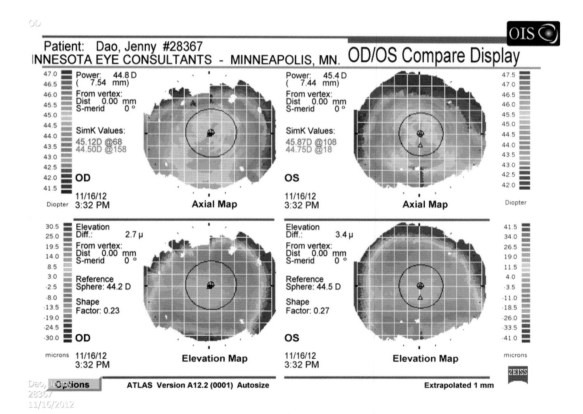

图 22.2　该患者有角膜中周部瘢痕，角膜地形图显示轻微不规则散光。

手术/药物干预

发现较早：如果手术医生怀疑 VGB，应该松开踏板，评估可疑区域。尽管一些专家提倡小心制作一个比旧瓣深 40~50μm 的新瓣再掀开。我们优先考虑的方法是改为 PRK，在去除上皮时注意不要移动 VGB 的边缘。在这种情况下，通常会在 PRK 中使用 MMC。我们在发现 VGB 后不会尝试掀瓣，因为这可能会增加角膜瓣撕裂的风险[2]（图 22.3）。

发现较晚：如果手术医生掀开角膜瓣后发现微小纽扣瓣，最好是复位角膜瓣后再择期行表面切削。要注意的是瓣下角膜上皮植入。另外，表面切削通常会使用 MMC（图 22.4）。

如果在飞秒制作的角膜瓣未掀开前行表面切削，有手术医生的报告显示，只要切削区角膜表面光滑，在发现角膜瓣问题后立即治疗能获得良好结果。一些医生更倾向于等待 1 天至 3 个月以使患者接受角膜表面手术而不是板层手术，那么手术医生需要积累经验来判断手术时机。

结果

手术医生在角膜瓣制作完成或掀瓣之前停止操作，告知患者发生 VGB，给予滴眼液，嘱次日复诊。次日给予双眼角膜表面切削，未发生并发症。患者非常配合，也接受了手术方案的调整。在这个病例中，及时与患者沟通治疗过程，加上术前的咨询能够帮助我们取得患者期望的结果。

小结

VGB 是飞秒激光制瓣所特有的并发症，风险因素包括负压吸引丢失、薄瓣、Bowman 膜的局部中断（如瘢痕或陈旧伤）[3]。有时这些瘢痕很难发现，所以需要仔细的检查和完善的病史。有角膜损伤病史的患者即使检查正常，也适合将角膜瓣加厚或行 PRK。当一只眼的手术不能完成，另一只眼的手术最好推迟。如果一只眼手术时出现了小

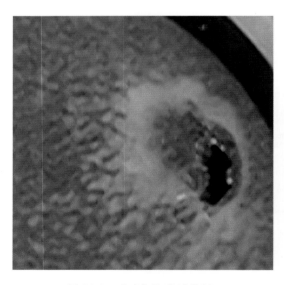

图 22.3　垂直气泡穿透举例。

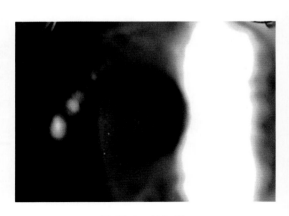

图 22.4　纽扣瓣。

问题而在继续手术后仍会有良好的结果,许多手术医生会选择继续完成另一只眼的手术。在这个病例中,患者选择了双眼角膜表面切削术。

（余野　陈世豪　译校）

参考文献

1. Gimbel HV, Penno EE, van Westenbrugge JA (1998) Incidence and management of intraoperative and early postoperative complications in 1000 consecutive laser in situ keratomileusis cases. Ophthalmology 105(10): 1839–1847
2. Srinivasan S, Herzig S (2007) Sup-epithelial gas breakthrough during the femtosecond laser flap creation for LASIK. Br J Ophthalmol 91(10):1373
3. Seider MI, Ide T, Kymionis GD, Culbertson WW, O'Brien TP, Yoo SH (2008) Epithelial breakthrough during IntraLase flap creation for laser in situ keratomileusis. J Cataract Refract Surg 34(5):859–863

薄瓣并发症

Jorge L.Alió, Dominika Wróbel, Alessandro Abbouda

目录

该病例与屈光手术的相关性 ············ 104

病例背景 ················· 104

需要解决的主要问题 ············ 105

辅助检查 ················· 105

手术/药物干预 ·············· 105

结果 ···················· 105

小结 ···················· 105

参考文献 ················· 106

J.L. Alió, MD, PhD (✉)
Department of Refractive Surgery,
Vissum Corporación Oftalmológica, Alicante, Spain
e-mail: jlalio@vissum.com

D. Wróbel, MD
Glaucoma Diagnostic and Microsurgery Department,
Medical University of Lublin, Lublin, Poland

R&D Department, Vissum Corporacion,
Alicante, Spain
e-mail: ddudzinska@interia.pl

A. Abbouda, MD
Department of Refractive Surgery,
Vissum Corporación Oftalmológica, Alicante, Spain

Department of Ophthalmology-Policlinico Umberto I
of Rome, University of Rome "Sapienza",
Viale del Policlinico, 155, 00186 Roma, Italy

R&D Department, Vissum Corporación
Oftalmológica, 03016, Alicante, Spain
e-mail: a.abbouda@gmail.com

该病例与屈光手术的相关性

在 LASIK 术中使用机械微型角膜刀制瓣,出现薄瓣、不规则瓣或纽扣瓣等低质量角膜瓣的概率为 0.3%~2.6%,而在飞秒激光制瓣中发生率要低一些。在飞秒激光 LASIK 术中制作角膜瓣时,可能在瓣的中央或者旁中央区留下孔洞,在掀瓣时必须非常小心。处理低质量角膜瓣时,应注意角膜上皮细胞长入基质引起中央视轴上皮内生的可能,上皮内生可导致角膜瘢痕从而影响视觉质量。此外,上皮内生可导致角膜基质融解等更严重的并发症[1-4]。

病例背景

患者女性,37 岁,16 岁起开始佩戴角膜接触镜,主觉验光度数:右眼 +3.75,左眼 +3.25/−0.50×180。最佳矫正视力:右眼 20/20,左眼 20/16。裂隙灯和眼底检查均正常。眼压:右眼 13mmHg,左眼 15mmHg。角膜曲率值:右眼 42.35/43.66@69,左眼 42.40/43.49@79。双眼圆锥角膜预测指数(KPI 0%)均为正常。

角膜厚度：右眼 554μm，左眼 557μm。

　　患者接受了角膜屈光手术，双眼角膜瓣厚度均设置为 100μm。左眼角膜瓣蒂在颞侧，手术顺利。右眼的角膜薄瓣被分为两部分，但裂口并未影响瞳孔区，掀瓣后完成角膜基质的切削，并放置绷带型角膜接触镜。术后 1 天，裸眼视力：右眼 20/50，左眼 20/25。裂隙灯检查发现右眼角膜瓣鼻下侧上皮缺损（图 23.1）。术后 15 天，她的裸眼视力变为右眼 20/32，左眼 20/20。裂隙灯检查左眼未见异常，界面清晰，角膜瓣边缘无上皮缺损；右眼角膜上皮缺损消失，但是在 5 点钟方向出现了一条指向瞳孔区的"线"，未予干预（图 23.2）。

需要解决的主要问题

　　当出现低质量角膜瓣时，为了避免术后最佳矫正视力的丢失，通常建议避免进行基质切削。而在这个病例中我们决定继续手术，是因其受影响范围位于切削区域之外。一些手术医生会建议改为 PRK 术，但这可能不适合远视患者。

辅助检查

　　裸眼视力、最佳矫正视力、眼压、角膜地形图和角膜厚度。

手术/药物干预

　　双眼均行飞秒 LASIK 术。采用 In-traLase FS™ CORP 飞秒激光系统制作角膜瓣，AMARIS SCHWIND 准分子激光仪进行角膜基质切削。

结果

　　术后 6 个月，患者双眼裸眼视力均为 20/20。裂隙灯检查显示双眼角膜透明，角膜瓣位正，贴合良好，瓣边缘无上皮缺损（图 23.3）。

小结

　　低质量的角膜瓣可发生于所有板层刀，包括新型飞秒激光设备，原因通常不明确且

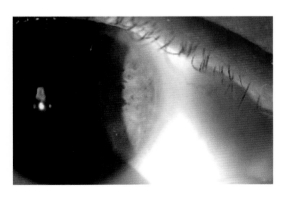

图 23.1　裂隙灯检查发现右眼角膜瓣鼻下侧上皮缺损。

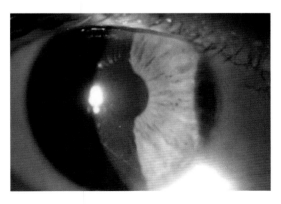

图 23.2　裂隙灯检查：右眼角膜上皮缺损消失，在 5 点钟方向出现了一条指向瞳孔区的"线"。

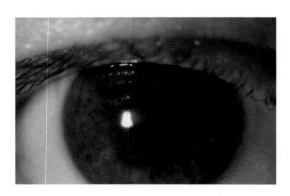

图23.3 裂隙灯检查:双眼角膜透明,角膜瓣位正,贴合良好,瓣边缘无上皮缺损。

可能受多因素影响, 可能的原因包括低负压、角膜润滑不良、角膜刀质量欠佳、原先存在的角膜病变或者角膜刀故障等。这些复杂因素都可引起患者视力恢复时间延长,像这个病例一样。文献中也有报道相似的病例,出现远期视力丢失、术后不规则散光和角膜上皮缺损。

(戴玛莉 许琛琛 译校)

参考文献

1. Leung ATS, Rao SK, Cheng ACK (2000) Pathogenesis and management of laser in situ keratomileusis flap buttonhole. J Cataract Refract Surg 26(3):358–362
2. Sharma N, Ghate D, Agarwal T, Vajpayee RB (2005) Refractive outcomes of laser in situ keratomileusis after flap complications. J Cataract Refract Surg 31(7): 1334–1337
3. Jacobs JM, Taravella MJ (2002) Incidence of intraoperative flap complications in laser in situ keratomileusis. J Cataract Refract Surg 28(1):23–28
4. Cobo-Soriano R (2005) Thin flap laser in situ keratomileusis: analysis of contrast sensitivity, visual, and refractive outcomes. J Cataract Refract Surg 31(7):1357–1365

角膜瓣眼在飞秒激光再次制瓣时发生垂直气泡穿透

Jorge L. Alió，Dominika Wróbel，Alessandro Abbouda

目录

该病例与屈光手术的相关性 ············ 107

病例背景 ························· 107

需要解决的主要问题 ················ 108

辅助检查 ························· 108

手术/药物干预 ···················· 108

结果 ···························· 108

小结 ···························· 108

参考文献 ························· 109

Electronic supplementary material The online version of this chapter (10.1007/978-3-642-55238-0_24) contains supplementary material, which is available to authorized users.

J.L. Alió, MD, PhD (✉)
Department of Refractive Surgery, Vissum
Corporación Oftalmológica, Alicante, Spain
e-mail: jlalio@vissum.com

D. Wróbel, MD
Glaucoma Diagnostic and Microsurgery Department,
Medical University of Lublin, Lublin, Poland

R&D Department, Vissum Corporacion, Alicante, Spain
e-mail: ddudzinska@interia.pl

A. Abbouda, MD
Department of Refractive Surgery,
Vissum Corporación Oftalmológica, Alicante, Spain

Department of Ophthalmology-Policlinico Umberto I
of Rome, University of Rome "Sapienza", Viale del
Policlinico, 155, 00186 Roma, Italy

R&D Department, Vissum Corporación
Oftalmológica, 03016, Alicante, Spain
e-mail: a.abbouda@gmail.com

该病例与屈光手术的相关性

在准分子激光原位角膜磨镶术中，飞秒激光制瓣的预测性和可靠性优于微型角膜刀，但任何手术都可能发生并发症。垂直气泡穿透即此手术并发症之一，气泡由角膜瓣下逃逸至上皮下。在此病例中，产生原因可能与之前的角膜瓣过薄或 Bowman 膜的破裂有关。屈光手术医生应意识到这种并发症可引起上皮内生、角膜瘢痕和角膜瓣微皱褶等改变。如果影响到瞳孔区，则可导致最佳矫正视力的下降[1-4]。

病例背景

患者男性，29 岁，8 年前接受了微型角膜刀制瓣的 LASIK 手术，对手术结果不满意，要求矫正残余屈光度数。裸眼视力：右眼 20/63，左眼 20/40。主觉验光：右眼 +3.25/−3.25×10，左眼+2.75/−1.75×160，双眼最佳矫正视力都是 20/20。角膜厚度：右眼 518μm，左眼 527μm。角膜地形图曲率值：右眼 41.93/44.83@101，左眼 42.21/44.69@73。接受In-traLase 飞秒 LASIK 手术，术后双眼给予妥布霉素地塞米松(典必殊)滴眼液,6 次/天。

需要解决的主要问题

这个病例需要考虑两个重要问题:①患者之前接受过 LASIK 手术,存在角膜瓣,飞秒激光制瓣与机械微型角膜刀制瓣哪种更佳?②新瓣与原瓣之间距离多远才安全?如何避免发生垂直气泡穿透?

辅助检查

裸眼视力、最佳矫正视力、眼压、瞳孔直径、角膜地形图和角膜厚度。

手术/药物干预

采用 IntraLase FS™ CORP 飞秒激光系统制作角膜瓣,AMARIS SCHWIND 准分子激光仪进行角膜基质切削。

由于之前接受过 LASIK 手术,IntraLase 飞秒激光制瓣时, 双眼角膜瓣厚度设为 150μm。剩余角膜基质厚度右眼为 359μm,左眼为 345μm。在制瓣过程中,双眼新瓣与原瓣间观察到了垂直气泡穿透,但制瓣过程仍很顺利,气泡并未穿透原瓣,掀瓣后并未出现纽扣瓣,之后进行了准分子激光角膜切削。

结果

术后第 15 天,裸眼视力:右眼 20/20,左眼 20/25。角膜地形图曲率值:右眼 44.42/45.79@107,左眼 43.94/45.24@73。裂隙灯检查可见垂直气泡穿透区域上皮线状混浊(图 24.1)。Visante OCT 测量显示双眼均有两条角膜瓣分界线(图 24.2)。

小结

垂直气泡穿透的诱因和预防手段目前尚不清楚。在本病例中,虽然在制瓣过程中避免了垂直气泡穿透,但它也可能发生在基质切削后。掀瓣时需非常小心谨慎,避免产生纽扣瓣。若在飞秒 IntraLASIK 术中出现此并发症,需要长期随访以便观察远期疗效。

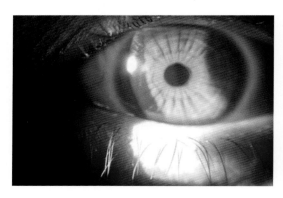

图 24.1　术后 10 天裂隙灯检查发现鼻侧角膜上皮有一条垂直的混浊线。

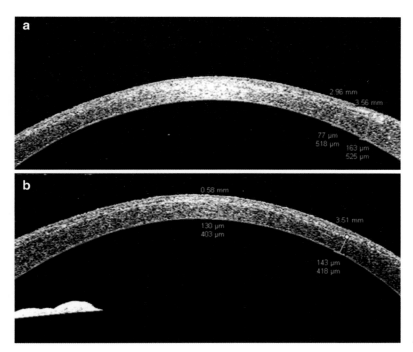

图 24.2　双眼 OCT Visante 均显示了原角膜瓣的高反光线。

（戴玛莉　许琛琛　译校）

参考文献

1. Durrie DS, Kezirian GM (2005) Femtosecond laser versus mechanical keratome flaps in wavefront-guided laser in situ keratomileusis; prospective contralateral eye study. J Cataract Refract Surg 31(1):120–126

2. Kezirian GM, Stonecipher KG (2004) Comparison of the IntraLase femtosecond laser and mechanical keratomes for laser in situ keratomileusis. J Cataract Refract Surg 30:804–811

3. Srinivasan S, Herzig S (2007) Sub-epithelial gas breakthrough during femtosecond laser flap creation for LASIK. Br J Ophthalmol 91:1373

4. Seider MI (2008) Epithelial breakthrough during IntraLase flap creation for laser in situ keratomileusis. J Cataract Refract Surg 34:859–863

术中并发症：飞秒 LASIK 术中的游离瓣

Samir Melki

目录

该病例与屈光手术的相关性 ············· 110

病例背景 ··························· 110

需要解决的主要问题 ················· 111

辅助检查 ··························· 111

手术/药物干预 ····················· 111

结果 ······························ 111

小结 ······························ 111

参考文献 ··························· 111

S. Melki, MD, PhD
Department of Refractive Surgery,
Massachusetts Eye and Ear Infirmary,
Harvard Medical School, Boston, MA, USA
e-mail: samir_melki@meei.harvard.edu

该病例与屈光手术的相关性

　　游离瓣或帽是飞秒 LASIK 术中虽不常见但严重的并发症[1]。它一般发生在掀瓣过程中,而不像微型角膜刀常发生在制瓣过程中。飞秒激光制瓣后,在掀瓣、冲洗和复瓣的过程中均可能出现角膜瓣从蒂部离断的风险。潜在的并发症包括不规则散光、反复角膜瓣移位和角膜瓣丢失。

病例背景

　　患者女性,45 岁,无眼部病史,所有的检查显示她适合接受 LASIK 术以矫正近视和散光。

　　角膜瓣厚度按预定计划设为 90μm,在角膜瓣边缘用甲紫做放射状标记。

　　小心掀瓣,应用准分子激光进行基质切削。在复瓣过程中,由于角膜瓣紧紧黏附在开睑器上,因此导致全层角膜瓣与上方蒂部离断。

需要解决的主要问题

将从上方蒂部离断的游离角膜瓣重新复位到正确的位置。

辅助检查

无。

手术/药物干预

根据所做的标记将游离瓣复位，10-0 尼龙线缝合，在 9 点钟位打空气结（air knot），尽量减少扭转、不规则散光或偏轴拉力，并佩戴绷带型角膜接触镜（图 25.1）。

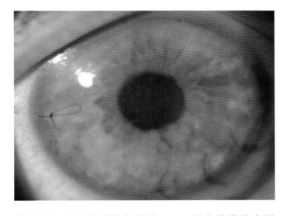

图 25.1　右眼的裂隙灯图片：10-0 尼龙线将游离瓣缝合固定。之前的标记可见并确认对位正确。绷带型角膜接触镜在位。

结果

术后第 1 天，游离瓣的对位良好。裂隙灯下拆除 10-0 尼龙线，没有任何并发症。之后的复查中角膜瓣始终保持透明并对位良好。最终的屈光度数为 –2.50D，与预先设计的单眼视目标一致。

小结

在本病例中，由于角膜瓣过紧黏附于开睑器而造成游离瓣。我们认为这与前房气泡影响了追踪系统辨认瞳孔轮廓而造成激光切削时间相对过久有关。预留的标记对于游离瓣的正确复位并减少眼像差有着至关重要的作用。游离瓣被单结缝合宽松固定，这在以前没有被报道过。游离瓣的传统处理方法包括风干、修补、佩戴绷带型角膜接触镜，以及连续或间断缝合。一个宽松的单结缝合避免了传统处理方法所带来的如游离瓣丢失或不对称扭转导致的不规则散光等并发症，同时提供了一个处理游离瓣的安全方法。

（戴玛莉　许琛琛　译校）

参考文献

1. Choi CJ, Melki SA (2012) Loose anchoring suture to secure a free flap after laser in situ keratomileusis. J Cataract Refract Surg 38:1127–1129

LASIK 游离瓣复位的局限性

Samuel H. Lee，Dimitri T. Azar

目录

该病例与屈光手术的相关性 ············ 112

病例背景 ······················· 112

需要解决的主要问题 ············· 113

辅助检查 ······················· 113

手术/药物干预 ··················· 113

小结 ··························· 114

参考文献 ······················· 115

S.H. Lee, MD (✉) • D.T. Azar, MD, MBA
Department of Ophthalmology and Visual Sciences
Illinois Eye and Ear Infirmary, University of Illinois
at Chicago, Chicago, IL, USA
e-mail: samuel.lee.md@gmail.com; dazar@uic.edu

该病例与屈光手术的相关性

屈光手术医生做 LASIK 手术时应意识到游离瓣的正确复位和处理的重要性。虽然飞秒激光使用率的增加减少了游离瓣的发生率，但掌握游离瓣的处理方法依然很重要。

病例背景

患者女性，38 岁，12 年前当地医生给她做了双眼 LASIK 手术。左眼手术顺利，但右眼手术过程中，机械微型角膜刀制瓣时产生了一个游离瓣，游离瓣被放置在旁边，完成基质切削后，将瓣复位并佩戴绷带型角膜接触镜。由于没有帮助游离瓣准确对位的标记，第二天发现角膜瓣向鼻侧移位，行冲洗复位，但无法保证游离瓣的准确对位。患者被转诊给第二位医生，医生认为存在明显的角膜瓣皱褶，建议掀瓣复平，但术后仍存在难以消除的皱褶，她的最佳矫正视力为 20/60 左右。患者又被转诊给第三位医生，这位医生认为角膜瓣对位错误，再次掀瓣冲洗，将游离瓣旋转 90°并缝合。这解决了角膜瓣的皱褶问题,但并没有提高视力。关于这位患者游离瓣的正确对位和再复位后对视觉质量的潜在益处仍然存在疑问。

需要解决的主要问题

本病例中存在的问题有:①制瓣之前没有做标记;②出现游离瓣之后,虽然游离的角膜瓣是完美的圆形,但它整个厚度并不是一致的,最好不要移动瓣的位置,以免对位不良;③先行的右眼手术时出现了并发症,仍继续进行左眼的手术,幸运的是左眼手术顺利。出现游离瓣后需做出判断是否继续手术,因为游离瓣的宽度和厚度不是一致的。

不规则形状的游离瓣较椭圆形或圆形更容易复位[1-3]。

辅助检查

不同子午线的基质床厚度与瓣厚度的比较,从理论上有助于角膜瓣的准确复位,但因为手术是在 12 年前进行的,我们对此方法的成功期望值较低。通过 Pentacam 检查获取角膜形态,Optovue FD-OCT 眼前节模块获取前节 OCT(图 26.1 至图 26.3)。

手术/药物干预

前节 OCT 获取 16 条子午线方向的角

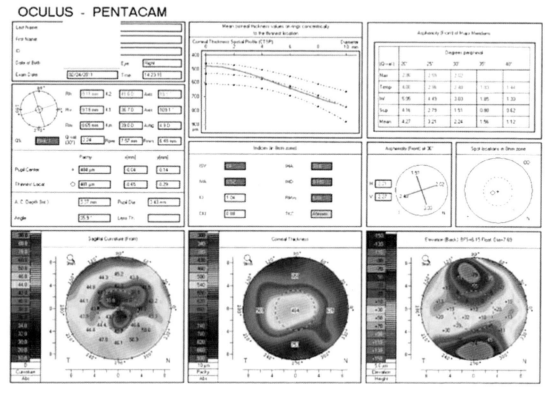

图 26.1　右眼 Pentacam 图像。

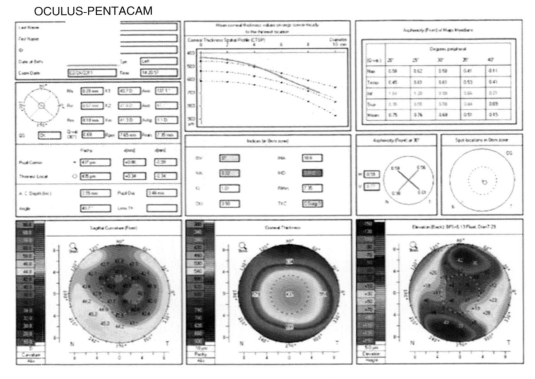

图 26.2 左眼 Pentacam 图像。

膜瓣及其下方的角膜基质图像,可以从中查找不匹配的信息。我们和患者讨论了治疗方案,可选择采用飞秒激光做内侧边切并旋转游离瓣至正确的方位,或者采用波前像差引导的个性化切削。在充分了解手术的风险、优点及替代治疗方案后,患者决定继续佩戴硬性透气性角膜接触镜,因为她已经佩戴了11 年。

小结

从这个病例中吸取的重要教训是,首先,每次手术都要标记瓣的位置,这应成为屈光手术常规。其次,如果术中发生角膜瓣相关的并发症,不要进行其下的基质切削。再次,游离瓣的准确对位至关重要,圆形游离瓣的处理比不规则形状更难。

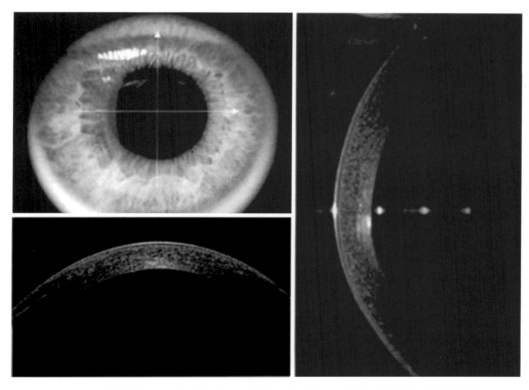

图 26.3　右眼前节 OCT 显示患者 12 年前第一次手术产生的并经对位治疗的游离瓣。

（戴玛莉　许琛琛　译校）

参考文献

1. Azar DT, Koch DD (2003) LASIK: fundamentals, surgical techniques, and complications. Marcel Dekker, Inc., New York/Basel

2. Utz VM, Krueger RR (2008) Management of irregular astigmatism following rotationally disoriented free cap after LASIK. J Refract Surg 24:383–391

3. Hovanesian JA, Maloney RK (2005) Treating astigmatism after a free laser in situ keratomileusis cap by rotating the cap. J Cataract Refract Surg 31: 1870–1876

病例 27

角膜瓣缺失

Jorge L. Alió, Alessandro Abbouda

目录

该病例与屈光手术的相关性 ············ 116
病例背景 ·················· 116
需要解决的主要问题 ·········· 117
辅助检查 ·················· 117
手术/药物干预 ·············· 117
结果 ···················· 118
小结 ···················· 118
参考文献 ·················· 118

J.L. Alió, MD, PhD (✉)
Department of Refractive Surgery,
Vissum Corporación Oftalmológica,
Alicante, Spain
e-mail: jlalio@vissum.com

A. Abbouda, MD
Department of Refractive Surgery,
Vissum Corporación Oftalmológica, Alicante, Spain

Department of Ophthalmology-Policlinico Umberto I
of Rome, University of Rome "Sapienza",
Viale del Policlinico, 155, 00186 Roma, Italy

R&D Department, Vissum Corporación
Oftalmológica, 03016, Alicante, Spain
e-mail: a.abbouda@gmail.com

该病例与屈光手术的相关性

屈光手术医生应会处理角膜瓣缺失,使患者最终获得合适的屈光度数,恢复视力。避免过于积极的治疗很重要。

病例背景

患者 3 天前接受了飞秒激光手术,诊断为右眼角膜瓣缺失。右眼术前屈光度数为-0.75/-0.25×5,术中出现了游离瓣,术毕给予绷带型角膜接触镜,并于术后第一天取下,发现游离瓣丢失,给予软性绷带型角膜接触镜以防摩擦,盐酸莫西沙星滴眼液(Vigamox;得克萨斯州,沃思堡市,Alcon Laboratories Inc.),3 次/天,睫状肌麻痹剂滴眼液,4 次/天。第一次来诊所就诊时,右眼视力为指数,裂隙灯检查见弥漫性的角膜水肿。超声测厚仪测得角膜厚度为 730μm。角膜地形图显示为一个不规则的形态(图 27.1a),Visante OCT 显示基质厚度增加(图 27.2)。

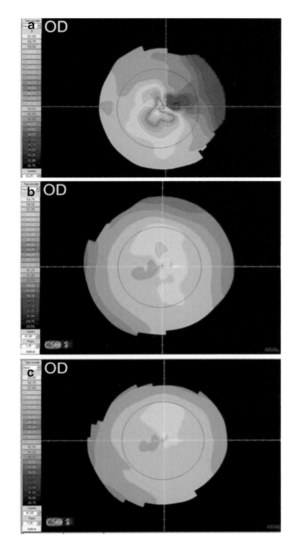

图 27.1 角膜前表面形态：(a)第 1 次就诊时。(b)治疗 1.5 个月后。(c)治疗 1 年后。

需要解决的主要问题

角膜瓣缺失和继发炎症显著增加了 haze 发生的风险。有些学者[1]建议角膜瓣缺失后实施前板层角膜移植术。但是，这会增加缝合的风险并引起屈光不正[2]。

辅助检查

除了将来的再次屈光手术，能明显改善患者视力的最佳方法是什么？验光度数、最佳矫正视力、角膜地形图、角膜像差、角膜厚度是本病例的基本观察指标，并且需要长期随访。良好的沟通和开导患者同样重要。角膜瓣厚度设为 110μm，上皮层厚度 50μm 左右，基质最多 70μm。即使角膜基质缺失明显，这个病例证实了角膜上皮的自我再生和重建良好光学面的能力。

手术/药物干预

患者滴用地塞米松滴眼液，4 次/天，1 滴/次，持续 1 周，而后每周递减至每天 1 次。环戊酮滴眼液 3 次/天，1 滴/次，持续 1 周。1 个月后，患者开始用 2%氟米龙滴眼液(FML Forte Allergan)3 次/天，1 滴/次，持续 1 周，

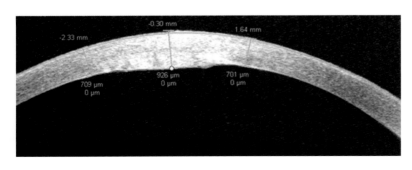

图 27.2 Visante OCT 显示弥漫性角膜水肿。

每周递减至每天 1 次。在第 2 个月，佩戴 SynergEyes® 角膜接触镜（基弧 7.9mm，上方曲率半径 8.9mm，屈光力–1.5D，直径 14.5mm）。这种角膜接触镜结合了两种类型材料，中央为硬性透氧性材料，周边为软性亲水性材料，是一种独特的"混合型"角膜接触镜。

结果

在 1.5 个月后，患者矫正视力为 20/50，验光度数为+0.75/–1.00×180，裂隙灯检查可见轻度 haze，角膜地形图显示为一个不规则形态（图 27.1b）。患者开始佩戴角膜接触镜，1 年后裸眼视力为 20/20，裂隙灯检查显示角膜透明（图 27.3），角膜地形图显示上方较陡（图 27.1c），与佩戴角膜接触镜有关。

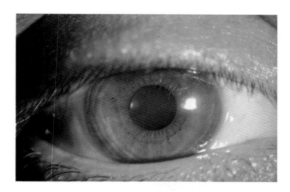

图 27.3　最后一次随访中裂隙灯检查显示角膜透明。

小结

本病例表明，角膜瓣缺失的患者在没有进一步手术治疗的情况下仍可获得良好的视力。该患者远期恢复结果令人满意，右眼裸眼视力稳定在 20/20，角膜形态良好且像差极小。更重要的是随着时间的推移，haze 逐渐消失。我们建议此类患者在寻求更积极的治疗前先随访观察一段时间。

（戴玛莉　许琛琛　译校）

参考文献

1. Eggink FA, Eggink CA, Beekhuis WH (2002) Postoperative management and follow-up after corneal flap loss following laser in situ keratomileusis. J Cataract Refract Surg 28:175–179
2. Motwani M, Lizano GJ, Yam K, English C (2011) Photorefractive keratectomy after late traumatic LASIK flap loss. J Refract Surg 27:542–544

远视飞秒 LASIK 角膜瓣偏位的处理：有时延期治疗有助于成功

Jorge L. Alió，Alessandro Abbouda，Angelo Rampone

目录

该病例与屈光手术的相关性 ············· 119

病例背景 ·········· 119

需要解决的主要问题 ·········· 120

辅助检查 ·········· 120

手术/药物干预 ·········· 120

结果 ·········· 120

小结 ·········· 120

参考文献 ·········· 120

J.L. Alió, MD, PhD (✉)
Department of Refractive Surgery,
Vissum Corporación Oftalmológica,
Alicante, Spain
e-mail: jlalio@vissum.com

A. Abbouda, MD
Department of Refractive Surgery, Vissum
Corporación Oftalmológica, Alicante, Spain

A. Rampone, MD
Department of Ophthalmology, Seconda Università
degli Studi di Napoli, Naples, Italy

R&D Department, Vissum Corporacion,
Alicante 03016, Alicante, Spain
e-mail: angelo.rampone@gmail.com

该病例与屈光手术的相关性

角膜瓣偏位是 LASIK 术中的一种并发症，它会影响术后视力及屈光结果，导致最佳矫正视力下降。

为获得术后最佳视力，及时处理此并发症非常必要。

病例背景

患者男性，33 岁，无眼部病史，主觉验光：右眼 +4.00/−1.25×90，左眼 +3.50/−0.75×65。双眼最佳矫正视力都是 20/20。角膜曲率值：右眼 42.76/43.21@169，左眼 42.78/42.48@90。裂隙灯与眼底检查结果均正常。角膜地形图显示角膜形态正常。角膜厚度：右眼 499μm，左眼 498μm。

患者选择 LASIK 手术。手术当天，患者非常紧张，飞秒激光制瓣时，由于其不配合，右眼角膜瓣发生偏位。

需要解决的主要问题

飞秒激光 LASIK 治疗远视时，由于准分子激光在角膜周边区行精准切削，因此一个居中的角膜瓣是非常重要的。当发生角膜瓣偏位时，屈光手术医生有两种选择：①放弃继续手术，1 周后再做一个更厚的角膜瓣；②如果消融区靠近瓣缘，可继续手术，术后佩戴角膜接触镜。

在这个病例中，我们选择第一种方式。

辅助检查

手术计划中切削光学区为 8.23mm，过渡区为 1.53mm。所制的角膜瓣直径为 9.2mm，但向鼻侧偏位。因此，我们决定推迟治疗，并重新测量角膜厚度。

手术/药物干预

患者术前服用苯二氮䓬类药物。二次手术角膜瓣厚度设为 180 μm，手术顺利。

结果

LASIK 术后 1 周，右眼主觉验光为 −0.75/ −0.50×180=20/22。裂隙灯检查正常。

小结

角膜瓣居中是 LASIK 手术成功的关键。制作一个尽可能大直径的角膜瓣，是获取足够范围基质床的基础，以便于准分子激光切削[1]。

患者和手术医生皆可影响角膜瓣的制作。头位、吸引环位置和压平状态都能影响术中制瓣。制瓣时，负压吸引后，可使用飞秒激光操作平台微调角膜瓣中心位置[2]。值得注意的是，对于远视患者，如果角膜瓣定位不良应尽量避免基质切削。

（戴玛莉　许琛琛　译校）

参考文献

1. Salomão MQ, Wilson SE (2010) Femtosecond laser in laser in situ keratomileusis. J Cataract Refract Surg 36:1024–1032
2. Ertan A, Karacal H (2008) Factors influencing flap and INTACS decentration after femtosecond laser application in normal and keratoconic eyes. J Refract Surg 24:797–801

飞秒激光格栅式扫描制瓣时负压脱失

James J. Salz

目录

该病例与屈光手术的相关性 ············ 121

病例背景 ···················· 121

需要解决的主要问题 ··············· 122

辅助检查 ···················· 123

手术/药物干预 ················· 123

结果 ····················· 124

小结 ····················· 124

参考文献 ···················· 124

J.J. Salz, MD
Department of Ophthalmology,
Keck School of Medicine,
University of Southern California,
Los Angeles, CA, USA

Laser Vision Medical Group, Los Angeles, CA, USA
e-mail: drjjsalz@gmail.com

该病例与屈光手术的相关性

Haft 等的一项大样本研究发现,在 4772 眼中仅有 3 眼(0.06%)由于负压脱失而出现不完全角膜瓣[1]。迄今为止,在飞秒激光制瓣过程中,最常见的负压脱失发生在飞秒激光格栅式扫描过程中,时间或早(图 29.1)或迟,但都在边切开始之前发生。如果 LASIK 术中使用机械微型角膜刀制瓣而出现负压脱失时,应停止手术,并且不建议立即进行再次制瓣,因为不能保证第二次切割面和第一次的重合。

病例背景

这一病例的手术医生熟练掌握微型角膜刀制瓣的操作,已经有 1000 例 LASIK 手术的经验,但这是他第一次使用飞秒激光制瓣。患者男性,34 岁,配合良好,角膜和睑裂大小正常,眼眶解剖结构正常。手术医生已完成 AMO 公司的 IntraLase 飞秒激光仪的操作培训,并且为手术做好了充分准备。角膜瓣的参数设置为:厚度 120μm,直径 9.0mm,边切角 70°,上方蒂角度 55°。通过观察压平锥镜边缘新月形区域的变化,确定角膜压平后,应用 AMO 公司的 iFS 飞秒激光仪制瓣,在即将完成扫描时,患者挤眼而出现负压脱失(由于未获得手术的流程视频,图 29.2 为模拟照片)。

需要解决的主要问题

需要解决的问题是如何在角膜层间激光扫描痕迹可见时安全地完成角膜瓣的制作。出现负压脱失时立即告知患者这种情况有时是会发生的,不必担心,重置负压吸引环前,要平复患者的紧张情绪。

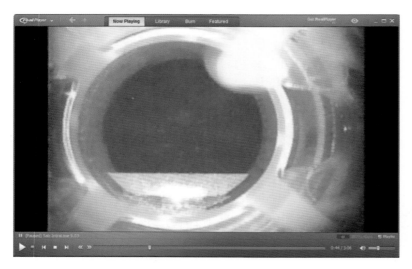

图 29.1 飞秒激光完成角膜瓣上方蒂、口袋的制作及部分格栅式扫描。

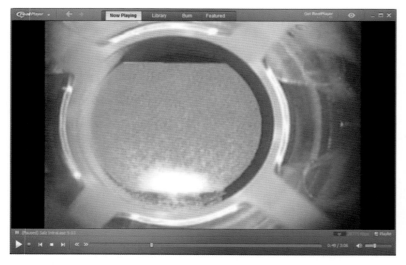

图 29.2 飞秒激光完成角膜瓣上方蒂的制作和即将完成格栅式扫描(模拟照片,并非本病例真实照片)。

辅助检查

掀瓣的常规操作是使用 Seibel 掀瓣器的短端在角膜瓣上方蒂两侧确定并分离边切面约一个钟点范围(图 29.3),然后将掀瓣器的长铲端插入蒂附近的角膜瓣下(图29.4),首先向着蒂方向推进,然后朝着蒂相反方向分离至瓣缘。如果阻力极小,可分离一次完成掀瓣。如果角膜瓣与角膜基质层黏附较紧,分两到三次分离完成。因患者在制瓣过程出现负压脱失而进行了两次激光扫描,两次扫描可能不在同一界面上进行,手术医生在掀瓣操作上应稍有改变。由于角膜瓣的下方边缘只经过一次激光扫描, 先使用 Seibel 掀瓣器的短端伸入下方角膜瓣,在角膜瓣边缘两侧分离边切面约一个钟点范围,然后插入掀瓣器的长铲端起瓣, 从下方推进至上方,确保在正确的界面掀起角膜瓣,暴露光滑的基质床。

手术/药物干预

重新滴用表面麻醉滴眼液,并嘱患者尽量保持双眼睁开, 在制瓣的 15 秒内避免眯眼。使用原负压吸引环和压平锥镜,负压吸引至角膜压平过程顺利。角膜瓣厚度及直径设置同前。技师在电脑屏幕上调整角膜瓣位置,与清晰可见的气泡边缘重合。图 29.5 是从 AMO 公司的教学资料中获得, 它展示了负压吸引环的应用以及术眼鼻侧的瓣蒂和气泡的存在。激光扫描、边切顺利完成,患者对侧眼制瓣过程顺利。

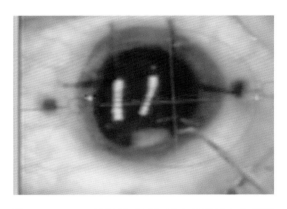

图 29.3　Seibel 掀瓣器,短端,插入角膜瓣上方蒂附近的边切口。

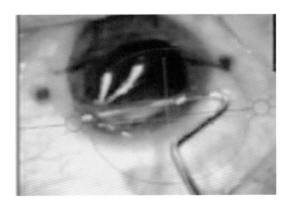

图 29.4　Seibel 掀瓣器,长铲端,掀起上方蒂附近的角膜瓣。

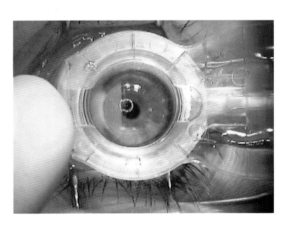

图 29.5　重置负压吸引环,可见鼻侧瓣蒂、口袋以及气泡(图片来自 AMO 公司的教学资料)。

结果

裂隙灯检查角膜瓣外观就像一次完整的层间激光格栅式扫描及边切制作完成一样。

小结

层间激光格栅式扫描过程中出现负压脱失而导致的问题可以被立即有效地解决。马上使用原负压吸引环和原压平锥镜重新进行负压吸引和压平，所有参数不变，通过可见气泡调整角膜瓣瓣蒂位置，重新扫描。调整掀瓣流程，从只进行过一次激光扫描部位开始起瓣。在这个病例中，只进行过一次激光扫描的部位是角膜瓣下方边缘。本病例掀瓣顺利，手术结果令人满意。Tomita 等的研究发现,负压脱失后有些患者要求立即行第二次或第三次的角膜瓣制作,对这些人群的最近随访中发现有 97.2% 的患者术后裸眼视力达到 0.00 logMAR(20/20)或更好，100% 的患者术后矫正视力达到 0.00 logMAR(20/20)或更好[1]。在那些不能重新进行负压吸引的病例中，日后改行 PRK 手术往往能获得较好的结果[2]。

（崔乐乐 许琛琛 译校）

参考文献

1. Haft P, Yoo SH, Kymionis GD, Ide T, O'Brien TP, Culbertson WW (2009) Complications of LASIK flaps made by the IntraLase 15- and 30-kHz femtosecond lasers. J Refract Surg 25:979–984
2. Tomita M, Watabe M, Nakamura T, Nakamura N, Tsuru T, Waring GO IV (2012) Management and outcomes of suction loss during LASIK flap creation with a femtosecond laser. J Refract Surg 28:32–36

边切过程中负压脱失

James J. Salz

目录

该病例与屈光手术的相关性 ············ 125

病例背景 ······················· 125

需要解决的主要问题 ················ 126

辅助检查 ······················· 126

手术/药物干预 ···················· 126

结果 ·························· 126

小结 ·························· 126

J.J. Salz, MD
Department of Ophthalmology, Keck School of
Medicine, University of Southern California,
Los Angeles, CA, USA

Laser Vision Medical Group, Los Angeles, CA, USA
e-mail: drjjsalz@gmail.com

该病例与屈光手术的相关性

如果在边切完成之前出现负压脱失,就很难确定边切到底是否完成。同时,确认是否在正确的界面掀瓣也至关重要。本文就是针对这两个问题而展开的。

病例背景

患者女性,32 岁, 右眼主觉验光结果为 -8.50/-0.75×165=20/20。几个月前,她的左眼成功进行了飞秒激光 LASIK 手术(IntraLase 飞秒激光仪制瓣,Allegretto 准分子激光仪切削角膜基质), 术后裸眼视力为 20/20。由于经济原因,推迟了其右眼的手术时间。该患者是一名亚裔,具有正常的眼睑解剖结构和角膜直径,角膜厚度为 610 μm。因为患者的左眼手术顺利, 她并不担心此次手术。iFS 飞秒激光的参数设定如下:角膜瓣厚度 120μm, 直径 8.85mm,边切角 70°,蒂角度 55°,并启用口袋模式。负压吸引和角膜压平过程顺利。层间扫描顺利完成,边切开始 3 秒之后负压脱失,手术终止。通过 iFS 显示屏可见完整的侧切轮廓,但并不能确定其深度,气泡仍清晰可见。

需要解决的主要问题

手术医生必须确定飞秒激光是否穿透角膜上皮完成边切,以及是否能在正确界面掀瓣。

辅助检查

通过裂隙灯检查可以清楚地看见边切的深度并不完全。也可以通过观察压平镜予以确认,边切不完全时,未见激光切割痕迹或只见部分痕迹。如果边切完全,压平镜可见一个完整的边切轮廓,提示激光已经穿透角膜上皮(图 30.1)。

手术/药物干预

患者当场平躺于 iFS 飞秒激光机下,启用边切程序, 直径设为 8.35mm, 深度为 130μm。负压吸引后,根据仍然可见的气泡来调整边切位置,使边切在原来不完全边切之内。使用 Seibel 掀瓣器短端插入蒂附近的边切面,分离 2 个钟点范围,然后将 Seibel 掀瓣器的长铲端插入瓣下,向下方推进,一次性顺利掀瓣。角膜基质床光滑并且后续过程顺利。

结果

患者右眼术后的裸眼视力达到 20/20,裂隙灯检查正常,外侧不完整的边切轮廓不易辨认(图 30.2)。

小结

边切过程中如发生负压脱失,可重新负压吸引, 放置压平锥镜,角膜瓣直径调小 0.5mm,深度增加 20μm,定位标线与层间扫描产生的气泡边界对齐,仅采用边切程序。

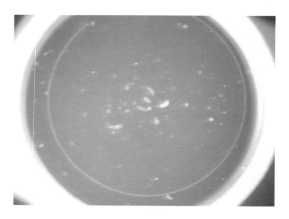

图 30.1　通过压平镜看到完整的边切轮廓。

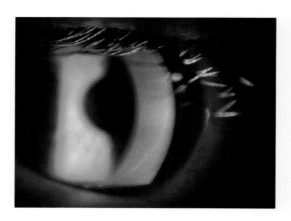

图 30.2　裂隙灯照片显示第二次边切的轮廓。

(崔乐乐　许琛琛　译校)

负压脱失(格栅扫描完成,未边切和掀瓣)伴彩虹样眩光

James J. Salz

目录

该病例与屈光手术的相关性 ············· 127

病例背景 ·························· 127

需要解决的主要问题 ················ 128

辅助检查 ·························· 128

手术/药物干预 ···················· 129

结果 ···························· 130

小结 ···························· 130

参考文献 ························· 132

J.J. Salz, MD
Department of Ophthalmology,
Keck School of Medicine,
University of Southern California,
Los Angeles, CA, USA

Laser Vision Medical Group, Los Angeles, CA, USA
e-mail: drjjsalz@gmail.com

该病例与屈光手术的相关性

层间激光扫描顺利完成,却没有足够负压完成边切的情况是很少见的。使用裂隙灯检查难以发现飞秒激光在角膜基质的格栅扫描痕迹,但这种扫描方式可能是造成彩虹样眩光的原因。此类症状常不能自行消退。即使行 PRK 手术也不能消除,因为切削并非在飞秒激光切割面进行。而想找到原切割面进行边切难度非常大。

病例背景

患者男性,35 岁,光学工程师,右眼验光度数:−7.00/−0.75×90=20/20。使用第一代 IntraLase 飞秒激光机制瓣,激光频率为 60kHz。左眼(−6.25/−0.75×85=20/20)使用飞秒激光制瓣过程顺利,瓣直径为 9.0mm,厚度为 110μm,再行波前像差引导的个性化切削。行右眼手术时,负压吸引顺利,位置居中、对位良好,但在完整的层间扫描完成后、

边切尚未开始之前负压脱失,三次尝试重置负压吸引环均失败,手术终止,未能掀瓣或行准分子激光治疗。术后左眼佩戴角膜接触镜,裸眼视力达到 20/20,患者无视觉质量方面的主诉。右眼虽然佩戴软性角膜接触镜后视力也达到 20/20,但在夜间看灯光时有彩虹样眩光。作为一名光学工程师,他对这种眩光的描述极为具体:在二次 LASIK 术前,注视普通光源时,可见 10 条光谱条纹围绕四周。其中,上下两条垂直排列,各有两个完整的光谱带;另外 8 条分居两侧,各有一个光谱带。图 31.1 是患者绘出的彩虹样眩光图。

手术医生原计划几周后为患者右眼行 PRK 手术,期望消除彩虹样眩光。由于彩虹样眩光持续存在,手术医生将病例转诊给作

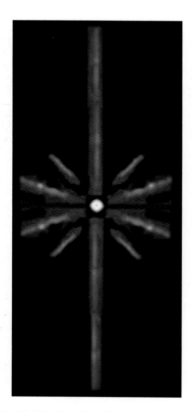

图 31.1 患者绘出的彩虹样眩光图(第 1 次术后)。

者以征求不同的处理意见。检查显示:右眼验光结果为 −8.5D=20/20,角膜地形图正常,裂隙灯检查正常,未见飞秒激光 LASIK 手术的激光扫描和边切痕迹。当患者在黑暗通道看点光源时,左眼只见正常的细长白色条纹,并没有出现彩虹样眩光,但右眼却见光源周围出现上述的彩虹样眩光。患者表示这种彩虹样眩光在夜晚令其非常烦恼,尤其是在驾车时。

需要解决的主要问题

需要解决的主要问题是矫正患者右眼屈光不正的同时减轻或消除彩虹样眩光。Ron Krueger 曾报道过关于飞秒激光 LASIK 术后彩虹样眩光的病例[1]。

辅助检查

作者邀请 Ron Krueger 一起会诊这个病例。Ron 等的研究报道早期的 IntraLase 飞秒激光仪频率为 30kHz,光斑直径更大,间隔也更大,这种飞秒激光仪制瓣的 LASIK(IntraLASIK)术后有 37 名患者存在明显的彩虹样眩光。Ron 等认为"来自 IntraLASIK 角膜瓣后表面的色散造成的眩光,对大部分人视力的影响微不足道。色散图案和视角与 IntraLase 格栅扫描的点距大小相对应。飞秒激光数值孔径越大,彩虹样眩光的症状就越轻。飞秒设备的光路质量和数值孔径的变化会影响脉冲点的大小和角膜瓣的均匀性"。Ron 认为该患者角膜瓣下的基质床表面未接受准分子激光的抛光处理,所以更易受到彩虹样眩光的困扰。而 PRK 的切削没有达到角膜瓣下的基质床,也难以消除彩虹样眩光。最好的选择就是再行一次边切,掀起原

角膜瓣,行准分子激光切削,至少会使基质床表面变平滑,就像患者的左眼一样。与术中气泡可见时做边切不同的是,首次飞秒激光扫描痕迹完全不可见, 二次手术难度增加。手术医生和技师都认为首次激光扫描时定位良好。尽管可以查到角膜瓣厚度的设置数值, 但真实值却是未知的。使用 Visante OCT 测量角膜瓣厚度时(图 31.2 和图 31.3),左眼角膜瓣的厚度可以确定,但右眼角膜瓣显示不清。我们请 Larry Hopp 医生给患者进行共聚焦显微镜检查。Hopp 医生使用共聚焦显微镜确定了患者右眼角膜瓣的界面(图31.4), 估计瓣厚为 113μm, 角膜厚度为 530μm。

手术/药物干预

我们向患者解释了现存的问题,并且告知尝试边切不能保证找到原角膜瓣的切割界面,但这是减轻彩虹样眩光症状并矫正屈光不正、消除屈光参差的最佳方法。使用 IntraLase 飞秒激光进行边切,设定角膜瓣直径为 8.2mm, 以确保它在原角膜瓣的范围之内(原角膜瓣直径为 9.0mm),深度为 140μm,较原角膜瓣界面略深,这样更易找到原角膜瓣界面并掀瓣。手术时负压吸引、边切及掀瓣过程顺利,然后行波前像差引导的个性化切削矫正–8.5D 的屈光度数。

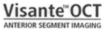
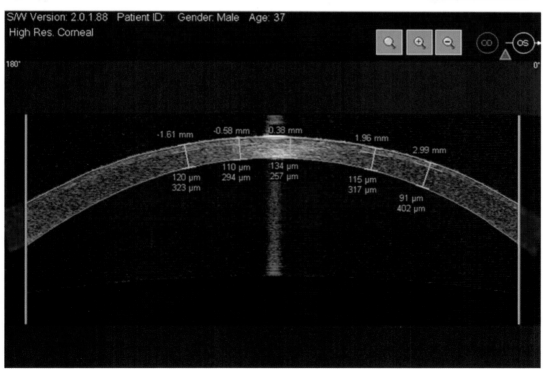

图 31.2 Visante OCT 显示左眼角膜瓣厚度。

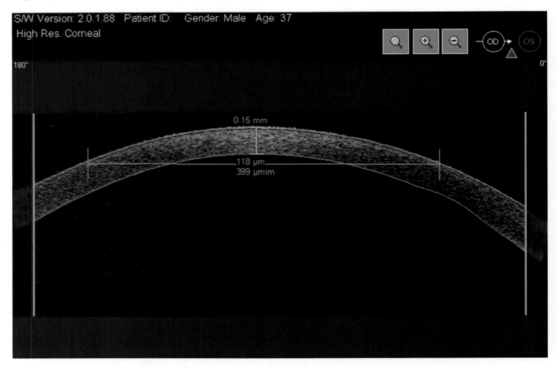

图 31.3 右眼的 Visante OCT 图像,难以清晰显示角膜瓣界面。

结果

术后第 1 天右眼裸眼视力为 20/25,彩虹样眩光 90% 得到缓解。二次手术 1 个月之后,患者描述残余眩光如下:上下两条垂直的条纹(中间可见一条完整的光谱带,在条纹尾端可见部分光谱带)、左右分列的两条条纹(尾端可见部分光谱带)、其余的条纹旁未见光谱带,但其颜色和光源相同。图 31.5 为患者二次手术后 1 个月时描绘的残余彩虹样眩光图。

小结

我们从本病例中可学习到,在原飞秒激光手术几个月后进行掀瓣也是可以的。新一代飞秒激光仪制瓣后很少出现彩虹样眩光的并发症。但是如果术中出现不完整的角膜瓣且不能掀瓣时,并且术后有彩虹样眩光主诉时,尝试掀起原角膜瓣比再次行 PRK 手术处理此并发症更有效。由于边切位置远离视轴,即使掀瓣失败,边切的影响也很小,此时 PRK 手术仍然可行。

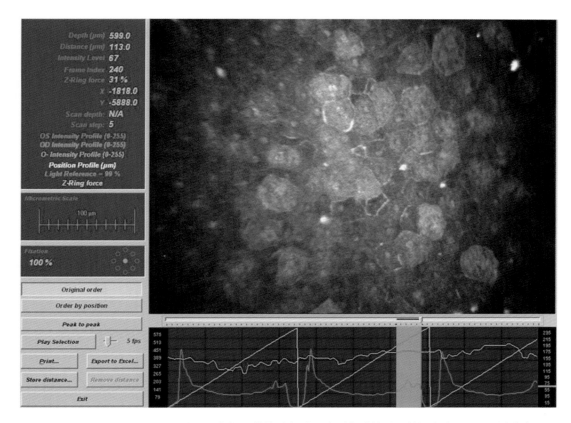

图 31.4　患者的共聚焦显微镜图片。绿色标尺估算从角膜上皮到角膜瓣界面的深度为 113μm(图片由 Larry Hopp 医生提供)。

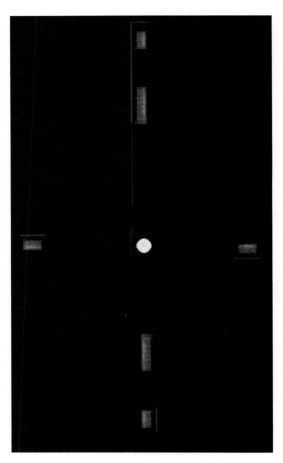

图 31.5　患者描绘的残余彩虹样眩光图（基质切削完成后）。

（崔乐乐　许琛琛　译校）

参考文献

1. Krueger RR, Thornton IL, Xu M, Bor Z, van den Berg TJ (2008) Rainbow glare as an optical side effect of IntraLASIK. Ophthalmology 115:1187–1195

<table>
<tr><td rowspan="2">第 **3** 章</td></tr>
</table>

LASIK 术后早期并发症:感染和无菌性炎症

亲爱的读者:

本章包含两方面内容:感染和角膜浸润。

虽然 LASIK 术后感染很少见,但是会造成明显的视力下降。感染源各不相同,存在于患者的眼睑、手术器械和周围环境。及时诊断并处理至关重要。第二个方面介绍了 DLK 病例和一些罕见疾病的诊断。在阅读时,需要将炎症反应的规律铭记在心。

这些病例涉及很多并发症, 例如感染、各种类型的角膜炎、GAPP 综合征、早期角膜瓣皱褶、角膜边缘无菌性浸润、外伤性 LASIK 瓣缘反折等。我们希望大家可以重视 LASIK 术后早期的情况,不同的并发症给予不同的处理。

为进一步探讨这个话题,我们推荐这系列丛书的首本书籍:J. L. Alió 和 D. Azar 所著的 *Management of Complications in Refractive Surgery*(《屈光手术并发症的处理》), 其中第 4 章:LASIK Early Postoperative Complication Refractive Surprise(LASIK 术后早期并发症)(第 34~70 页)。

专题包括:如何处理简单的感染(病例 32);一个严重感染病例的发展过程(病例 33);角膜浸润诊断的重要性(病例 34)。其他病例包括:弥漫性层间角膜炎,这个是常见的并发症(病例 35);虽然裂隙灯检查正常,视力也很好,患者对光极度敏感(病例 36);与感染性角膜炎相似的眼压诱导的层间基质角膜炎(病例 37);角膜瓣皱褶的及时发现和复位(病例 38)。最后几个病例关注了:术后早期处理和远期处理顽固性角膜瓣粗大皱褶的效果(病例 39);术前预防性治疗中度睑缘炎和(或)睑板腺功能障碍(病例 40);感染的临床表现和处理的不同(病例 41);如何处理外伤性角膜瓣裂开(病例 42)。

学习课程

病例 32:LASIK 术后层间感染

LASIK 术后的感染会导致严重的后果 , 术前充分的准备有助于预防 LASIK 术后的感染性角膜炎。

病例 33：屈光手术后的感染

如何处理 LASIK 术后发生的严重感染，如何随访其变化直至最终实施角膜移植术。

病例 34：飞秒 LASIK 术后金黄色葡萄球菌超敏反应性角膜炎

鉴别角膜浸润的不同诊断，知道其与屈光手术相关的风险很重要。

病例 35：早期弥漫性层间角膜炎

为获得良好视力，早期诊断和积极干预很重要。

病例 36：GAPP 综合征

虽然裂隙灯检查正常，视力很好，但当患者主诉对光极度敏感时，应考虑 GAPP 综合征。

病例 37：眼压诱导的层间基质角膜炎

区分眼压诱导的层间基质角膜炎和感染性角膜炎。

病例 38：早期角膜瓣皱褶

及时干预能获得良好的结果；干预滞后可能会遗留顽固性皱褶，较难或不能消除。

病例 39：顽固性角膜瓣粗大皱褶的处理

选择随访还是手术？掀瓣并且展平后缝合角膜瓣是有效处理角膜瓣粗大皱褶的方法。

病例 40：无菌性角膜边缘浸润

应该在术前进行预防性治疗中度睑缘炎和（或）睑板腺功能障碍，从而避免术后并发症。

病例 41：万古霉素超敏反应

医生在使用万古霉素时应注意区分感染性角膜炎、层间角膜炎和药物过敏。

病例 42：外伤性 LASIK 术后角膜瓣边缘反折的治疗

外伤性角膜瓣裂开的及时确诊和正确处理，可以增加视力恢复良好的机会。

LASIK 术后层间感染

Jorge L. Alió，Angelo Rampone，Alessandro Abbouda

目录

该病例与屈光手术的相关性 ·············· 134

病例背景 ···················· 134

需要解决的主要问题 ············· 135

辅助检查 ···················· 135

手术/药物干预 ··············· 135

结果 ······················· 135

小结 ······················· 135

参考文献 ···················· 136

J.L. Alió, MD, PhD (✉)
Department of Refractive Surgery, Vissum
Corporación Oftalmológica, Alicante, Spain
e-mail: jlalio@vissum.com

A. Rampone, MD
Department of Ophthalmology, Seconda Università
degli Studi di Napoli, Naples, Italy

R&D Department, Vissum Corporacion,
Alicante 03016, Alicante, Spain
e-mail: angelo.rampone@gmail.com

A. Abbouda, MD
Department of Refractive Surgery,
Vissum Corporación Oftalmológica, Alicante, Spain

Department of Ophthalmology-Policlinico Umberto I
of Rome, University of Rome "Sapienza",
Viale del Policlinico, 155, 00186, Roma, Italy

R&D Department, Vissum Corporación
Oftalmológica, 03016, Alicante, Spain
e-mail: a.abbouda@gmail.com

该病例与屈光手术的相关性

　　LASIK 术后感染的发生率很低，大约为 0.02%~1.5%[1]。虽然不常见，但是一旦发生可能会导致中到重度的视力下降[2]。因此，为了避免出现严重的后果，屈光手术医生应尽早诊断并治疗。

病例背景

　　患者男性，49 岁，左眼曾接受屈光性白内障摘除术，这次要求矫正残留的屈光不正。左眼主觉验光：−2.50/−0.75×80=20/20。裂隙灯检查显示人工晶状体位置居中，其余未见异常。角膜地形图检查显示形态规则，角膜曲率值为 46.22/47.09@148，角膜厚度为 554μm。因无任何手术禁忌证，决定行 LASIK 手术。术后 5 天，患者主诉视力下降、轻微畏光、眼痛不适。裂隙灯检查发现在角膜旁中央区出现上皮缺损，并伴有基质浸润（图 32.1）。经培养发现为革兰阳性菌。

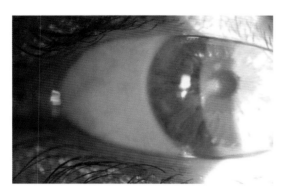

图 32.1 旁中央的角膜上皮缺损和基质浸润。

需要解决的主要问题

早发性感染发生于术后 1 周内,表现为角膜上皮缺损。

辅助检查

革兰阳性菌感染通常伴有眼痛、角膜上皮缺损、角膜瓣分离和前房反应。依据发作时的眼前节表现和患者的体征,考虑可能为革兰阳性菌感染。

手术/药物干预

前两天滴用环丙沙星滴眼液,4 次/天;睫状肌麻痹剂,3 次/天。当微生物学培养显示为肺炎链球菌感染阳性后,环丙沙星滴眼液调整为每 2 小时 1 次,并与头孢唑啉(50mg/mL)+万古霉素(50mg/mL)的合成滴眼液交替使用,同时加用地塞米松滴眼液,4 次/天,逐周递减,持续 4 周后改为氟米松龙滴眼液,3 次/天,持续 2 周。

结果

治疗 7 天后,患者眼痛和角膜上皮缺损已完全好转,并且角膜浸润减轻。2 个月后,角膜仍可见轻度混浊(图 32.2)。双眼裸眼视力均为 20/20。角膜地形图显示在感染区域角膜暂时性变平坦(图 32.3),瞳孔区角膜形态未见任何改变且像差正常。

小结

LASIK 术后的感染可导致极其严重的并发症。

有几项措施可以防止 LASIK 术后感染性角膜炎的发生。术前睑板腺疾病的治疗、包括无菌手套和铺巾在内的手术器械的严格消毒,以及术中的灭菌技术等都是很重要的预防措施。

革兰阳性菌,包括奥里斯链球菌、肺炎链球菌、草绿色链球菌、表皮葡萄球菌、红球菌和诺卡菌[3],已经被认为是造成 53.7%感染的主要致病菌。在感染性角膜炎的治疗中,根据细菌样本培养结果选择第四代喹诺酮类药

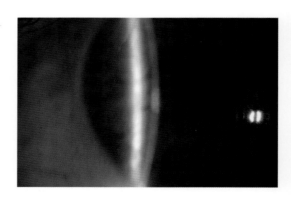

图 32.2 角膜轻度混浊。

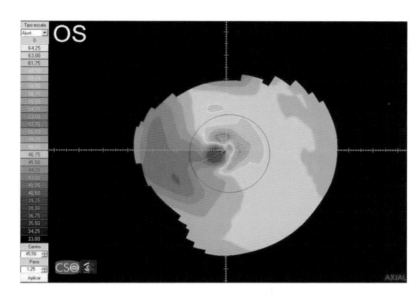

图 32.3　角膜地形图显示角膜融解部位变平坦。

物进行治疗是首要措施。如果两天内没有好转的迹象，建议掀瓣后用抗生素溶液（万古霉素 50mg/mL+阿米卡星 35mg/mL）冲洗[4]。

（汪凌　许琛琛　译校）

参考文献

1. Chang MA, Jain S, Azar DT (2004) Infections following laser in situ keratomileusis: an integration of the published literature. Surv Ophthalmol 49:269–280
2. Yang KS, Chen YF, Lin KK, Hsiao CH (2005) Mycobacterium keratitis after laser in situ keratomileusis. Cornea 24:344–346
3. De La Cruz J, Hallak J, Azar D, Jain S (2008) Chapter 4.1. Infections after refractive surgery. In: Alio JL, Azar D (eds) Management of complications in refractive surgery. Springer, Berlin/Heidelberg, pp 34–39
4. Alió JL, Pérez-Santonja JJ, Tervo T, Tabbara KF, Vesaluoma M, Smith RJ, Maddox B, Maloney RK (2000) Postoperative inflammation, microbial complications, and wound healing following laser in situ keratomileusis. J Refract Surg 16:523–538

病例 33

屈光手术后的感染

Jorge L. Alió, Alessandro Abbouda

目录

该病例与屈光手术的相关性 ············ 138

病例背景 ····················· 138

需要解决的主要问题 ············· 139

辅助检查 ····················· 139

手术/药物干预 ················· 139

结果 ························· 139

小结 ························· 140

参考文献 ····················· 140

J.L. Alió, MD, PhD (✉)
Department of Refractive Surgery,
Vissum Corporación Oftalmológica,
Alicante, Spain
e-mail: jlalio@vissum.com

A. Abbouda, MD
Department of Refractive Surgery, Vissum
Corporación Oftalmológica, Alicante, Spain

Department of Ophthalmology-Policlinico Umberto I
of Rome, University of Rome "Sapienza",
Viale del Policlinico, 155, 00186, Roma, Italy

R&D Department, Vissum Corporación
Oftalmológica, 03016, Alicante, Spain
e-mail: a.abbouda@gmail.com

该病例与屈光手术的相关性

微生物性角膜炎是一种可引起永久性视力损害的角膜感染[1,2],可由细菌、病毒、真菌、原生动物和寄生虫等引起。流行病学调查发现,屈光手术后感染的发生率为 0.02%~1.5%。一些大样本的 LASIK 手术病例分析报告术后未出现感染并发症[3,4]。

由单一的革兰阳性菌引起的感染较为常见,如奥里斯链球菌、肺炎链球菌、草绿色链球菌、表皮葡萄球菌、红球菌和诺卡菌,真菌如镰刀菌、曲霉菌、弯孢霉菌和丝孢菌。另外,分枝杆菌感染如龟型分枝杆菌、脓肿分枝杆菌、苏尔加分枝杆菌、偶发分枝杆菌和产黏液分枝杆菌也有被报道[5]。

病例背景

患者男性,29 岁,曾在另一国家行常规双眼 LASIK 手术,因术后 2 周左眼角膜炎逐渐加重前来就诊。视力已经从术后早期的 20/20 降到 20/200。曾因肥皂进入左眼用流动的水自行冲洗过。在屈光手术 2 周后,裂隙灯检查发现在瞳孔鼻侧的角膜瓣表面有一边界清楚的浸润病灶，另一个浸润病灶在颞侧角膜瓣和基质床的连接处。予氧氟沙星和洛美沙星(Okacin)滴眼液，每 1 小时 1 次。1 周后，病情无加重，再加用氟康唑、万古霉素滴眼液和阿昔洛韦眼膏。患者来我院就诊时，主诉眼痛、畏光和视力下降。裂隙灯检查见结膜充血、角膜中央层间白色浸润并伴有少许上皮糜烂，混浊周围的角膜基质出现浸润和水肿(图 33.1)。

需要解决的主要问题

迟发性感染提示为一种非典型的病原微生物所致，微生物培养可为治疗提供依据。

辅助检查

进行了角膜刮片 PCR 检查和微生物培养，结果为龟型分枝杆菌阳性，对左氧氟沙星和万古霉素耐药，但对阿米卡星敏感。

手术/药物干预

更改治疗方法，予 10mg/mL 的克拉霉素滴眼液，每 1 小时 1 次，同时口服克拉霉素 500mg，2 次/天。第 1 周角膜浸润好转（图 33.2)，第 2 周浸润再次加重，出现大范围的角膜融解(图 33.3)。因为大部分角膜瓣发生融解，故切除残留角膜瓣。刮除角膜中央 8.0mm 区域的角膜上皮，采用 PTK(10μm)抛光基质床，并佩戴硅胶水凝绷带型角膜接触镜。

结果

术后滴用阿米卡星和克拉霉素滴眼液，3 次/天，持续 3 周，但角膜融解和溃疡仍在

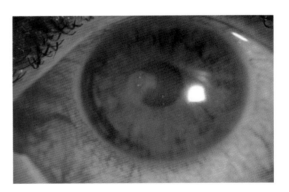

图 33.2　治疗 2 周后角膜浸润减轻但结膜充血加重。

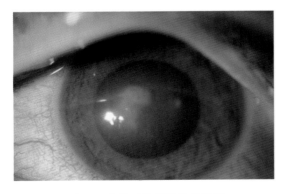

图 33.1　光学区的环形基质浸润。

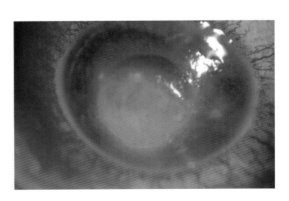

图 33.3　浸润加重，角膜瓣融解。

进展。患者回国后接受了两次穿透性角膜移植术。在第一次手术后,移植片发生感染,需行二次移植术。

在距最后一次手术 2 年时,即拆除角膜缝线后 8 个月,患者的最佳矫正视力为 20/32。

小结

虽然 LASIK 术后的感染发生率极低,但是常常会造成严重后果,如中度到重度的视力下降等。治疗不应仅凭经验。该病例需在掀瓣后做培养和涂片,并早期使用局部抗生素强化治疗。早期治疗应根据培养、刮片结果及临床反应来调整。

（汪凌 许琛琛 译校）

参考文献

1. Keay L, Edwards K, Naduvilath T, Taylor HR, Snibson GR, Forde K, Stapleton F (2006) Microbial keratitis predisposing factors and morbidity. Ophthalmology 113:109–116
2. Bourcier T, Thomas F, Borderie V, Chaumeil C, Laroche L (2003) Bacterial keratitis: predisposing factors, clinical and microbiological review of 300 cases. Br J Ophthalmol 87:834–838
3. Seedor JA, Shapiro DE, Ritterband DC et al (2001) LASIK complication rates. ARVO abstract no. 2668
4. Miller D, Newton J, Alfonso E (2000) Surveillance and infection control standards for refractive surgery centers? ARVO abstract no. 1679 2000
5. De La Cruz J, Hallak J, Azar D, Sandeep J (2008) Chapter 4.1. Infections after refractive surgery. In: Alio J, Azar D (eds) Management of complications in refractive surgery. Springer, Berlin, pp 34–39

飞秒 LASIK 术后金黄色葡萄球菌超敏反应性角膜炎

Roberto Pineda II, J. P. Frangie, Jnanankar Medhi

目录

该病例与屈光手术的相关性 ············ 141

病例背景 ························· 141

需要解决的主要问题 ··············· 142

辅助检查 ························· 142

手术/药物干预 ··················· 142

结果 ···························· 142

小结 ···························· 142

参考文献 ························· 143

R. Pineda II, MD (✉) • J.P. Frangie
Department of Refractive Surgery,
Massachusetts Eye and Ear Infirmary,
Harvard Medical School, Boston, MA, USA
e-mail: roberto_pineda@meei.harvard.edu

J. Medhi, MD
Department of Refractive Surgery,
Massachusetts Eye and Ear Infirmary,
Boston, MA, USA
e-mail: jmedhimail@gmail.com

该病例与屈光手术的相关性

屈光手术后的角膜炎相对少见,但却是一种可能危害视力的并发症。它的发生率差异较大,从 0 到 1.5%[1]。调查表明,对于角膜炎的发生率,PRK 是角膜微型刀 LASIK 的 2.5 倍,是飞秒激光 LASIK 的 6 倍,角膜微型刀 LASIK 是飞秒激光 LASIK 的 2.4 倍[2]。文献表明,非感染性角膜炎较感染性角膜炎的发生更为频繁[3]。由于这两类疾病的处理方法截然不同,因此感染类型的早期鉴别非常重要。

病例背景

患者男性,47 岁,因整夜双眼烧灼感、流泪、眼红、眼肿而就诊,一天前行双眼飞秒 LASIK 手术,双眼术前验光度数为 −5.75D。病史无特殊,裂隙灯检查显示双眼角膜瓣缘、层间(约 270° 方位散在斑块状)以及瓣缘外周角膜可见浸润灶。上皮缺损,荧光素染色阳性,病变区域周边角膜上皮水肿。术后第1天角膜瓣下界面清(图 34.1 至图 34.3),前房无反应,双侧眼睑检查示睑板腺疾病。

需要解决的主要问题

1. 去除感染病因。
2. 寻找其他可能原因。

辅助检查

瓣缘角膜刮片,进行涂片与培养。

手术/药物干预

角膜刮片发现凝固酶-阴性金黄色葡萄球菌以及 α-溶血链球菌,72 小时培养无菌株生长。予以局部滴用激素(泼尼松龙)滴眼液,每 1 小时 1 次;莫西沙星滴眼液,4 次/天,密切随访。术后第 4 天,右眼视力 20/40,左眼视力 20/50。检查示双眼弥漫性层间角膜炎，以及视轴区白细胞聚集（左眼多于右

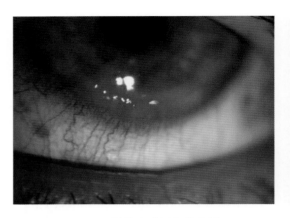

图 34.2　瓣缘角膜浸润放大图。

眼)。左眼掀瓣冲洗,术后予以滴用泼尼松龙(逐渐减量)、莫西沙星、多粘菌素 B/甲氧苄啶和万古霉素滴眼液,同时口服激素。

结果

患者诊断为金黄色葡萄球菌超敏反应性角膜炎,局部应用泼尼松龙和抗菌滴眼液治疗有效，并且层间冲洗反应良好,1 个月时视力恢复:右眼 20/20,左眼 20/25。

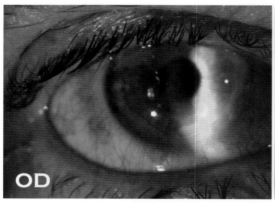
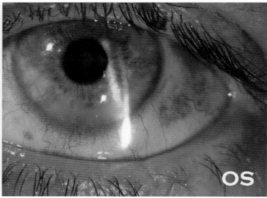

图 34.1　术后第 1 天:角膜瓣缘及其相邻的周边角膜可见上皮水肿、角膜浸润(双眼)。OD 为右眼,OS 为左眼。

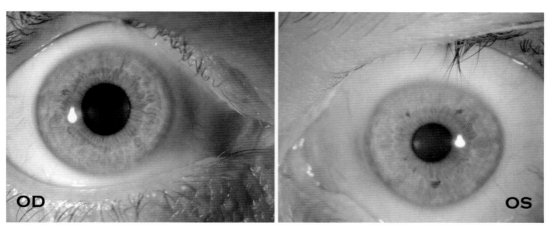

图 34.3　弥漫性层间角膜炎及瓣缘浸润完全治愈（双眼）。OD 为右眼，OS 为左眼。

小结

　　飞秒 LASIK 术后感染十分罕见[4]，然而非感染性的炎症尤其是与睑缘相关的超敏反应并不少见，在屈光手术前治疗眼睑疾病是十分必要的。在术前了解特异性反应的病史及对其进行治疗非常重要。局部应用激素能很好地控制非感染性炎症反应，然而，如果发生感染性角膜炎，推荐局部应用第四代氟喹诺酮类抗生素，如莫西沙星作为一线治疗。

（汪凌　许琛琛　译校）

参考文献

1. Chang MA, Jain S, Azar DT (2004) Infections following laser in situ keratomileusis: an integration of the published literature. Surv Ophthalmol 49:269–280
2. Leaming DV, Duffey RJ. Leaming 2011 survey of American Society of Cataract and Refractive Surgery Members. http://www.analeyz.com/AnaleyzASCRS2011. htm. Accessed 25 Jan 2013
3. Moshirfar M, Welling JD, Feiz V, Holz H, Clinch TE (2007) Infectious and non-infectious keratitis after laser in situ keratomileusis. Occurrence, outcomes and visual outcomes. J Cataract Refract Surg 33:474–483
4. Bucci MG, McCormick GJ (2012) Idiopathic peripheral necrotizing keratitis after femtosecond laser in situ keratomileusis. J Cataract Refract Surg 38:544–547

病例 35

早期弥漫性层间角膜炎

Michael Weisberg

目录

该病例与屈光手术的相关性 ············· 144

病例背景 ················· 144

需要解决的主要问题 ··········· 145

辅助检查 ··············· 145

手术/药物干预 ············· 146

结果 ················· 147

小结 ················· 147

参考文献 ··············· 147

M. Weisberg, MD
Department of Ophthalmology,
Midwest Eye Center SC, Calumet City, IL, USA
e-mail: michaelweisberg@gmail.com

该病例与屈光手术的相关性

弥漫性层间角膜炎(diffuse lamellar keratitis, DLK)是一种炎症反应,在 LASIK 术后的发生率高达 4%。其特征是位于 LASIK 角膜瓣下层间的白色颗粒状非感染性无菌浸润,通常发生在术后 1~5 天,从角膜瓣的周边向中央逐渐进展。细胞浸润波浪形移行,类似于漂移的沙子,故又名"撒哈拉综合征"。该综合征由 Maloney 在 1998 年首次描述,随后由 Linebarger 等在 2000 年根据炎症的位置和严重程度进行分级[1,2]。

为了避免不良后果以及视力丧失,DLK 的早期诊断和治疗十分必要。在一项研究中,DLK 使 5.6%的患者最佳矫正视力下降两行,22.2%的患者下降至少 1 行[3]。DLK 分级越高,最佳矫正视力丢失的可能性越高,因此早期诊断和干预至关重要。

病例背景

患者女性,42 岁,低度近视,双眼主觉验光均为−1.75D,矫正视力为 20/20,右眼为优势眼,裂隙灯检查仅发现由干眼引起的双眼角膜下方轻度点状着染。充分沟通后,患者决定仅行右眼 LASIK 手术,左眼用于视近。采用 Moria 一次性微型角膜刀制作 90μm 角膜瓣,Allegretto Wavelight 行激光切削,手术顺利。术后滴用 1%泼尼松龙(每小时 1 次)、加替沙星(4 次/天)。术后第 1 天,患者诉轻度异物感,右眼裸眼视力为 20/30,裂隙灯检查可见角膜瓣中心及周边层间颗粒状细胞浸润。

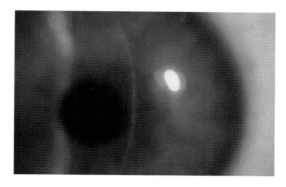

图 35.1　1 级 DLK,细胞主要聚集在周边基质内。

需要解决的主要问题

在术后 1 周内早期确诊 DLK 并及时治疗。大多数 DLK 需要治疗,依据 DLK 的分级来决定药物治疗或是手术干预。

辅助检查

详细的裂隙灯检查以及完善的病史对 DLK 的诊断十分必要。1 级 DLK(图 35.1)的发生率约为 4 %,特征表现为细胞浸润仅累及 LASIK 角膜瓣周边层间,通常发生在术后第 1 天,通常不影响视力,但患者可有异物感、畏光。2 级 DLK(图 35.2)的发生率约为 0.5 %,特征表现为白细胞浸润向中心进展,通常发生在术后第 2 天或第 3 天,可能影响视力,部分患者因浸润累及中心视轴而诉雾视或模糊感。对于 3 级 DLK(图 35.3),约每 500 例中发生 1 例,特征表现为中心视轴区白细胞浸润聚集,最常发生在术后第 2 天或第 3 天。一旦进展到 3 级,出现角膜瘢痕和混浊的可能性增加。Linebarger 等认为,4 级 DLK(图 35.4)为严重炎症过程的终末期,聚集的炎症细胞释放胶原酶,导致基质溶解,并发角膜中央混浊、条纹以及因基质丢失引

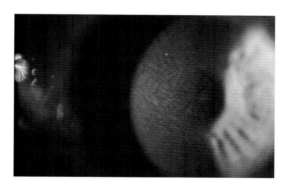

图 35.2　2 级 DLK,细胞分布在整个角膜,包括中央区,但仍位于基质内。

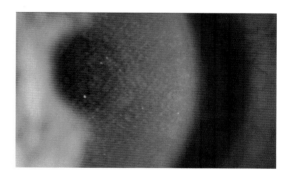

图 35.3　3 级 DLK,细胞聚集在旁中心区,位于 LASIK 角膜瓣层间。

起的远视漂移。该级通常发生在术后第 3~7 天,约每 5000 例中发生 1 例。

4 级和 1~3 级 DLK 是属于同一病变过

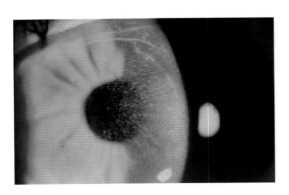

图 35.4　4 级 DLK，瘢痕增生以及基质丧失。

程，还是属于完全不同的过程，仍存在一些争议。对于 Linebarger 等认为的 4 期 DLK，Sonmez 和 Maloney 将其命名为中央毒性角膜病变（central toxic keratopathy，CTK）[4]。Sonmez 以及 Maloney 描述 CTK 为一非炎症性综合征，发生在术后第 3~6 天，并发角膜中央混浊、条纹、后基质塌陷、远视漂移、最佳矫正视力丢失，经过 2~18 个月症状逐渐消失。PRK 术后 CTK 是罕见的，但 DLK 不可能发生在 PRK 术后，因为 PRK 手术不存在层间界面，因此这两种是不同的病变过程。然而，DLK 常发生在 CTK 之前，提示这两种疾病可能有共同的病因，而 CTK 仅仅是 DLK 的一个严重阶段[4]。

另外，Hainline 等描述了一种与 4 级 DLK 或 CTK 类似的临床综合征，称为角膜瓣中央基质坏死，表现为中央弥漫性炎症，导致中央混浊以及瓣中央 "奔驰（Mercedes Benz）" 车标样皱褶。与 DLK 不同，其层间只有少量炎症反应并且角膜瓣后表面完整。在角膜瓣中央基质坏死中，角膜瓣前部基质坏死并形成果冻样黏稠结构[5]。

将 DLK 与感染性疾病以及一种叫做眼压诱导层间基质角膜炎（pressure-induced

interlamellar stromal keratitis，PISK）的罕见疾病相鉴别十分重要。大多数的 DLK 病例发生在术后第 1 周。虽然仍有一些迟发性 DLK 病例与大范围上皮缺损、胶原交联以及选择性激光小梁成形术（SLT）相关，但当症状发生延迟时，需要考虑其他诊断。在 PISK 中，常伴有与局部激素应用相关的眼内压升高，通常发生在术后 1 周以后。IOP 的升高引起液体的渗漏并在角膜瓣层间积聚，在层间形成细小 haze，因液体积聚，在基质床与角膜瓣之间形成空隙。由于层间的液体导致测量误差，因此压平式 IOP 可保持正常甚至降低，并且在角膜瓣外的周边区域测量将发现 IOP 升高。如果 PISK 误诊为 DLK，增加局部激素的使用频率只能使病情进一步恶化，事实上 PISK 应停用局部激素并用降压药物[6]。

手术/药物干预

患者被诊断为 2 级 DLK，予以 1% 泼尼松龙滴眼液，每小时 1 次。次日复诊时，右眼裸眼视力为 20/50，中央细胞浸润更为聚集，诊断为 3 级 DLK。患者进手术室，予以掀瓣，并用 BBS 冲洗基质床及角膜瓣后表面，再次予以 1% 泼尼松龙滴眼液（每小时 1 次）、加替沙星滴眼液（4 次/天）。

患者一旦确诊为 DLK，必须每日密切随访，因为该病可快速进展到能引起更多不良结果的分级。1 级和 2 级 DLK 的治疗包括增加局部激素滴眼液的频率至每小时一次，并每晚使用激素眼膏，在某些病例中，加用短时间口服如甲基泼尼松或泼尼松等激素。通常情况下，1~2 级 DLK 将在治疗 3~4 天后缓解。3 级 DLK 的治疗需更加积极，包括手术干预：掀瓣，用 BBS 冲洗基质床和瓣的后表面。掀瓣冲洗后，高频率局部滴用激素直到基质浸润消退，随后激素适当减量，通常在治疗开始后 9~10 天缓解。一旦 DLK 进展到 4 级，Linebarger 等不主张掀瓣冲洗，因该级通常明显累及基质，进一步的操作和冲洗将加速额外基质的丧失。4 级 DLK 需数月缓解。类似的，在角膜瓣坏死的自然病程中，角膜自发变清，远视漂移回退与数月的上皮重塑有关。与 4 级 DLK 一样，激素治疗或掀瓣冲洗似乎不影响角膜瓣坏死的自然病程。

结果

术后第 3 天（掀瓣冲洗后第 1 天），基质界面反应减轻，裸眼视力为 20/30。患者继续维持同样的滴药频率。掀瓣冲洗后第 3 天，右眼基质浸润消失，裸眼视力提高到 20/20。1% 泼尼松龙滴眼液逐渐减量，持续两周，DLK 未复发，患者很高兴可以脱镜。

小结

DLK 可能与过敏性炎症反应有关，诱因包括外在环境以及患者自身特定病因（可能与术中瓣下某些刺激抗原沉积相关）。DLK 病例可分为散发的（单独发生）或流行性的（集中出现）。本病例为散发的。流行性的病例可与手术环境有关，如微型角膜刀上的碎片、术中标记笔的墨水、手套上的滑石粉或高压灭菌器细菌内毒素污染[7-10]。

研究人员发现，将蒸汽灭菌器换为带蓄水盒的卡式灭菌器，则 DLK 的发生率急剧增高。推测容器中产生了一层生物膜，内毒素被释放到覆盖器械的蒸汽中，器械使用时，内毒素沉积在角膜瓣下层间，引起 DLK[9]。散发的病例可能与上皮缺损、层间血液、层间睑板腺分泌物或干眼相关，上皮缺损的病例发生 DLK 的风险增加 13~26 倍[3]。迟发性 DLK 可发生在胶原交联、SLT、传导性角膜成形术或葡萄膜炎爆发后[11-13]。自从采用飞秒激光制瓣后，DLK 发生率上升。这与制瓣时激光能量级别有关，降低激光能量，DLK 发生率下降。一些研究同样发现，角膜瓣直径越大、格栅扫描和边切能量越高、角膜瓣越薄（可能），DLK 的发生率越高[14,15]。DLK 与患者年龄、性别或切削深度无关[9]。

DLK 是一种罕见的 LASIK 术后并发症，在诊断和初始治疗时需保持警觉以防不良后果的发生。预防措施包括：仔细清洁器械、避免上皮缺损、维持手术间良好的空气质量、使用无粉末的手套、术前治疗睑缘和睑板腺疾病以及确保角膜瓣下层间无碎片残留。在这个病例中，术前干眼及角膜点状缺损可能是发生 DLK 的诱因。术前需治疗眼表疾病。

（汪凌　许琛琛　译校）

参考文献

1. Smith RJ, Maloney RK (1998) Diffuse lamellar keratitis. A new syndrome in lamellar refractive surgery. Ophthalmology 105:1721–1726
2. Linebarger EJ, Hardten DR, Lindstrom RL (2000) Diffuse lamellar keratitis: diagnosis and management. J Cataract Refract Surg 26:1072–1077
3. Johnson JD, Harissi-Dagher M, Pineda R, Yoo S, Azar DT (2001) Diffuse lamellar keratitis: incidence, associations, outcomes, and a new classification system. J Cataract Refract Surg 27:1560–1566
4. Sonmez B, Maloney RK (2007) Central toxic keratopathy: description of a syndrome in laser refractive surgery. Am J Ophthalmol 143:420–427
5. Hainline BC, Price MO, Choi DM, Price FW Jr (2007) Central flap necrosis after LASIK with microkeratome and femtosecond laser created flaps. J Refract Surg 23:233–242
6. Belin MW, Hannush SB, Yau CW, Schultze RL

(2002) Elevated intraocular pressure-induced inter-lamellar stromal keratitis. Ophthalmology 109: 1929–1933

7. Lazaro C, Perea J, Arias A (2006) Surgical-glove-related diffuse lamellar keratitis after laser in situ keratomileusis: long-term outcomes. J Cataract Refract Surg 32:1702–1709

8. Hadden OB, McGhee CN, Morris AT, Gray TB, Ring CP, Watson AS (2008) Outbreak of diffuse lamellar keratitis caused by marking-pen toxicity. J Cataract Refract Surg 34:1121–1124

9. Stulting RD, Randleman JB, Couser JM, Thompson KP (2004) The epidemiology of diffuse lamellar keratitis. Cornea 23:680–688

10. Villarrubia A, Palacín E, Gómez del Río M, Martínez P (2007) Description, etiology, and prevention of an outbreak of diffuse lamellar keratitis after LASIK. J Refract Surg 23:482–486

11. Kymionis GD, Bouzoukis DI, Diakonis VF, Portaliou DM, Pallikaris AI, Yoo SH (2007) Diffuse lamellar keratitis after corneal crosslinking in a patient with post-laser in situ keratomileusis corneal ectasia. J Cataract Refract Surg 33:2135–2137

12. Davis EA, Fahmy AM (2009) Stage III diffuse lamellar keratitis following conductive keratoplasty over a LASIK flap. J Cataract Refract Surg 35:1141–1143

13. Holz H, Pirouzian A (2010) Bilateral diffuse lamellar keratitis following consecutive selective laser trabeculoplasty in LASIK patient. J Cataract Refract Surg 36:847–849

14. de Paula FH, Khairallah CG, Niziol LM, Musch DC, Shtein RM (2012) Diffuse lamellar keratitis after laser in situ keratomileusis with femtosecond laser flap creation. J Cataract Refract Surg 38:1014–1019

15. Choe CH, Guss C, Musch DC, Niziol LM, Shtein RM (2010) Incidence of diffuse lamellar keratitis after LASIK with 15 KHz, 30 KHz, and 60 KHz femtosecond laser flap creation. J Cataract Refract Surg 36:1912–1918

GAPP 综合征

Michael Weisberg

目录

该病例与屈光手术的相关性 ············ 149
病例背景 ····························· 149
需要解决的主要问题 ·················· 150
辅助检查 ····························· 150
手术/药物干预 ······················· 150
结果 ································· 150
小结 ································· 150
参考文献 ···························· 151

M. Weisberg, MD
Department of Ophthalmology,
Midwest Eye Center SC, Calumet City, IL, USA
e-mail: michaelweisberg@gmail.com

该病例与屈光手术的相关性

视力良好的光敏（good acuity plus photosensitivity, GAPP）综合征是一种相对较新的综合征，在飞秒激光制瓣后被发现，又称为暂时性光敏感综合征。该综合征通常出现在飞秒激光 LASIK 术后 2~6 周，表现为极度畏光，而裂隙灯检查完全正常（无干涩、充血、前房细胞、闪辉、浸润、皱褶和上皮内生），视力良好。GAPP 的发生率为 0.2%~1.3%，激光制瓣能量越高越常见[1,2]。畏光能使患者无法正常工作，极不舒适。

病例背景

患者女性，30 岁，中度近视，验光度数：右眼 $-3.00/+0.50 \times 90$，左眼 $-3.50/+0.50 \times 85$，最佳矫正视力均为 20/20，角膜地形图及裂隙灯检查未见异常。术中应用 60kHz IntraLase 飞秒激光仪制作一个 $110\mu m$ 角膜瓣，Visx 准分子激光仪行激光切削。术后滴用 1% 泼尼松龙滴眼液（每小时 1 次）、加替沙星滴眼液（4次/天）。术后第 1 天，患者裸眼视力为 20/

20,角膜瓣居中,对位良好,无皱褶、DLK 或是干涩。1%泼尼松龙减量至 4 次/天。术后 1 周复查无变化,停用加替沙星,1%泼尼松龙减量至 2 次/天,在 1 周后停用。术后 4 周,患者恢复良好,裸眼视力为 20/20,裂隙灯检查未见异常。术后第 6 周,患者诉极度畏光,尤其是在电脑前工作时。裸眼视力仍保持在 20/20,裂隙灯检查未见异常(图 36.1)。

需要解决的主要问题

GAPP 综合征是一种独特的综合征,通常患者主观症状明显但无临床体征。倾听患者主诉并予以适当治疗非常重要。

辅助检查

完善的病史采集和详细的裂隙灯检查是诊断 GAPP 综合征的根本。很多眼部疾病均以畏光作为主诉。运用裂隙灯显微镜排除上皮内生、虹膜炎、眼表疾病、干涩、浸润、弥漫性层间角膜炎、角膜瓣皱褶、巩膜炎/巩膜外层炎以及结膜炎等疾病十分必要。一旦确认裂隙灯检查完全正常,随后进行 GAPP 综合征的治疗。

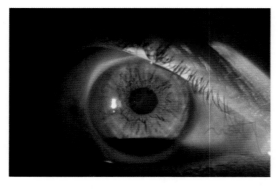

图 36.1　裂隙灯检查显示角膜瓣居中良好,无条纹、浸润、干涩、虹膜炎、巩膜炎或是上皮内生。

手术/药物干预

患者确诊为 GAPP,予以 1%泼尼松龙滴眼液,4 次/天。1 周后症状好转,激素每周递减,停用激素后无复发。大多数 GAPP 综合征患者接受短时间局部激素治疗后效果良好,激素的用量根据患者症状确定,并逐渐递减。

结果

本病例的预后极好,应用局部激素 1 周后症状缓解,激素逐渐减量,1 个月后症状完全消失,停用激素后未复发。

小结

该综合征的病因不明,推测是飞秒激光产生的震荡波作用于角膜神经末梢及基质角膜细胞所致[1]。另外,可能与制瓣过程中空化气泡的迁移对睫状体的刺激或飞秒激光产生的细胞碎片的炎症反应相关。研究发现,GAPP 的发生率与虹膜颜色或外气泡层的形成无关,而术后局部激素剂量大的患者相对于局部激素剂量小的患者,GAPP 的发生率更低。另外,术后发生过 DLK 的患者发生 GAPP 的风险增加 10 倍,提示术后炎症的增加使患者更易发生 GAPP[3]。该综合征的预防措施包括使用能轻易分离角膜瓣的最低激光能量参数以及(或许)术后立即应用大剂量激素。一旦发生 GAPP 综合征,局部应用激素,如 1%泼尼松龙滴眼液(4 次/天),并根据症状的改善情况逐渐减量,持续 1 个月。

(汪凌　许琛琛　译校)

参考文献

1. Stonecipher KG, Dishler JG, Ignacio TS, Binder PS (2006) Transient light sensitivity after femtosecond laser flap creation: clinical findings and management. J Cataract Refract Surg 32:91–94

2. Haft P, Yoo SH, Kymionis GD, Ide T, O'Brien TP, Culbertson WW (2009) Complications of LASIK flaps made by the IntraLase 15- and 30-kHz femtosecond lasers. J Refract Surg 25:979–984

3. Muñoz G, Albarrán-Diego C, Sakla HF, Javaloy J, Alió JL (2006) Transient light-sensitivity syndrome after laser in situ keratomileusis with the femtosecond laser Incidence and prevention. J Cataract Refract Surg 32:2075–2079

病例 37

眼压诱导的层间基质角膜炎

Alberto Artola

目录

该病例与屈光手术的相关性 ………… 152

病例背景 …………………………… 152

需要解决的主要问题 ……………… 153

辅助检查 …………………………… 153

手术/药物干预 …………………… 153

结果 ………………………………… 153

小结 ………………………………… 154

参考文献 …………………………… 154

A. Artola, MD, PhD
Department of Refractive Surgery, Universidad
Miguel Hernández de Elche,
Alicante, Spain

Oftalmar, Medimar Hospital Internacional,
Alicante, Spain
e-mail: alberto.artola@umh.es;
albertoartola@coma.es

该病例与屈光手术的相关性

如今随着 LASIK 技术的提高与全球应用,层间积液综合征的发生率正逐渐升高[1-3]。在术后早期的随访过程中,利用裂隙灯显微镜来鉴别层间积液综合征、DLK 和感染性角膜炎是必不可少的[1]。

病例背景

患者男性,32 岁,于 2002 年行近视 LASIK 术。术前主觉验光度数:右眼-8.00/-2.50×15,左眼-7.00/-2.00×20,双眼最佳矫正视力为 20/25。全面的眼科检查结果提示患者双眼为典型的近视眼表现。LASIK 手术过程顺利。术后 1 周,双眼裸眼视力为 20/25,按照术后常规用药,继续局部使用类固醇滴眼液 3 周。

术后 1 个月时,患者出现角膜上皮下基质混浊浸润,诊断为迟发性 DLK,医嘱予抗生素联合激素滴眼液(Tobradex®)(每小时 1 滴)(图 37.1)。10 天后,患者裸眼视力持续下降,予掀瓣刮除混浊并行活检。术后,医嘱

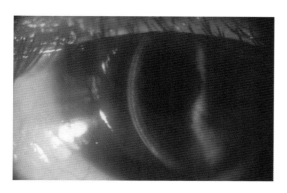

图 37.1　裂隙灯检查可见弥漫性角膜层间浸润性水肿，范围累及角膜瓣下方 2/3。

予类固醇滴眼液（醋酸泼尼松龙），每小时 1 滴，并联合使用局部抗生素滴眼液。类固醇药物治疗 1 个月后无明显疗效，DLK 仍继续进展。

随后该患者再次掀瓣刮除混浊并行活检。两周后，右眼裸眼视力为 20/160，左眼裸眼视力为 20/50。术后第 8 周眼科检查提示角膜浸润，并且通过眼压计测量中央眼压在正常范围内（右眼眼压为 16mmHg，左眼眼压为 15mmHg）。继续予类固醇药物（醋酸泼尼松龙），每 4 小时滴眼，每晚睡前软膏点眼的同时，增加局部使用 β-受体阻滞剂滴眼液。然而，10 天后患者病情无明显改善。双眼眼压均为 10mmHg，右眼角膜混浊仍在进展，裸眼视力下降至 20/200。类固醇药物改为氟米龙滴眼液（每小时 1 次）并停用其他药物，考虑患者可能存在感染性角膜炎而行第三次手术。

手术中进行了活检及培养（结果显示阴性），并且层间使用强效抗生素冲洗。24 小时后，右眼并发了角膜瓣移位，被迫行对位缝合。在接下来的两周中，我们不断调整抗生素和类固醇药物的用法，但是在药物积极治疗下，视力只提升到 20/63。3 个月后该患者被转诊至我们中心。使用 Goldmann 眼压计测量中央及周边眼压（中央眼压：右眼 17mmHg，左眼 20mmHg；周边眼压：右眼 32mmHg，左眼 44mmHg），显示眼压升高，这是造成层间积液综合征的原因，而此前被误诊为感染性角膜炎。抗青光眼治疗如下：全身予口服碳酸酐酶抑制剂（CAI）250mg，每 6 小时 1 次，局部予 β-受体阻滞剂滴眼液（0.5% Betagan），同时氟米龙滴眼液减量（每 12 小时 1 滴），且 3 天后停用。

需要解决的主要问题

与 LASIK 术后 DLK、假性 DLK 和感染性角膜炎相鉴别。

辅助检查

测量中央与周边眼压，进行微生物培养。

手术/药物干预

局部抗青光眼治疗，并停用类固醇药物。

结果

1 周后双眼裸眼视力提高至 20/40，双眼中央眼压为 10mmHg，周边眼压为 12mmHg。眼科检查显示存在角膜散光、中央角膜轻度云翳、层间愈合、角膜瓣缘纤维化（图 37.2），伴有青光眼视野缺损及视神经损害。

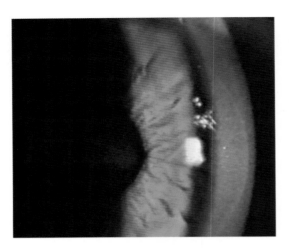

图 37.2 层间积液改善，但角膜瓣边缘仍存在 haze。

小结

对于那些迟发性 DLK，且类固醇药物治疗无效的病例，需考虑诊断为眼压诱导的层间基质角膜炎，并且注意与感染性角膜炎相鉴别[4,5]。

（刘畅 崔乐乐 译校）

参考文献

1. Galal A, Artola A, Belda J, Rodriguez- Prats J, Claramonte P, Sánchez A, Ruiz-Moreno O, Merayo J, Alió JL (2006) Interface corneal edema secondary to steroid-induced elevation of intraocular pressure simulating diffuse lamellar keratitis. J Refract Surg 22:441–447
2. Belin MW, Hannush SB, Yau CW, Schultze RL (2002) Elevated intraocular pressured-induced inter-lamellar stromal keratitis. Ophthalmology 109:1929–1933
3. Davidson RS, Brandt JD, Mannis MJ (2003) Intraocular pressure-induced interlamellar keratitis after LASIK surgery. J Glaucoma 12:23–26
4. Nordlund ML, Grimm S, Lane S, Holland EJ (2004) Pressure-induced interface keratitis: a late complication following LASIK. Cornea 23:225–234
5. Najman-Vainer J, Smith RJ, Maloney RK (2002) Interface fluid after LASIK: misleading tonometry can lead to end-stage glaucoma. J Cataract Refract Surg 26:471–472

早期角膜瓣皱褶

Roger F. Steinert

目录

该病例与屈光手术的相关性 ············· 155

病例背景 ······························ 155

需要解决的主要问题 ·················· 155

辅助检查 ···························· 156

手术/药物干预 ······················ 156

结果 ······························ 156

小结 ······························ 156

参考文献 ·························· 156

R.F. Steinert, MD
Department of Refractive Surgery, Gavin Herbert
Eye Institute, University of California,
Irvine, CA, USA
e-mail: steinert@uci.edu

该病例与屈光手术的相关性

角膜瓣皱褶可以引起矫正远视力下降。及时诊断并治疗后,对视觉质量的影响甚微[1,2]。

病例背景

患者在早期检查(特别是第一次术后检查,除非后期受过角膜外伤)中表现为矫正远视力欠佳,裂隙灯显微镜下可见角膜瓣皱褶。

需要解决的主要问题

治疗角膜瓣皱褶以达到最佳矫正远视力和最佳裸眼视力。我们需要鉴别微皱褶和粗大皱褶。微皱褶类似于"漆裂纹",排列方向随机,其产生原因是中高度近视矫正术后角膜基质床显著变平,角膜瓣与基质床贴合不良,或是由于微型角膜刀对前弹力层的挤压和反向卷曲损害。不是所有的微皱褶都可以通过裂隙灯显微镜观察到(图 38.1)。粗大皱褶是有更大范围的褶皱,类平行,通常在角膜瓣的一边更为严重。它是由于角膜瓣移位

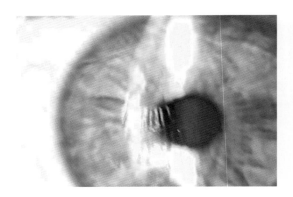

图 38.1　微皱褶。

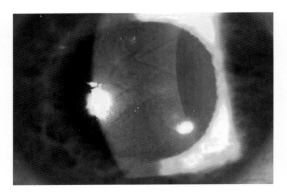

图 38.3　荧光素染色阴性。

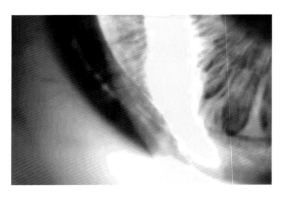

图 38.2　粗大皱褶。

后,瓣的一部分受到挤压而造成的(图 38.2)。

辅助检查

1. 评价泪膜质量,有无角膜荧光素点染。如果微皱褶明显,那么泪膜在隆起的褶皱处会分布不均(如图 38.3 所示的"荧光素染色阴性")。泪膜光滑意味着微皱褶并不明显。如果皱褶粗大,泪膜的完整性会因大范围的角膜折叠而受到破坏。此外,荧光素会在角膜瓣移位处形成积聚和(或)染色。

2. 基于 Placido 环原理测量的角膜地形图可显示角膜表面形态的破坏。

3. 佩戴硬性角膜接触镜可以解决视觉问题。

手术/药物干预

掀瓣并复位,佩戴绷带型软性角膜接触镜 24 小时。

结果

获得良好的裸眼及矫正远视力。

小结

及时的干预可获得较好的转归。延迟治疗可能残留难以消除或不能消除的顽固皱褶。

（刘畅　崔乐乐　译校）

参考文献

1. Steinert RF, Ashrafzadeh A, Hersh PS (2004) Results of phototherapeutic keratectomy in the management of flap striae after LASIK. Ophthalmology 111:740–746

2. Ashrafzadeh A, Steinert RF (2007) Results of photo-therapeutic keratectomy in the management of flap striae after LASIK before and after developing a standardized protocol: long term follow-up in an expanded patient population. Ophthalmology 114:1118–1123

顽固性角膜瓣粗大皱褶的处理

Scott Kelly，Dimitri T. Azar

目录

该病例与屈光手术的相关性 ………… 157

病例背景 ……………………………… 157

需要解决的主要问题 ………………… 158

辅助检查 ……………………………… 158

手术/药物干预 ……………………… 158

结果 …………………………………… 158

小结 …………………………………… 159

参考文献 ……………………………… 161

S. Kelly (✉) • D.T. Azar, MD, MBA
Department of Ophthalmology and Visual Sciences
Illinois Eye and Ear Infirmary,
University of Illinois at Chicago,
Chicago, IL, USA
e-mail: scottkellyy@gmail.com; dazar@uic.edu

该病例与屈光手术的相关性

角膜瓣粗大皱褶是一种相对少见但棘手的 LASIK 术后并发症[1]。本病例展示了术后角膜瓣粗大皱褶的早期和远期处理规范。

病例背景

患者男性，29 岁，无法耐受角膜接触镜，渴望摘镜，要求行激光手术的术前检查。无眼部病史及全身病史，没有服用药物，对青霉素类药物过敏。

戴镜视力：右眼 $20/20^{-1}$，左眼 $20/20^{-2}$。镜片度数：右眼 $-8.50/+1.00\times79$，左眼 $-8.50/+1.00\times84$。电脑验光结果：右眼 $-8.25/+1.00\times92$，左眼 $-8.00/+1.00\times93$。患者佩戴右眼 $-8.00/+0.50\times93$，左眼 $-8.00/+1.00\times95$ 的镜片时，双眼矫正视力均为 20/15。通过比较现有以及 5 年前的处方，发现患者的屈光状态较为稳定。

裂隙灯检查发现双眼角膜透明，前房深，晶状体透明。角膜厚度：右眼 $596\mu m$，左眼 $605\mu m$。眼压：右眼 17mmHg，左眼 16mmHg。

暗视下瞳孔直径：右眼 5.9mm，左眼 5.7mm。Schirmer 试验正常。散瞳后检查双眼眼底无殊。

告知患者 LASIK 和使用丝裂霉素 C 的 Epi-LASIK 的优缺点。鉴于足够的角膜厚度、Schirmer 试验结果以及合理的期望值，他决定行双眼波前像差引导的飞秒 LASIK。

矫正度数：右眼 −7.03/+0.61×90，左眼 −7.32/+0.69×93。

术后第 1 天检查，裸眼视力：右眼 20/25^{-2}，左眼 20/20。角膜存在广泛的点状上皮缺损。双眼前房未见明显细胞及闪辉。予醋酸泼尼松龙及加替沙星（Zymaxid）滴眼液，4 次/天，人工泪液每小时 1 次点眼。

术后第 10 天，患者由于右眼视力（尤其近视力）下降前来就诊。左眼视力良好。其术后一直坚持醋酸泼尼松龙 4 次/天及人工泪液频点。右眼裸眼视力为 20/25^{-2}，左眼裸眼视力为 20/20。裂隙灯显微镜检查见双眼角膜瓣中央"皱纹"，右眼更为严重。予类固醇药物逐渐减量，嘱其 1 周后复查。

需要解决的主要问题

本病例中需要解决的问题是怎样处理角膜瓣粗大皱褶。我们最初的解决方法是采用保守治疗，即继续频点人工泪液并试图用框架眼镜矫正屈光不正。我们还有其他什么方法可以尝试呢？我们告知患者可选择继续观察或者手术治疗。

辅助检查

有必要行角膜地形图来评估角膜散光。OCT 检查可能有一定价值，因为它可以直观地展现皱褶。但对于该患者，OCT 检查并未发现皱褶（图 39.1）

结果

LASIK 术后 3 周，患者的右眼视力有小幅提高，但患者主观感觉双眼夜间视力和近视力较前下降。裸眼视力：右眼 20/20^{-2}，左眼 20/20。双眼矫正视力达到 20/20（右眼−0.50/+0.75×170，左眼+0.25/+0.25×76）。裂隙灯检查见双眼角膜瓣皱褶较前好转。仍予醋酸泼尼松龙滴眼液 4 次/天，人工泪液频点。考虑通过佩戴框架眼镜来观察右眼症状是否改善。

术后 3 个月，患者自觉症状加重，对框架眼镜的矫正效果不满意。相较于左眼，患者感觉右眼夜间视力和近视力更差。

再次告知患者可选择继续观察，或掀瓣并缝合。患者选择右眼掀瓣并缝合。

在角膜瓣边缘标记后掀瓣，对基质床进行充分冲洗。将角膜瓣掀开、展平，再对合复位。10-0 尼龙线间断缝合 7 针将角膜瓣固定在位。将缝合线结包埋，并予绷带型角膜接触镜。

1 天后，患者右眼裸眼视力为 20/200，7 处缝线在位，一些粗大皱褶仍然存在。然而，中央角膜皱褶消失。Pentacam 角膜地形图检查可见高度顺规散光（图 39.2）。患者情况持续改善，术后 3 周随访时，其右眼在缝线存在的情况下裸眼视力达到 20/100。验光结果为−2.75/+1.00×58=20/20。予以拆线。

几个月后，患者出现病因不详的右眼前部葡萄膜炎，并且右眼眼压升高，恢复过程变得复杂。予醋酸泼尼松龙和噻吗洛尔滴眼液治疗。葡萄膜炎症消退后（大约在角膜瓣缝合后 5 个月时），患者的右眼裸眼视力为

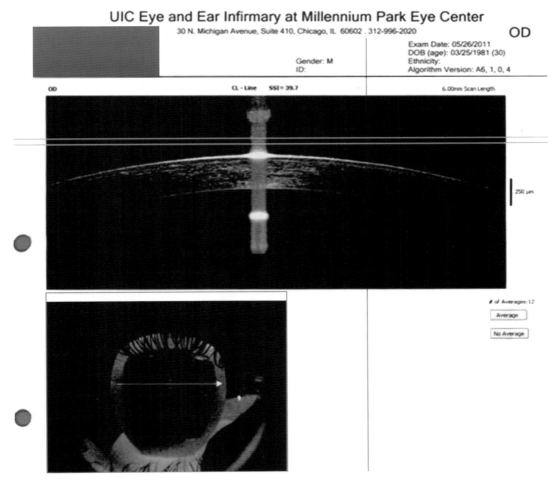

图 39.1　OCT 检查角膜皱褶。

20/25[-2]，验光度数及矫正视力为–0.50/+0.50× 160=20/15[-2]。双眼仍有一些粗大皱褶，但双眼中央角膜透明且没有皱褶。然而，几个月后，患者右眼中央角膜再次慢慢出现皱褶，但并未引起视力下降和角膜地形图的改变（图 39.3）。

小结

　　角膜瓣粗大皱褶是一个棘手的问题。常见于术后用力挤眼的患者。它会引起不同程度的视觉症状，症状的严重程度多取决于皱褶的大小、位置及患者自身感觉[1]。掀瓣并缝合使角膜瓣展平是解决粗大皱褶的有效治疗措施，但应在术后尽早进行[1,2]。我们发现在高度近视患者中，角膜瓣折叠的发生率更高，这是因为基质床中央区较前平坦导致中央区角膜瓣过多，从而中央区角膜瓣有隆起类似帐篷的效果。皱褶可能因术中角膜瓣对位不良导致。这种情况在术后可立即发现。

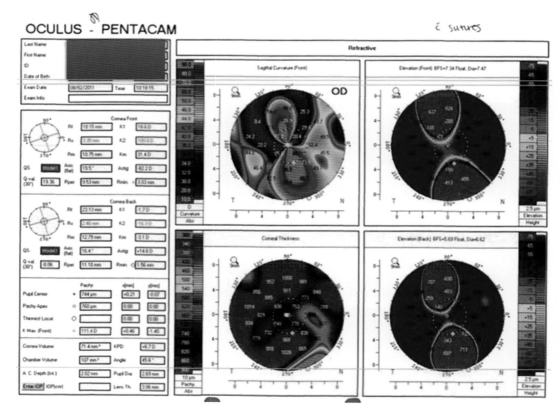

图 39.2　角膜瓣缝合后拍摄的 Pentacam 角膜地形图。

该病例主要是由于角膜瓣滑动移位,在术后早期就出现了皱褶,可能是与患者揉眼或者眨眼时眼睑的挤压有关。角膜瓣折叠可能引起不规则散光和光学像差,并伴随眩光和视力下降的症状。皱褶痕迹在荧光素染色下更易观察,可见染色阴性的线条。

　　角膜瓣皱褶发现的越早, 治疗的时机越好。在术后早期,可将角膜瓣掀起重新对合复位。去离子水有助于角膜瓣水肿并去除术后皱褶。随着时间的延长,当出现上皮增生时皱褶会变得固定。一旦褶皱变得难以处理,可以尝试掀瓣,角膜瓣复平后缝合固定, 甚至可行滚筒法治疗 LASIK 角膜瓣皱褶。

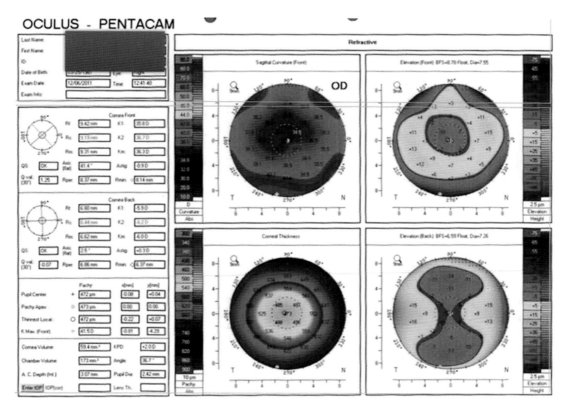

图 39.3　缝线拆除后拍摄的 Pentacam 角膜地形图。

（刘畅　崔乐乐　译校）

参考文献

1. Steinert RF (2008) Prevention and management of flap striae after LASIK. In: Alio JL, Azar DT (eds) Management of complications in refractive surgery. Springer, Berlin/Heidelberg, pp 49–54

2. Lichter H, Russell GE, Waring GO III (2004) Repositioning the laser in situ keratomileusis flap at the slit lamp. J Refract Surg 20:166–169

病例 **40**

无菌性角膜边缘浸润

Renato Ambrósio Jr.,I. Ramos,F.F. Correia

目录

该病例与屈光手术的相关性 ············· 162

病例背景 ·························· 162

需要解决的主要问题 ·············· 163

辅助检查 ························· 163

手术/药物干预 ···················· 163

结果 ····························· 164

小结 ····························· 164

参考文献 ······················· 164

R. Ambrósio Jr., MD, PhD (✉) • I. Ramos
F.F. Correia
Instituto de Olhos Renato Ambrósio
& VisareRIO Refracta Personal Laser,
Rio de Janeiro, Brazil

Department of Ophthalmology, Pontific Catholic
University, Rio de Janeiro, Brazil

Federal University of São Paulo, São Paulo, Brazil
e-mail: dr.renatoambrosio@gmail.com

该病例与屈光手术的相关性

　　LASIK 术后早期可发生急性、培养阴性、角膜周边卡他性浸润。特别多发于患有慢性睑缘炎和睑板腺功能障碍者[1]。双眼同一天手术的患者常累及双眼。在这个病例中,患者在 LASIK 术后第 1 天双眼出现多发白色混浊的角膜基质浸润灶。这个患者同时有酒糟鼻和高胆固醇血症,其是发病的重要危险因素[2,3]。

病例背景

　　患者男性,49 岁,有屈光不正(近视和散光)。否认既往眼部病史和手术史,否认过敏性疾病史。睫状肌麻痹下验光结果:右眼−6.50/+1.75×5,左眼 −7.00/+2.25×135。双眼最佳矫正远视力均为 20/20+。术前眼部检查提示中度的睑缘炎和睑板腺功能障碍,余未见明显异常。双眼行 LASIK 手术。在术后第 1 天,双眼的裸眼远视力均达到 20/40。裂隙灯下可见角膜瓣透明,但紧邻瓣缘的外侧有许多浸润灶,浸润灶和角巩膜缘之间见透明带(图 40.1)，类似于边缘性卡他性角膜炎的浸润灶。

需要解决的主要问题

告知患者角膜边缘无菌性浸润及需要二次手术的可能性非常重要。主要治疗目的是减少这种炎症反应的后遗症。临床上，我们必须排除感染性疾病，行病原体培养以排除细菌和真菌感染。还需与疱疹病毒性角膜炎鉴别诊断。

辅助检查

进行细菌和真菌的培养。由于是周边的浸润，首先考虑无菌浸润。但是在阴性培养结果出来前仍要持续使用抗生素强化治疗。

手术/药物干预

术后第 1 天，予万古霉素(50mg/mL)和妥布霉素(50mg/mL)滴眼液(每小时 1 次)及 0.1%醋酸泼尼松龙滴眼液(每小时 1 次)。用

药 3 天后，角膜周边浸润明显改善，故 1%醋酸泼尼松龙滴眼液减量至 4 次/天。

术后第 3 天，可见小范围的角膜周边上皮缺损，术后第 5 天，双眼并发 III 级弥漫性板层角膜炎(diffuse lamellar keratitis，DLK)。行双眼掀瓣冲洗。加用多西环素 100mg/次，2 次/天，并予眼睑卫生指导。1%醋酸泼尼松龙滴眼液增加至 8 次/天。用药 2 天，症状有了显著的改善。万古霉素和妥布霉素滴眼液减量至 4 次/天，1%醋酸泼尼松龙滴眼液减量至 6 次/天。同时，培养结果显示未发现细菌或真菌。基于这些检查结果，停用万古霉素和妥布霉素滴眼液，1%醋酸泼尼松龙滴眼液在 1 个月内逐渐减量。在接下来的 2 周内，继续服用多西环素 100mg/天，清洁眼睑，点氟米龙滴眼液 4 次/天。术后第 3 个月，患者睫状肌麻痹下的验光结果显示屈光回退，右眼 −3.25/+1.25×46=20/20⁻，左眼 −2.75/+0.75×155=20/20⁻。角膜地形图显示中央切削区变平坦。患者因胃部不适提早停用了多西环素。

患者要求行二次 LASIK 手术，应告知患

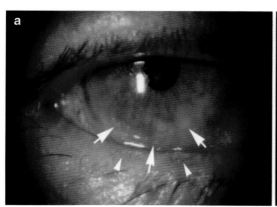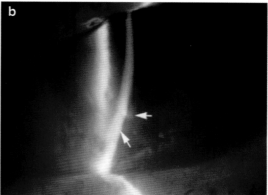

图 40.1　(a)LASIK 术后第 1 天可见紧邻角膜瓣缘的外侧有多处浸润灶(箭头)。(b)高倍镜下可见透明带，也称透明过渡区，位于浸润灶和角巩膜缘之间。

者有复发角膜浸润的可能性。嘱患者术前 2 周重新开始服用多西环素 100mg, 2 次/天；术前 3 天使用 1%醋酸泼尼松龙滴眼液, 4 次/天。双眼分别行二次 LASIK 手术，术后 1%醋酸泼尼松龙滴眼液增量至 6 次/天，并在 1 个月内逐渐减量。术后角膜周边浸润轻微不伴有 DLK。术后 1 周复查裸眼视力：右眼 20/20⁻，左眼 20/25⁻。裂隙灯检查见角膜透明。

结果

通过局部频点高渗透性的皮质类固醇滴眼液来治愈角膜浸润灶。其临床表现、病情发展以及对皮质类固醇的治疗反应让人联想到传统的边缘性卡他性角膜炎，提示两者有着相似的病理生理学机制。

小结

术前检查对于角膜屈光手术至关重要。为了减少术后出现边缘性无菌性角膜浸润的可能性，我们建议有中度睑缘炎和（或）睑板腺功能障碍的患者在术前进行预防性治疗[1]，如常规的眼睑清洁、卫生保健、补充 ω-3 必需脂肪酸和服用多西环素(100mg/次，

2 次/天)。除了眼睑的卫生保健和服用多西环素，LASIK 术前 2~3 天预防性使用高渗透性的皮质类固醇滴眼液有助于减轻睑缘炎和睑板腺功能障碍的症状。术后需要密切关注这些患者，一旦术后早期出现角膜周边浸润，需要加强皮质类固醇激素的治疗。角膜周边浸润在二次 LASIK 术后有复发的可能，但是术前高渗透性的皮质类固醇滴眼液的使用可以减轻症状[4,5]。

（陈琼　陈世豪　译校）

参考文献

1. Ambrósio R Jr, Wilson SE (2001) LASIK complications: etiology, prevention, and treatment. J Refract Surg 17:350–379
2. MacRae S, Macaluso DC, Rich LF (1999) Sterile interface keratitis associated with micropannus hemorrhage after laser in situ keratomileusis. J Cataract Refract Surg 25:1679–1681
3. Macaluso DC, Rich LF, MacRae S (1999) Sterile interface keratitis after laser in situ keratomileusis: three episodes in one patient with concomitant contact dermatitis of the eyelids. J Refract Surg 15:679–682
4. Johnson JD, Harissi-Dagher M, Pineda R, Yoo S, Azar DT (2001) Diffuse lamellar keratitis: incidence, associations, outcomes, and a new classification system. J Cataract Refract Surg 27:1560–1566
5. Wilson SE, Ambrósio R Jr (2002) Sporadic diffuse lamellar keratitis (DLK) following LASIK: contrast with epidemic (exogenous) DLK. Cornea 21:560–563

万古霉素超敏反应

Jorge L. Alió，Alessandro Abbouda

目录

该病例与屈光手术的相关性 ············ 165

病例背景 ························· 165

需要解决的主要问题 ·············· 166

辅助检查 ························· 166

手术/药物干预 ···················· 166

结果 ····························· 167

小结 ····························· 167

参考文献 ························· 167

J.L. Alió, MD, PhD (✉)
Department of Refractive Surgery,
Vissum Corporación Oftalmológica,
Alicante, Spain
e-mail: jlalio@vissum.com

A. Abbouda, MD
Department of Refractive Surgery,
Vissum Corporación Oftalmológica, Alicante, Spain

Department of Ophthalmology-Policlinico Umberto I
of Rome, University of Rome "Sapienza",
Viale del Policlinico, 155, 00186 Roma, Italy

R&D Department, Vissum Corporación
Oftalmológica, 03016, Alicante, Spain
e-mail: a.abbouda@gmail.com

该病例与屈光手术的相关性

万古霉素属于糖肽类大分子抗生素，对耐甲氧西林金黄色葡萄球菌的感染治疗有效。万古霉素溶液作为院内制剂局部用于治疗眼部感染性疾病[1]。然而，万古霉素的应用可能导致患者依从性的问题[2]。我们介绍一个关于屈光手术后万古霉素超敏反应的病例。屈光手术医生对万古霉素治疗中复杂因素的认知对于患者疾病的转归非常重要。

病例背景

患者男性，30 岁，iLASIK 术后 48 小时来诊。由于术后 24 小时发现左眼角膜瓣层间有睑板腺分泌物残留，故掀瓣并予万古霉素溶液冲洗。皮质类固醇（地塞米松滴眼液，每 2 小时 1 滴）、万古霉素和头孢他啶滴眼液（每小时 1 滴）点眼治疗。之后患者诉视力下降、眼痛和眼红。眼科检查：最佳矫正视力是 20/125，前房闪辉，角膜中央见荧光素染色阳性的溃疡灶（如图 41.1a）。

我们决定停止局部治疗并且包扎患眼，

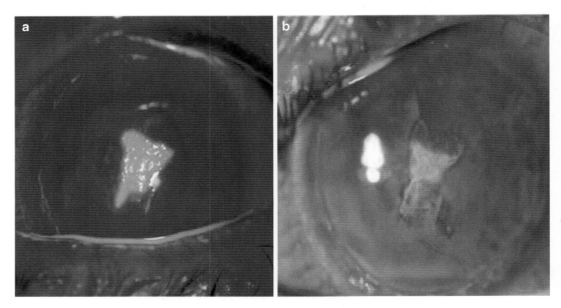

图 41.1 （a）首诊时裂隙灯照相。角膜中央溃疡荧光素着染和角膜水肿。（b）治疗后第 1 天裂隙灯照相。角膜水肿减轻，可见溃疡及其清晰的边缘。

次日溃疡变小，边缘变清（图 41.1b），患者开始使用泼尼松龙滴眼液，1 滴/次，8 次/天，每周减少 1 次；氧氟沙星滴眼液，1 滴/次，2 次/天。3 周后，最佳矫正视力是 20/32，溃疡完全消失，但原病灶边缘可见角膜上皮植入（图 41.2a）。5 个月时，最佳矫正视力是 20/25，我们决定给患者行 YAG 激光治疗。在类固醇激素和 YAG 激光治疗后，裂隙灯检查显示原溃疡处轻微的混浊（图 41.2b）。9 个月时，我们给患者行 PTK 手术，术后 1 个月最佳矫正视力达 20/20（图 41.2c）。

需要解决的主要问题

在这个病例中，对于层间睑板腺分泌物残留导致的轻微混浊，不需要掀瓣用万古霉素溶液冲洗。在考虑诊断为感染性或层间角膜炎时，眼科医生才使用万古霉素。

辅助检查

密切的随访伴详细裂隙灯检查是确定此综合征演变的关键。通常，万古霉素超敏反应的全身表现包括斑丘疹、荨麻疹、药物热、血管炎、过敏反应、IgA 大疱性皮肤病、Stevens-Johnson 综合征或毒性表皮坏死溶解[3]。眼部表现包括眶周皮疹、结膜充血、角膜上皮缺损伴随基质水肿以及后弹力层皱褶[4]。

手术/药物干预

我们选择了 YAG 激光治疗角膜上皮植入，从而避免了再次掀瓣。2008 年首次提出 Nd:YAG 治疗上皮植入的方法。从目前发表的文献来看，100%患者的角膜形态和症状得

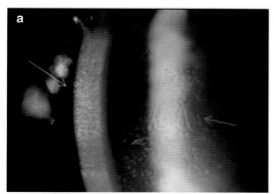

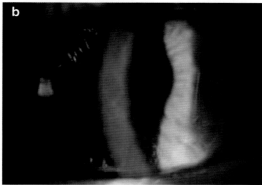

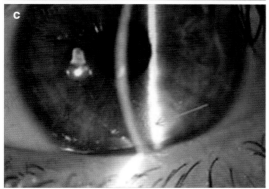

图 41.2　(a)初始治疗 3 周后的裂隙灯照片。红色箭头显示层间上皮植入，绿色箭头显示溃疡愈合留下的混浊。(b)YAG 激光术后 5 个月的裂隙灯照片。紫色箭头显示残留的"针样"上皮。(c)PTK 术后 9 个月的裂隙灯照片。橘色箭头显示残留的上皮植入，以及角膜中央区轻度的混浊。

到了改善。初始治疗的第 9 个月，患者接受了PTK 手术，1 个月时获得了很好的视力。

结果

　　PTK 术后 1 个月，裂隙灯检查显示角膜层间透明，仅有轻微混浊。无上皮细胞残留，并且角膜瓣位置良好（图 41.2c）。最佳矫正视力为 20/20。

小结

　　眼科医生必须知道此综合征及其鉴别诊断。睫状反应、结膜充血、角膜基质浸润、荧光素染色阳性的角膜上皮缺损是万古霉素过敏反应、感染性角膜炎、层间角膜炎的共同表现。完善的既往史、万古霉素使用史可以帮助鉴别诊断。尽管数周至数月的局部皮质类固醇（无防腐剂）治疗可以减轻角膜的混浊和炎症反应，但是会产生永久的后遗症，如角膜混浊。因此，使用万古霉素局部治疗之前需告知患者可能出现的不良反应。

（陈琼　陈世豪　译校）

参考文献

1. Goodman DF, Gottsch JD (1988) Methicillin-resistant staphylococcus epidermidis keratitis treated with vancomycin. Arch Ophthalmol 106:1570–1571
2. Fleischer AB, Hoover DL, Khan JA (1986) Topical vancomycin formulation for methicillin-resistant Staphylococcus epidermidis blepharoconjunctivitis. Am J Ophthalmol 101:283–287
3. Bernedo N, Gonza'lez I, Gastaminza G et al (2001) Positive patch test in vancomycin allergy. Contact Dermatitis 45:43
4. Hwu J-J, Chen K-H, Hsu W-M, Lai J-Y, Li Y-S (2005) Ocular hypersensitivity to topical vancomycin in a case of chronic endophthalmitis. Cornea 24:754–756
5. Ayala MJ, Alió JL, Mulet ME, De La Hoz F (2008) Treatment of laser in situ keratomileusis interface epithelial ingrowth with neodymium:yttrium-aluminum-garnet laser. Am J Ophthalmol 145:630–634

外伤性 LASIK 术后角膜瓣边缘反折的治疗

Samuel H. Lee, Dimitri T. Azar, Jose de la Cruz

目录

该病例与屈光手术的相关性 ············ 168

病例背景 ····················· 168

需要解决的主要问题 ················ 169

辅助检查 ····················· 169

手术/药物干预 ·················· 169

结果 ······················· 170

小结 ······················· 170

参考文献 ····················· 171

该病例与屈光手术的相关性

LASIK 屈光手术医生应该熟悉如何处理外伤性角膜瓣裂开的病例,及时诊断和恰当的处理可以帮助患者视觉质量的恢复[1]。

病例背景

患者女性,49 岁,5 年前行双眼 LASIK 手术,在花园工作时右眼被树枝戳伤。患者因角膜擦伤接受治疗,尽管角膜上皮已经愈合,仍诉视物模糊。她经一名角膜病专家介绍而前来就诊。

患者否认既往重大疾病史,否认除 LASIK 外的其他手术史,右眼正在用抗生素滴眼液和人工泪液。

检查结果如下,裸眼视力:右眼 20/30^{-2},左眼 20/25。验光结果:右眼 -0.75 /$+1.00\times$ 45=20/20,左眼+0.50=1.0。中央角膜厚度:右眼 454μm,左眼 448μm。双眼眼压均为 13mmHg,对比视野、眼球运动、瞳孔检查均

S.H. Lee, MD (✉) • D.T. Azar, MD, MBA
J. de la Cruz
Department of Ophthalmology and Visual Sciences
Illinois Eye and Ear Infirmary, University of Illinois
at Chicago, Chicago, IL, USA
e-mail: samuel.lee.md@gmail.com; dazar@uic.edu;
josedlc@uic.edu

无殊。

裂隙灯检查可见右眼鼻上方角膜瓣裂开,部分角膜瓣反折,上皮完整,反折的角膜瓣下方见 1mm 的上皮内生,其余检查无殊。

需要解决的主要问题

对于这位患者,我们必须采取恰当的处理方式,否则容易导致感染性角膜炎(特别是树枝擦伤导致的真菌性角膜炎)、上皮内生、迟发性 DLK 和不规则角膜散光等多种并发症。在排除或治愈感染性角膜炎和 DLK 后,需要处理可能对视觉造成显著影响的角膜瓣反折和角膜上皮内生。

辅助检查

我们使用 Scheimpflug 照相系统(Penta-cam)获取角膜地形图(图 42.1 和图 42.2),并拍摄眼前节 OCT 图像(图 42.3),发现在角膜瓣裂开处子午线方向上有明显的不规则散光(图 42.1)。在 OCT 图像上有一处角膜瓣呈不均匀增厚,因为上皮内生而难辨角膜上皮层。

手术/药物干预

告知患者手术风险、疗效、其他治疗方

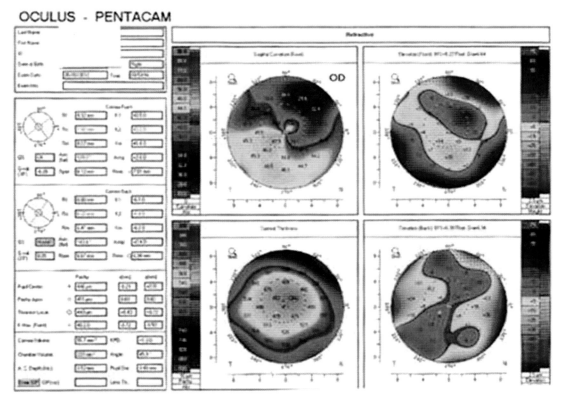

图 42.1　右眼 Pentacam 图像。

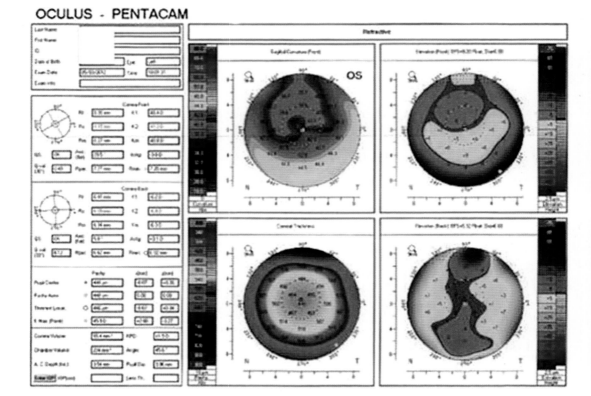

图 42.2　左眼 Pentacam 图像。

案后，患者接受右眼上皮刮除和鼻上方角膜瓣复位术。术眼完成术前准备，铺巾，置开睑器，用 LASIK 铲刀和三角海绵去除鼻上方角膜上皮。仔细去除适量的角膜上皮以保证展开角膜瓣，但避免掀起整个角膜瓣。展开角膜瓣后，刮除瓣下和基质床的上皮细胞。用平衡盐溶液（BSS）冲洗基质床，再用三角海绵抚平角膜瓣。角膜瓣近端大约 1mm 的上皮被清除，局部掀瓣的目的是减少上皮内生的复发。术毕，予绷带型角膜接触镜，并进行醋酸泼尼松龙滴眼液、氟喹诺酮滴眼液局部治疗。

结果

在术后第 1 天，患者右眼裸眼视力达到 20/20^{-2}。术后 1 周裸眼视力为 20/25。角膜瓣复位良好，未见皱褶，下方少许上皮细胞堆积。

小结

本病例的关键是患者应首先通过眼科医生确认可能存在的角膜瓣外伤[2]。如果上

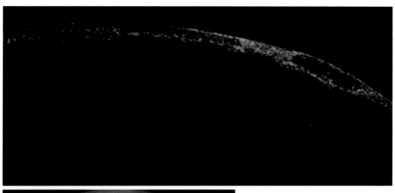

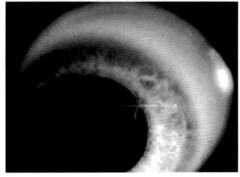

图 42.3　外伤性角膜瓣裂开的眼前节 OCT。

皮已经生长覆盖，角膜瓣反折将难以诊断，但是眼前节成像特别是 OCT 可以帮助诊断。当角膜瓣裂开导致明显皱褶或发生角膜上皮内生时，我们优先选择手术治疗[1-3]。局部刮除角膜上皮可以降低上皮内生的风险，并且最好只掀开受影响的那部分角膜瓣。

（陈琼　陈世豪　译校）

参考文献

1. Melki SA, Talamo JH, Demetriades AM, Jabbur NS, Essepian JP, O'Brien TP, Azar DT (2000) Late traumatic dislocation of laser in situ keratomileusis corneal flaps. Ophthalmology 107:2136–2139
2. Geggel HS, Coday MP (2001) Late-onset traumatic laser in situ keratomileusis (LASIK) flap dehiscence. Am J Ophthalmol 131:505–506
3. Pereira Cda R, Narvaez J, King JA, Seery LS, Gimbel HV (2006) Late-onset traumatic dislocation with central tissue loss of laser in situ keratomileusis flap. Cornea 25:1107–1110

第4章

LASIK 术后远期并发症：干眼、上皮内生/植入、角膜膨隆及其他并发症

亲爱的读者：

　　这一章包含了 LASIK 术后远期并发症的病例，大家在临床实践过程中可能遇到，共包括 4 个方面。

　　第一为干眼，这是 LASIK 术后最常见的并发症，和患者关系最密切。

　　第二为上皮内生/植入。由于 LASIK 手术的发展和对诱因的认知，术后上皮内生/植入的发生率正在下降，但是对此并发症的了解仍然很重要。处理该并发症可采用掀瓣、刮除和借助角膜地形图等方法。

　　第三为角膜膨隆的病例及其处理。新的角膜测量技术本应有助于筛选有膨隆风险的患者，但我们目前知道多少？该如何处理？这部分阐述了目前可采用的处理方法，包括经上皮 PTK 和深板层角膜移植术。

　　第四为各种疑难病例，比如 LASIK 术后的异常愈合和上睑下垂。

　　得益于知识和技术的进步，LASIK 术后远期并发症的发病率有所下降，但是这部分内容的学习在临床实践中仍然不可或缺。

　　为了深入阅读，我们推荐这系列丛书的首本书籍：J. L. Alió 和 D. Azar 所著的 *Management of Complications in Refractive Surgery*(《屈光手术并发症的处理》)，其中第 5 章：LASIK Late Postoperative Complication Refractive Surprise(LASIK 术后远期并发症)(第 74~101 页)。

　　专题包括：一种能够有效治疗干眼的新方法(病例 43)；如何处理 LASIK 术后最常见的并发症(病例 44)；屈光手术术前确定角膜上皮营养不良的重要性(病例 45)；如何处理严重的睑缘炎和炎症反应(病例 46)；如何处理上皮植入(病例 47)；角膜地形图是如何帮助我们治疗上皮植入的(病例 48)；上皮植入的临床意义(病例 49)。其他病例包括：飞秒激光辅助的鸽尾式穿透性角膜移植术和深板层角膜移植术治疗角膜膨隆(病例 50 和 51)；深板层角膜移植术和使用丝裂霉素 C 的经上皮 PRK 治疗角膜膨隆(病例 52)；角膜胶原交

联术治疗 LASIK 术后伴高彗差的角膜膨隆(病例 53),对持续存在的角膜瓣皱褶的处理(病例 54);对垂直气泡穿透后形成的角膜瘢痕的处理(病例 55);薄瓣与角膜细胞的激活(病例 56);角膜上皮下雾状混浊的形成和较小切削深度(病例 57);迟发性 DLK 和外伤(病例 58);远期回退(病例 59);第一次手术 12 年后的不规则散光(病例 60)。最后几个病例为:术后 15 年重掀角膜瓣(病例 61);LASIK 术后的罕见并发症:上睑下垂(病例 62);无明显诱因的迟发性 DLK(病例 63);对有 LASIK 手术史的患者,在进行眼内手术前,对角膜切口位置的规划(病例 64)。

学习课程

病例 43:LASIK 术后眼表问题和眼用富血小板血浆治疗

如何使用一种有效的新方法(眼用富血小板血浆)来治疗 LASIK 术后干眼?

病例 44:LASIK 术后干眼的治疗

干眼是 LASIK 术后最常见的并发症,如何处理?

病例 45:LASIK 术后复发性上皮糜烂

屈光手术前确定角膜上皮营养不良对充分准备屈光手术的重要性。

病例 46:睑缘炎引起的 LASIK 术后严重眼表炎症综合征

一个伴有严重炎症反应的慢性睑缘炎的病例。微生物培养阴性,病情无进展,抗生素滴眼液使用有效有助于鉴别诊断。

病例 47:掀瓣刮除 LASIK 术后视轴区的上皮植入

角膜瓣边缘的质量以及不适当的操作与术中上皮细胞植入的风险相关。

病例 48:角膜上皮植入:角膜地形图在治疗中的应用

如何借助角膜地形图这个有利的工具来监测上皮植入引起的角膜融解?

病例 49:LASIK 术后角膜上皮植入

如何确定 LASIK 术后上皮植入是有临床意义的? 如何处理?

病例 50:飞秒激光辅助的鸽尾式穿透性角膜移植术治疗 LASIK 术后的角膜膨隆

穿透性角膜移植术治疗角膜膨隆,手术效果良好。

病例 51:飞秒激光辅助的深板层角膜移植术治疗 LASIK 术后的角膜膨隆

深板层角膜移植术治疗 LASIK 术后角膜膨隆。

病例 52:深板层角膜移植术和使用丝裂霉素 C 的经上皮 PRK 治疗 LASIK 术后的角膜膨隆

另一种使用深板层角膜移植术治疗 LASIK 术后角膜膨隆的方法。行角膜地形图引导的 PRK 以矫正术后的高度屈光不正。

病例 53：经上皮 PTK 和角膜胶原交联术治疗 LASIK 术后伴高彗差的角膜膨隆

角膜地形图引导的 PTK 和角膜胶原交联术在一次手术中完成是治疗 LASIK 术后角膜膨隆的一种方法。

病例 54：术后远期角膜瓣皱褶

当皱褶存在一个月或更长时间时，需要掀瓣治疗以减少皱褶的光学影响。

病例 55：角膜瘢痕

因飞秒激光制瓣时发生垂直气泡穿透，所以在角膜瓣边缘形成瘢痕。

病例 56：飞秒 LASIK 术后角膜愈合异常

薄瓣和角膜细胞激活。如何处理角膜瓣过薄导致的罕见并发症？

病例 57：经上皮 PRK 治疗 LASIK 术后眼经 PRK 优化后的 haze 相关的近视漂移

经上皮 PRK 解决了 LASIK 角膜瓣上少量切削引起的 haze。

病例 58：LASIK 术后轻微创伤导致上皮缺损引发迟发性 DLK

LASIK 术后患者角膜上皮的轻微创伤为迟发性 DLK 的风险因素。

病例 59：近视 LASIK 术后 12 年迟发性近视回退

可能造成迟发性近视回退的三个原因：加重的核性白内障、加重的轴性近视或进展中的角膜膨隆。

病例 60：厚瓣 LASIK 术后迟发性单眼不规则混合性散光

LASIK 术后迟发性不规则散光的鉴别诊断包括圆锥角膜、顿挫型圆锥角膜、LASIK 术后角膜膨隆、PRK 偏心[移位和（或）漂移]和 LASIK 厚角膜瓣。

病例 61：术后 15 年重掀角膜瓣

掀瓣前必须进行临床检查。如果瓣的质量不好、怀疑有角膜膨隆或剩余基质床厚度不足以再次切削，不应掀瓣。

病例 62：LASIK 术后上睑下垂

手术中开睑器的操作导致提上睑肌腱膜的断裂、开裂或损伤。

病例 63：远视 LASIK 术后顽固性迟发性 DLK 的处理

讨论了药物和手术治疗方案，包括局部和全身应用糖皮质激素、掀瓣冲洗、二次激光手术和角膜移植术。

病例 64：对 LASIK 术后接受白内障手术后出现明显角膜浸润的处理

对 LASIK 术后的患者进行眼内手术前，必须提前规划角膜的切口位置。

干眼：LASIK 术后眼表问题和眼用富血小板血浆治疗

Jorge L. Alió, Allessandro Abbouda

目录

该病例与屈光手术的相关性 ············ 177

病例背景 ························· 177

需要解决的主要问题 ················ 178

辅助检查 ························· 178

手术/药物干预 ···················· 178

结果 ···························· 178

小结 ···························· 178

参考文献 ························· 179

J.L. Alió, MD, PhD (✉)
Department of Refractive Surgery,
Vissum Corporación Oftalmológica,
Alicante, Spain
e-mail: jlalio@vissum.com

A. Abbouda, MD
Department of Refractive Surgery,
Vissum Corporación Oftalmológica, Alicante, Spain

Department of Ophthalmology-Policlinico Umberto I
of Rome, University of Rome "Sapienza",
Viale del Policlinico, 155, 00186 Roma, Italy

R&D Department, Vissum Corporación
Oftalmológica, 03016, Alicante, Spain
e-mail: a.abbouda@gmail.com

该病例与屈光手术的相关性

LASIK 术后，高加索人种有 5%~52%的患者发生了干眼[1-2]，而亚洲人种的发生率更高[1]。这种神经营养源性干眼是暂时的，通常会在术后 6~9 个月痊愈[3]，与眼表炎症有关。它对视力和视觉质量都会有明显的影响。

病例背景

患者女性，29 岁，2 年前在外院行双眼 LASIK 远视激光矫正术，主诉双眼眼痛、视物模糊。眼科检查提示：双眼最佳矫正视力为 20/25，弥漫性角膜上皮糜烂。牛津分级(Oxford scheme)为 IV 级(图 43.1)。局部环孢素、糖皮质激素及人工泪液治疗未改善症状。作者决定停止上述常规治疗，采用"眼用富血小板血浆(eye platelet-rich plasma，E-PRP)"疗法[4]持续 6 周，之后再予 0.03%他克莫司滴眼液（睡前 1 次）、氟米龙滴眼液(1 滴/次，3 次/天)治疗。

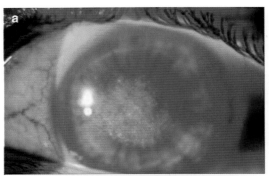
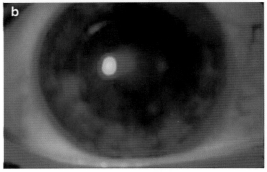

图 43.1 (a)初始阶段角膜上皮细胞脱落严重。(b) E-PRP 治疗 1 个月后。

需要解决的主要问题

LASIK 术后，该患者受到类似 Sjögren 综合征的眼表疾病困扰[5]。该患者应该避免角膜屈光手术，因为其具有的危险因素与 LASIK 术后干眼的发展相关。屈光手术医生需要理解干眼的危险因素，在术前采取有效措施来改善眼表情况，以提高手术效果。

辅助检查

LASIK 术后干眼的诊断方法包括 Schirmer 泪膜分泌试验、酚红试验、泪液渗透压试验、泪膜破裂时间等。牛津分级表可以体现干眼的严重程度，是角结膜损伤的量化指标。而眼表疾病指数(ocular surface disease index, OSDI)问卷可以用于评估患者的主观症状。

手术/药物干预

与自体血清相比，E-PRP 在更小的容量里浓缩了更多的血小板，从而获得更高浓度的生长因子和细胞黏附分子。通过眼药水或凝胶的形式将这些生长因子及细胞黏附分子覆盖在伤口或者手术的位置，使其更好地发挥促进创伤愈合及生理性修复的关键作用。同时，已有专家共识表明，E-PRP 疗法在治疗休眠性(dormant)角膜溃疡(角膜上皮缺损无法自行修复)、缓解重度干眼综合征、LASIK 术后眼表炎症综合征、角膜穿孔羊膜移植术后的眼表重建等方面都有疗效。而 E-PRP 眼药水或凝胶需要在层流柜中保证严格的无菌环境，并使用无菌的一次性材料制作，但是价格便宜且制作简便，并且没有明显的副作用，患者依从性较好。

结果

6 周治疗结束后，患者症状获得明显改善，双眼最佳矫正视力达到 20/20，无视物模糊，角膜上皮光滑无点染，牛津分级为 I 级(图 43.1b)。

小结

LASIK 术后干眼的干预治疗应从询问病史开始，包括使用人工泪液、热敷、注意眼睑卫生以及使用 0.05% 的环孢素 A 治疗潜在的眼表炎症等。如果经过上述治疗后患者的干眼情况没有明显改善，最好避免进行角膜屈光手术。

（朱珺　黄锦海　译校）

参考文献

1. Albietz JM, Lenton LM, McLennan SG (2005) Dry eye after LASIK: comparison of outcomes for Asian and Caucasian eyes. Clin Exp Optom 88:89–96
2. De Paiva CS, Chen Z, Koch DD et al (2006) The incidence and risk factors for developing dry eye after myopic LASIK (Exp EyeRes). Am J Ophthalmol 141:438–445
3. Toda I, Asano-Kato N, Komai-Hori Y, Tsubota K (2001) Dry eye after laser in situ keratomileusis. Am J Ophthalmol 132:1–7
4. Alio JL, Pastor S, Ruiz-Colecha J, Rodriguez A, Artola A (2007) Treatment of ocular surface syndrome after LASIK with autologous platelet-rich plasma. J Refract Surg 23:617–619
5. Ramos-Esteban J, Wilson S (2008) Chapter 5.1: Dry eye. In: Alio JL, Azar D (eds) Management of complications in refractive surgery. Springer, Berlin/Heidelberg, pp 74–83
6. Alio JL, Arnalich-Montiel F, Rodriguez AE (2012) The role of "eye platelet rich plasma" (E-PRP) for wound healing in ophthalmology. Curr Pharm Biotechnol 13:1257–1265

病例 44

干眼：LASIK 术后干眼的治疗

Sapna Tibrewal，S. Jain

目录

该病例与屈光手术的相关性 ············· 180

病例背景 ······························· 180

需要解决的主要问题 ··················· 181

辅助检查 ······························· 181

手术/药物干预 ························· 181

结果 ··································· 181

小结 ··································· 182

参考文献 ······························· 182

S. Tibrewal, MD (✉) • S. Jain, MD
Department of Ophthalmology and Visual Sciences,
University of Illinois at Chicago, Chicago, IL, USA
e-mail: sapna.tibrewal@gmail.com

该病例与屈光手术的相关性

LASIK 手术已被公认为矫正屈光不正的标准术式之一[1]。在 LASIK 术中，角膜瓣部分的基质神经被切断。因此术后上皮下神经丛密度减少了至少 80%[2]。术后 6 个月左右可以观察到角膜瓣区域角膜神经的重生，但是即使在术后 5 年，神经也无法恢复到术前水平[2-4]。在术后的初始阶段，约 50% 的患者有不同程度的干眼表现[5]。严重的干眼可导致患者显著不适，角膜中央发生 LASIK 导致的神经营养性上皮病变（LASIK-induced neurotrophic epitheliopathy，LINE）时还会影响视力。

病例背景

患者女性，28 岁，3 年前行双眼 LASIK 近视激光矫正术，诉双眼钝痛、不适、刺激及异物感。

初步眼部检查提示双眼最佳矫正视力为右眼 20/25，左眼 20/20。裂隙灯检查见双眼角膜瓣完整、透明，无层间混浊或角膜瘢痕。荧光素染色可见角膜瓣区域轻度上皮点染(图 44.1a,b),周边角膜及结膜无染色。双眼结膜轻度充血。前房安静。Schirmer I 试验(无麻醉)示右眼 1mm,左眼 2mm。Cochet-Bonnet 触觉测量器测量结果示角膜知觉正常(双眼 40mm)。

鉴于发病时间、局限于角膜瓣区域的上皮荧光素染色、近期无眼表病史,初步诊断该患者为 LASIK 导致的神经营养性上皮病变。

需要解决的主要问题

该患者的干眼伴有神经性疼痛,主要是由于 LASIK 术中切断部分角膜神经导致上皮神经营养缺失造成,治疗方面应着重于修复角膜浅层点状上皮缺损并促进角膜神经再生。

辅助检查

应使用裂隙灯对 LASIK 术后干眼患者的眼表进行全面彻底的检查,包括是否伴有眼睑、睫毛异常及睑板腺功能障碍。使用标准化问卷(OSDI)评估患者的主观感觉。其他重要检查包括无麻醉的 Schiemer I 试验、角膜知觉测量、眼表染色(荧光素或虎红)、OCT 测量泪河高度等。另外,有条件的话还可以加做泪液渗透压测定。

手术/药物干预

基于上述诊断,对该患者进行适当的药物治疗,包括频点不含防腐剂的人工泪液润滑眼表、E-PRP 滴眼液促进神经再生和上皮修复、日抛型硅水凝胶角膜接触镜(Acuvue 1-day TruEye)促进角膜上皮修复、0.05%的环孢素滴眼液(2 次/天)促进泪液生成。

结果

患者对上述治疗反应良好。2 个月后停用 PRP 滴眼液,并停戴角膜接触镜。6 个月后患者无不适主诉。目前人工泪液需要时点眼及环孢素滴眼液 2 次/天维持治疗。最近一次复查,裂隙灯检查见角膜瓣平滑透明,眼表荧光素染色阴性。

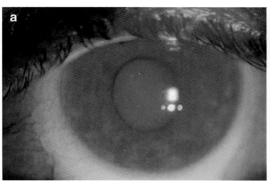
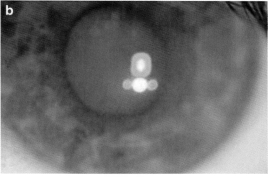

图 44.1　(a)低倍裂隙灯下可见 LASIK 角膜瓣区域上皮荧光素染色阳性,结膜轻度充血。周边角膜及结膜荧光素染色阴性。(b)同一眼放大倍率后可见角膜上皮浅层点染局限于角膜瓣区域。

小结

为了有效治疗 LASIK 术后因角膜神经功能异常所致的干眼，需要多管齐下。首先，患者应停用之前所有的滴眼液。绝大多数滴眼液中含有的苯扎氯胺是一种常见的防腐剂，不仅会增加角膜感染的风险，还有直接的神经毒性作用[6]。而 LASIK 术后常用的糖皮质激素类滴眼液也应停用，因为激素类滴眼液可以缓解眼表炎症，而有些炎性反应已被证实有益于神经的再生[7-10]。PRP 制剂中富含 VEGF 等生长因子，可以促进角膜神经的再生[10,11]。Alió 及其合作者已证实 PRP 制剂可以用于治疗休眠性角膜溃疡及 LASIK 术后眼表炎症综合征[12,13]。而硅水凝胶软性角膜接触镜可作为绷带片保护角膜上皮，不含防腐剂的人工泪液可作为润滑剂促进上皮修复[14]。口服米诺环素具有一定的神经保护作用[15]。

（朱珺 黄锦海 译校）

参考文献

1. American Academy of Ophthalmology. Eye Health Statistics at a Glance. http://www.aao.org/newsroom/press_kit/upload/Eye_Stats_3-5-07. Accessed online Dec 2012

2. Moilanen JA, Holopainen JM, Vesaluoma MH, Tervo TM (2008) Corneal recovery after Lasik for high myopia: a 2-year prospective confocal microscopic study. Br J Ophthalmol 92:1397–1402

3. Erie JC, McLaren JW, Hodge DO, Bourne WM (2005) Recovery of corneal subbasal nerve density after PRK and LASIK. Am J Ophthalmol 140: 1059–1064

4. Darwish T, Brahma A, O'Donnell C, Efron N (2007) Subbasal nerve fiber regeneration after LASIK and LASEK assessed by noncontact esthesiometry and in vivo confocal microscopy: prospective study. J Cataract Refract Surg 33:1515–1521

5. Ambrósio R Jr, Tervo T, Wilson SE (2008) LASIK-associated dry eye and neurotrophic epitheliopathy: pathophysiology and strategies for prevention and treatment. J Refract Surg 24:396–407

6. Sarkar J, Chaudhary S, Namavari A, Ozturk O, Chang JH, Yco L, Sonawane S, Khanolkar V, Hallak J, Jain S (2012) Corneal neurotoxicity due to topical benzalkonium chloride. Invest Ophthalmol Vis Sci 53:1792–1802

7. Namavari A, Chaudhary S, Chang JH, Yco L, Sonawane S, Khanolkar V, Yue BY, Sarkar J, Jain S (2012) Cyclosporine immunomodulation retards regeneration of surgically transected corneal nerves. Invest Ophthalmol Vis Sci 53:732–740

8. Li H, Xie W, Strong JA, Zhang JM (2007) Systemic anti-inflammatory corticosteroid reduces mechanical pain behavior, sympathetic sprouting, and elevation of proinflammatory cytokines in a rat model of neuro-pathic pain. Anesthesiology 107:469–477

9. Lee HK, Ryu IH, Seo KY, Hong S, Kim HC, Kim EK (2006) Topical 0.1 % prednisolone lowers nerve growth factor expression in keratoconjunctivitis sicca patients. Ophthalmology 113: 198–205

10. Li Z, Burns AR, Han L, Rumbaut RE, Smith CW (2011) IL-17 and VEGF are necessary for efficient corneal nerve regeneration. Am J Pathol 178: 1106–1116

11. Fong KP, Barry C, Tran AN, Traxler EA, Wannemacher KM, Tang HY, Speicher KD, Blair IA, Speicher DW, Grosser T, Brass LF (2010) Deciphering the human platelet sheddome. Blood 117:e15–e26

12. Alio JL, Abad M, Artola A, Rodriguez-Prats JL, Pastor S, Ruiz-Colecha J (2007) Use of autologous platelet-rich plasma in the treatment of dormant corneal ulcers. Ophthalmology 114:1286–1293

13. Alio JL, Arnalich-Montiel F, Rodriguez AE (2012) The role of "eye platelet rich plasma" (E-PRP) for wound healing in ophthalmology. Curr Pharm Biotechnol 13:1257–1265

14. Gil-Cazorla R, Teus MA, Arranz-Márquez E (2008) Comparison of silicone and non-silicone hydrogen soft contact lenses used as a bandage after LASEK. J Refract Surg 24:199–203

15. Wells J, Hurlbert RJ, Fehlings MG, Yong VW (2003) Neuroprotection by minocycline facilitates significant recovery from spinal cord injury in mice. Brain 126:1628–1637

干眼：LASIK 术后复发性上皮糜烂

Jorge L. Alió，Angelo Rampone，Alessandro Abbouda

目录

该病例与屈光手术的相关性 ············ 183

病例背景 ················· 183

需要解决的主要问题 ············ 184

辅助检查 ················· 184

手术/药物干预 ·············· 184

结果 ··················· 184

小结 ··················· 185

参考文献 ················· 185

J.L. Alió, MD, PhD (✉)
Department of Refractive Surgery,
Vissum Corporación Oftalmológica,
Alicante, Spain
e-mail: jlalio@vissum.com

A. Rampone, MD
Department of Ophthalmology,
Seconda Università degli Studi di Napoli, Naples, Italy

R&D Department, Vissum Corporacion,
03016, Alicante, Spain
e-mail: angelo.rampone@gmail.com

A. Abbouda, MD
Department of Refractive Surgery,
Vissum Corporación Oftalmológica, Alicante, Spain

Department of Ophthalmology-Policlinico Umberto I
of Rome, University of Rome "Sapienza",
Viale del Policlinico, 155, 00186 Roma, Italy

R&D Department, Vissum Corporación
Oftalmológica, 03016, Alicante, Spain
e-mail: a.abbouda@gmail.com

该病例与屈光手术的相关性

上皮基底膜营养不良（epithelial base-ment membrane dystrophy，EBMD）是最常见的角膜营养不良，预计患病率为5%。然而，因为其没有典型的症状而常被漏诊[1]。EBMD的发病机制为基底膜合成异常并向上皮内延伸。EBMD患者缺乏锚定原纤维（anchor-ing fibrils），导致上皮黏附性变差，复发性角膜糜烂（recurrent corneal erosion，RCE）风险增加。在角膜瓣切削过程中出现穿孔和术后发生 DLK 的风险也有所增加。

接下来介绍一个关于飞秒 LASIK 术后3 个月发生 EBMD 的病例。

病例背景

患者男性，25 岁，无眼部病史，要求进行屈光手术术前检查。主觉验光：右眼−8.00/−1.75×10，左眼−8.00/−2.50×170。角膜曲率值：右眼 41.61/42.82@176，左眼 41.71/43.54@107。双眼最佳矫正远视力和近视力均是

20/20。裂隙灯和眼底检查均正常。角膜地形图显示患者角膜表面规则。角膜厚度：右眼607μm，左眼612μm。

患者行双眼 LASIK 手术，手术顺利。用 IntraLase 飞秒激光系统制作角膜瓣，厚度 100~130μm，并用 AMARIS SCHWIND 准分子激光仪行角膜基质切削。术后评估正常，裂隙灯检查未见异常。角膜瓣边缘无上皮缺损，角膜瓣层间透明、位正。

术后 2 个月，患者诉双眼不适，有异物感。裂隙灯检查显示角膜上皮细胞缺损，双眼角膜前部基质有轻微混浊，考虑 EBMD 伴 2 级 DLK（图 45.1）。

对于并发症，予局部抗生素和激素治疗（氧氟沙星滴眼液，4 次/天，1 滴/次；地塞米松滴眼液，4 次/天，1 滴/次，每周减量 1 次，总共用 4 周；后改用氟米龙滴眼液，3 次/天，1 滴/次，连用 2 周）。在接下来数周里，患者自觉症状好转。

需要解决的主要问题

治疗 LASIK 术后微小创伤引起的 EBMD，关键在于避免感染性角膜炎的发生并消除不适感。

辅助检查

裂隙灯检查有助于确认角膜上皮缺损的情况。使用共聚焦显微镜诊断以及及时的局部治疗非常重要。

手术/药物干预

佩戴绷带型角膜接触镜，并予不含防腐剂的糖皮质激素滴眼液和人工泪液（Systane Ultra）进行局部治疗。2 周后停戴绷带型角膜接触镜，仅局部使用不含防腐剂的人工泪液。在接下来 6 个月里，由于患者病情稳定，未行 PTK 治疗。

结果

在术后 3 个月和 6 个月时，未予任何治疗，裂隙灯检查未见上皮细胞缺损和基质混浊（图 45.2）。双眼裸眼远视力和近视力均是 20/20。角膜曲率值：右眼 35.16/35.77@111，左眼 35.00/35.34@53。角膜地形图显示中央切削区域角膜曲率值降低，与 LASIK 矫正的中度近视度数相匹配。

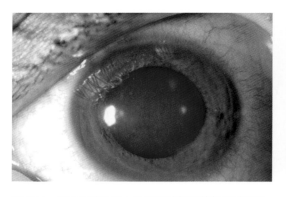

图 45.1 裂隙灯检查见上皮细胞缺损及前部基质混浊。

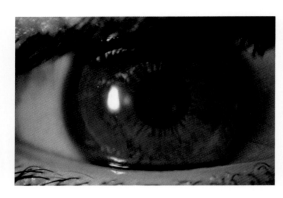

图 45.2 裂隙灯检查未见上皮细胞缺损和基质混浊。

小结

角膜上皮基底膜营养不良通常无症状,不易诊断。然而,它可能与复发性角膜糜烂有关,并引起 LASIK 术后严重的并发症[3]。共聚焦显微镜有助于指导诊断和随访。该患者行飞秒激光手术前,有必要行共聚焦显微镜检查[4]。在与该病例类似的许多病例中,先进行保守治疗将获得良好的手术效果。

（杨政伟　陈世豪　译校）

参考文献

1. Rezende RA, Uchoa UC, Cohen EJ, Laibson PR, Rapuano CJ (2004) Complications associated with anterior basement membrane dystrophy after laser in situ keratomileusis. J Cataract Refract Surg 30:2328–2331
2. Alió JL, Pérez-Santonja JJ, Tervo T, Tabbara KF, Vesaluoma M, Smith RJ, Maddox B, Maloney RK (2000) Postoperative inflammation, microbial complications, and wound healing following laser in situ keratomileusis. J Refract Surg 16:523–538
3. Bozkurt B, Irkec M (2009) In vivo laser confocal microscopic findings in patients with epithelial basement membrane dystrophy. Eur J Ophthalmol 19:348–354
4. Kobayashi A, Yokogawa H, Sugiyama K (2012) In vivo laser confocal microscopy findings in patients with map-dot-fingerprint (epithelial basement membrane) dystrophy. Clin Ophthalmol 6:1187–1190

病例 46

干眼：睑缘炎引起的 LASIK 术后严重眼表炎症综合征

Jorge L. Alió，Dominika Wróbel，Alessandro Abbouda

目录

该病例与屈光手术的相关性 ············ 186

病例背景 ···························· 186

需要解决的主要问题 ·················· 187

辅助检查 ···························· 187

手术/药物干预 ······················ 187

结果 ································ 187

小结 ································ 187

参考文献 ···························· 188

J.L. Alió, MD, PhD (⊠)
Department of Refractive Surgery,
Vissum Corporación Oftalmológica,
Alicante, Spain
e-mail: jlalio@vissum.com

D. Wróbel, MD
Glaucoma Diagnostic and Microsurgery Department,
Medical University of Lublin, Lublin, Poland

R&D Department, Vissum Corporacion, Alicante, Spain
e-mail: ddudzinska@interia.pl

A. Abbouda, MD
Department of Refractive Surgery,
Vissum Corporación Oftalmológica, Alicante, Spain

Department of Ophthalmology-Policlinico Umberto I
of Rome, University of Rome "Sapienza",
Viale del Policlinico, 155, 00186 Roma, Italy

R&D Department, Vissum Corporación
Oftalmológica, 03016, Alicante, Spain
e-mail: a.abbouda@gmail.com

该病例与屈光手术的相关性

　　睑缘炎和慢性睑板腺炎会影响泪液分布，引起角膜上皮损伤，导致 LASIK 术后严重的细菌感染。感染症状包括疼痛、视力下降、畏光、异物感、眼红。约 10% 的患者没有明显症状。屈光手术医生应在术前明确患者是否存在睑缘炎，以避免发生严重的并发症[1]。

病例背景

　　患者女性，49 岁，主诉畏光和视物模糊 1 周。2 年前曾行屈光手术，术前患者的屈光度数为 −6.50D，经常佩戴角膜接触镜且有复发性睑缘炎病史。现主觉验光结果：右眼 +3.00/−3.00×50，左眼 +0.75/−0.50×130。右眼最佳矫正视力达 20/25，左眼为 20/63。裂隙灯检查可见双眼睑缘炎，左眼睫状充血及中央角膜浸润（图 46.1）。眼底检查无殊。

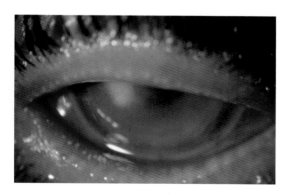

图 46.1　裂隙灯检查可见睑缘炎及中央角膜浸润。

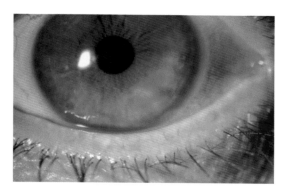

图 46.2　裂隙灯检查可见中央角膜浸润消退，但角膜下方可见上皮植入。

需要解决的主要问题

LASIK 术前发现睑缘炎，特别是由慢性睑板腺炎引起的睑缘炎，对避免术后并发症是非常重要的。引起 LASIK 术后角膜感染的细菌通常发现于眼睑和结膜[2]。术前注意眼睑卫生并使用抗生素滴眼液有助于预防感染。1%万古霉素眼膏是治疗顽固性睑缘炎的新方法[3]。

辅助检查

鉴别睑缘炎和边缘无菌性角膜浸润。微生物培养可协助诊断。

手术/药物干预

微生物培养和革兰染色结果阴性。由于高度怀疑患者患有金黄色葡萄球菌性角膜炎，我们开始进行以下治疗：高浓度万古霉素滴眼液（50mg/mL），每小时滴用 1 次；高浓度头孢他啶滴眼液（100mg/mL），每小时滴用 1 次；1%醋酸泼尼松龙混悬滴眼液（美国，艾尔建，Pred Forte®），3 次/天，每次 1 滴；0.3%

环丙沙星滴眼液（爱尔康，Oftacilox®），每晚 1 次。该患者的感染没有进一步进展，并且治疗也没有明显的抗感染效果。我们决定终止治疗，采用人工泪液。

结果

1 个月后，患者左眼裸眼视力提高到 20/32，但仍有畏光。裂隙灯检查显示中央角膜浸润消退，但角膜下方上皮植入（图46.2）。为了避免炎症进展而未予任何治疗。3 年来，患者视力稳定，但仍诉畏光。术后第 3 年，裂隙灯检查可见角膜上皮植入加重，睑板腺堵塞明显。刮除基质床的上皮，并用 10-0 尼龙线将薄而不规则的角膜瓣对位缝合（图 46.3）。

小结

医生应能够分辨非感染性角膜炎和微生物性角膜炎，以免过度治疗和使用抗生素[4]。在该病例中，培养结果阴性，病情无进展，抗生素滴眼液使用后病情是否改善有助于我们对这两组综合征进行鉴别。

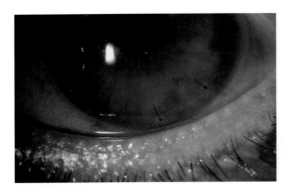

图 46.3　裂隙灯检查可见 10-0 尼龙线将薄而不规则的角膜瓣对位缝合。

（刘畅　陈世豪　译校）

参考文献

1. Chang MA, Jain S, Azar DT (2004) Infections following laser in situ keratomileusis: an integration of the published literature. Surv Ophthalmol 49: 269–280
2. Ayala MJ, Alió JL, Mulet ME, De La Hoz F (2008) Treatment of laser in situ keratomileusis interface epithelial ingrowth with neodymium:yytrium-aluminum-garnet laser. Am J Ophthalmol 145:630–634
3. Sotozono C, Fukuda M, Ohishi M, Yano K, Origasa H, Saiki Y, Shimomura Y, Kinoshita S (2013) Vancomycin ophthalmic ointment 1 % for methicillin-resistant Staphylococcus aureus or methicillin-resistant Staphylococcus epidermidis infections: a case series. BMJ Open 29:1–6. pii: e001206
4. Alió JL, Pérez-Santonja JJ, Tervo T, Tabbara KF, Vesaluoma M, Smith RJ, Maddox B, Maloney RK (2000) Postoperative inflammation, microbial complications, and wound healing following laser in situ keratomileusis. J Refract Surg 16:523–538

掀瓣刮除 LASIK 术后视轴区的上皮植入

Florence Cabot，Sonia H. Yoo

目录

该病例与屈光手术的相关性 ············ 189

病例背景 ·································· 189

需要解决的主要问题 ···················· 190

辅助检查 ·································· 190

手术/药物干预 ·························· 190

结果 ······································ 191

小结 ······································ 191

参考文献 ·································· 191

F. Cabot, MD • S.H. Yoo, MD (✉)
Bascom Palmer Eye Institute,
University of Miami Miller School of Medicine,
900 Nw 17th St, Miami 33136, FL, USA
e-mail: florence.cabot@gmail.com

该病例与屈光手术的相关性

LASIK 是全世界应用最广泛的屈光手术方式，角膜层间上皮内生是其罕见并发症，内生通常发生于术后而非术中，这表明角膜瓣边缘的质量及其位置至关重要[1,2]。在本病例中，术后第 1 天观察到视轴区角膜层间上皮细胞生长堆积，而角膜瓣边缘没有任何上皮缺损，提示角膜上皮植入发生于术中。

病例背景

患者女性，44 岁，否认眼部疾病史，接受屈光手术术前评估。主觉验光结果：右眼 −3.25/+0.50×155，左眼 −3.25/+0.25×175。优势眼为左眼。双眼最佳远、近矫正视力均为 20/20，裂隙灯及眼底检查未见明显异常。角膜地形图显示角膜表面规则。角膜厚度：右眼 573μm，左眼 571μm。患者接受双眼 LASIK，目标屈光度数为 0。术中使用 Alcon WaveLight®

FS200飞秒激光制作角膜瓣,Alcon Allegretto®准分子激光仪切削角膜基质。术后1小时裂隙灯检查未见异常:角膜瓣边缘无上皮缺损,层间透明,对位佳。术后1周,裂隙灯检查见左眼视轴区角膜瓣层间有局限性混浊(图47.1)。

需要解决的主要问题

LASIK术后1天及1周的裂隙灯检查是发现早期术后并发症的重要手段。在本病例中,尽管患者瞳孔区出现了轻度的层间混浊,裂隙灯检查也提示角膜层间上皮植入的可能,但是未见明显上皮巢。这时角膜层间上皮植入尚不能确诊,但手术医生需警惕感染性角膜炎、DLK或者haze的发生。确诊前应该进行密切随访,以便得到及时有效的治疗。对于术中操作将上皮带入瓣下引起的上皮植入,当细胞增殖局限,未累及视轴时,通常不需要手术刮除。在本病例中上皮植入累及视轴,应掀瓣并刮除上皮细胞来保护患者视力。

辅助检查

密切随访并使用裂隙灯仔细检查是评估角膜上皮植入发展最重要的方法。若细胞增殖较为局限,未累及视轴,无需手术干预。相反,若细胞增殖累及视轴,必须手术刮除增殖的上皮细胞。在有些病例中,上皮内生是由上皮细胞从角膜瓣边缘长入角膜瓣下引起,眼前节OCT(光学相干断层扫描)有助于观察上皮细胞的痕迹。裂隙灯照相也有助于监测角膜上皮植入的发展过程。在本病例中,角膜上皮植入诊断明确,并且在3周内细胞增殖累及视轴(图47.2)。

手术/药物干预

患者接受掀瓣和刮除上皮细胞的治疗,机械刮除角膜瓣背面以及角膜基质床表面的上皮细胞。刮除上皮细胞后,用平衡盐溶液(BSS)冲洗。复位角膜瓣,使用绷带型角膜接触镜帮助角膜瓣黏附在基质床上。

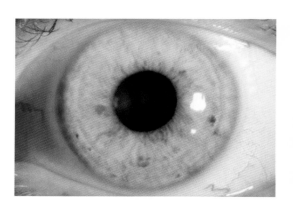

图47.1 LASIK术后1周的裂隙灯照相。视轴区轻度的角膜上皮植入。

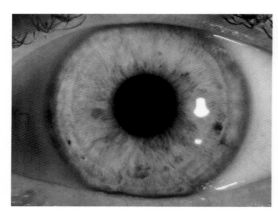

图47.2 LASIK术后3周的裂隙灯照相。视轴区严重的角膜上皮植入。

结果

术后 1 天，裂隙灯检查显示角膜瓣层间透明、未见上皮细胞，并且对位佳（图 47.3）。裸眼视力：右眼 20/20，左眼 20/40。

小结

初次 LASIK 术后可能发生角膜层间上皮植入，但发生率显然低于二次手术[3]。角膜层间上皮植入/内生的两种可能机制如下：一是手术过程中微型角膜刀或者其他器械将上皮细胞带入层间；二是术后上皮细胞从

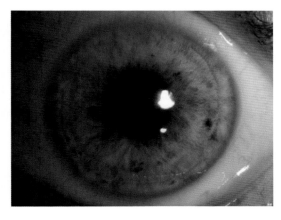

图 47.3　上皮植入刮除后 1 天的裂隙灯照相。层间透明。

瓣缘长入层间[4]。通常情况下，由于术中操作而引起的上皮植入，上皮细胞增殖局限，不需要接受手术治疗。但是，如果上皮植入影响了患者视力或者累及视轴，应进行手术干预，尽可能去除增殖的上皮细胞。Nd:YAG 法应用于有临床症状的上皮植入首次报道于2008 年[5]，但仍需进一步的研究以证实此技术的安全性及有效性[6]。

（王春梦　陈世豪　译校）

参考文献

1. Knorz MC (2002) Flap and interface complications in LASIK. Curr Opin Ophthalmol 13:242–245
2. Asano-Kato N, Toda I, Hori-Komai Y et al (2002) Epithelial ingrowth after laser in situ keratomileusis: clinical features and possible mechanisms. Am J Ophthalmol 134:801–807
3. Caster AI, Friess DW, Schwendeman FJ (2010) Incidence of epithelial ingrowth in primary and retreatment laser in situ keratomileusis. J Cataract Refract Surg 36:97–101
4. Henry CR, Canto AP, Galor A et al (2012) Epithelial ingrowth under LASIK flap: clinical characteristics, risk factors, and visual outcomes in patients requiring flap lift. J Refract Surg 18:1–5
5. Ayala MJ, Alio J, Mulet ME et al (2008) Treatment of laser in situ keratomileusis interface epithelial ingrowth with neodymium:yytrium-aluminum-garnet laser. Am J Ophthalmol 14:630–634
6. Lindfield D, Ansari G, Poole T (2012) Nd:YAG laser treatment for epithelial ingrowth after laser refractive surgery. Ophthalmic Surg Lasers Imaging 43:247–249

病例 **48**

角膜上皮植入：角膜地形图在治疗中的应用

Jaime Javaloy，Alessandro Abbouda

目录

该病例与屈光手术的相关性 ············ 192

病例背景 ·························· 192

需要解决的主要问题 ················ 193

辅助检查 ·························· 193

手术/药物干预 ···················· 194

结果 ······························ 194

小结 ······························ 194

参考文献 ·························· 194

J. Javaloy, MD, PhD (⊠)
Department of Anterior Segment and Refractive Surgery,
Vissum Corporacion Oftalmológica,
Alicante, Spain
e-mail: jjavaloy@coma.es

A. Abbouda, MD
Department of Refractive Surgery,
Vissum Corporación Oftalmológica, Alicante, Spain

Department of Ophthalmology-Policlinico
Umberto I of Rome, University of Rome "Sapienza",
Viale del Policlinico, 155, 00186 Roma, Italy

R&D Department, Vissum Corporación
Oftalmológica, 03016, Alicante, Spain
e-mail: a.abbouda@gmail.com

该病例与屈光手术的相关性

角膜瓣边缘上皮植入是 LASIK 术后重要的并发症。角膜上皮植入的发生率为 0~20%[1-4]。通常出现在术后早期，与术中角膜上皮疏松或缺损、远视 LASIK 矫正术、增效手术、角膜瓣的不稳定以及角膜上皮基底膜营养不良有关[1,3-5]。角膜上皮植入一般不会导致严重的后果，但有可能进展而导致不规则散光或角膜瓣融解，并影响视力。

病例背景

患者女性，34 岁，否认眼部疾病史，接受屈光手术术前评估。主觉验光：右眼−1.50D，左眼−4.50D。双眼远、近最佳矫正视力均为 20/20。双眼裂隙灯及眼底检查均未见异常。角膜地形图显示角膜表面规则。角膜厚度：右眼 534μm，左眼 546μm。患者接受 LASIK 手术，手术顺利，目标屈光度数为 0。由 IntraLase 飞秒激光（IntraLase Corp）制作角膜瓣，AMARIS SCHWIND 准分子激光仪切削角膜基质。术后评估正常。裂隙灯检查未见异常，角膜瓣边缘无上皮缺损，层间透明，对位佳。

术后 2 年随访时，患者诉左眼视力下降。左眼裸眼视力为 20/30。角膜地形图提示角膜表面规则，角膜厚度 490μm。该患者决定接受二次手术。剩余基质厚度为 320μm。

4 个月后，裂隙灯检查发现瞳孔缘角膜上皮植入，角膜地形图提示该区域变平坦。嘱其随访，暂不予再次手术。3 个月后，层间出现了明显的上皮巢。角膜地形图检查结果与前次相同（图 48.1a）。

6 个月后，患者诉左眼视力下降。左眼裸眼视力为 20/60，最佳矫正远视力为 20/20，角膜地形图提示变平坦区域更为明显。

裂隙灯检查见大小约 3mm×4mm 基质白色椭圆形区域，边界模糊。病变部位荧光素染色阴性（图 48.1b）。

需要解决的主要问题

在本病例中，瞳孔区出现了明显的层间混浊，裂隙灯及角膜地形图检查均提示角膜基质融解可能。患者在确诊前应密切随访以便能够得到及时有效的治疗。角膜地形图可协助诊断。

辅助检查

角膜地形图有助于判断角膜上皮植入的变化及基质融解的发生。病灶的进行性扩

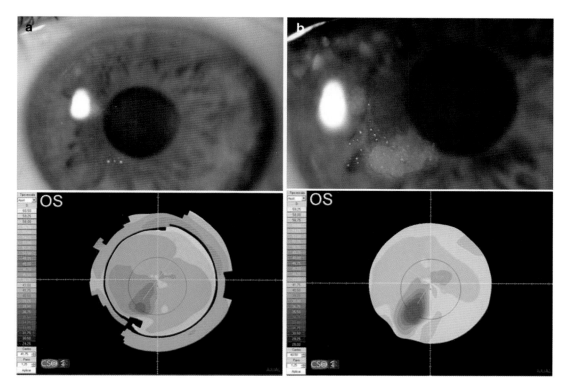

图 48.1　角膜上皮植入的角膜地形图和裂隙灯照片。(a)开始阶段。(b)上皮刮除前。(待续)

大提示应及时刮除上皮细胞。

手术/药物干预

患者接受掀瓣及刮除植入上皮的治疗。机械刮除角膜瓣背面以及基质床表面的上皮细胞。清除所有上皮细胞后，使用平衡盐溶液（BSS）冲洗层间。角膜瓣复位后用 10-0 尼龙线缝合固定。

结果

刮除上皮后 4 个月，裂隙灯检查显示左眼角膜轻微的椭圆形混浊、层间未见上皮细胞、角膜瓣对位佳（图 48.1c）。左眼裸眼视力为 20/32，最佳矫正远视力为 20/20。

小结

角膜地形图能有效提示角膜上皮植入的进展。坏死的上皮细胞释放胶原酶引起角膜瓣融解，在角膜地形图上表现为平坦区域的扩大，而患者可能无任何症状。然而，角膜瓣融解可能导致角膜表面变形，以及相应的散光改变。

（王春梦　陈世豪　译校）

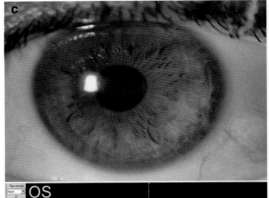
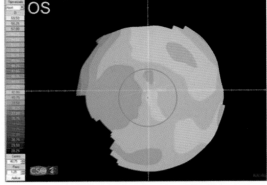

图 48.1 续 　（c）上皮刮除后。

参考文献

1. Ambrósio R Jr, Wilson SE (2001) Complications of laser in situ keratomileusis: etiology, prevention, and treatment. J Refract Surg 17:350–379
2. Melki SA, Azar DT (2001) LASIK complications: etiology, management, and prevention. Surv Ophthalmol 46:95–116
3. Walker MB, Wilson SE (2000) Incidence and prevention of epithelial growth within the interface after laser in situ keratomileusis. Cornea 19:170–173
4. Wang MY, Maloney RK (2000) Epithelial ingrowth after laser in situ keratomileusis. Am J Ophthalmol 129:746–751
5. Jabbur NS, Chicani CF, Kuo IC, O'Brien TP (2004) Risk factors in interface epithelialization after laser in situ keratomileusis. J Refract Surg 20:343–348

LASIK 术后角膜上皮植入

Issac W. Porter

目录

该病例与屈光手术的相关性 ············ 195

病例背景 ························· 196

需要解决的主要问题 ················ 196

辅助检查 ························· 196

手术/药物干预 ···················· 196

结果 ··························· 196

小结 ··························· 197

参考文献 ························· 198

I.W. Porter, MD
Department of Ophthalmology, Cornea,
Cataract, and Refractive Surgery,
Lowry Porter Ophthalmology, Raleigh, NC, USA
e-mail: isaac_porter@hotmail.com

该病例与屈光手术的相关性

角膜瓣下上皮细胞植入可能发生于 LASIK 术后。一旦发现,医生需考虑是否需要治疗。周边的角膜上皮植入可以先观察,但是进行性的角膜上皮植入导致并发症出现时需要及时处理。本文所述的病例只需要随访观察,同时也详细介绍了需要干预时可能采取的措施。首次 LASIK 术后可随访观察的角膜上皮植入的发生率小于 5%。虽然发现角膜上皮植入很重要,但其通常没有临床意义。有研究显示,LASIK 术后组织学上不同程度的角膜瓣边缘上皮植入的发生率为 53%[1]。来源于周边角膜上皮的层间上皮植入通常表现为珍珠样或巢样细胞生长。角膜上皮有路径进入角膜瓣下是发生角膜上皮植入的根源,因此必须彻底消除这一根源来避免角膜上皮植入的复发。在手术过程中上皮细胞可能会植入层间,但这并不是引起角膜上皮植入的主要原因,因为这些细胞的再生能力有限。角膜上皮植入的危险因素包括术中上皮缺损、远视矫正、二次手术及角膜瓣黏附性差[2,3]。飞秒激光制作的角膜瓣边缘形态使得角膜上皮植入的发生率较微型角膜刀制瓣的低。角膜上皮植入的发生率可能比临床上发现的更高。本病例有助于屈光手术医生判断角膜上皮植入是否有临床意义及其治疗方法。

病例背景

患者女性,57 岁,曾行左眼 LASIK 术。术前主觉验光:右眼−1.75/+0.25×155,左眼+0.75/+0.50×45。用 Hansatome 微型角膜刀和 Visx Star S4 IR 准分子激光仪行 LASIK 手术。左眼根据经验修正得到切削度数为+0.90/+0.50×45。术中角膜瓣鼻下方上皮擦伤,微型角膜刀引起中央角膜上皮疏松。术毕给予治疗性软性角膜接触镜、加替沙星滴眼液(4 次/天)、醋酸泼尼松龙滴眼液(每小时 1 次)。术后第 1 天,角膜瓣鼻下方边缘可见上皮形态不规则,移除角膜接触镜。术后 1 周,角膜瓣下方边缘可见一丝状物,中央上皮可见严重点染。停用加替沙星滴眼液,醋酸泼尼松龙滴眼液用量逐渐减少。术后 1 个月复查时见下方上皮细胞长入瓣下小于 1mm。患者左眼裸眼视力为 20/25,无诉不适,对手术结果满意。

需要解决的主要问题

角膜上皮植入一旦确诊,医生需决定是否需要干预或者继续观察其进展和并发症情况。像本病例,角膜上皮植入常在术后 1 个月随访时被发现[4]。

辅助检查

裂隙灯显微镜是评估和监测角膜上皮植入的主要工具。主觉验光、角膜地形图和裂隙灯照相也可以提供有价值的信息来帮助确定角膜上皮植入的稳定性。如长入瓣下的上皮细胞稳定在瓣缘 1~2mm,可随访观察。该患者的上皮角膜植入在随访过程中保持稳定(随访时间为术后前 3 个月,每个月 1 次,之后每 3 个月 1 次直至术后 1 年)。随访期间患者左眼裸眼视力在 20/20 和 20/30 间波动,主觉验光有少量散光(+0.25~+0.50D)

手术/药物干预

本病例无需干预。一旦发现角膜上皮植入,后续随访很重要。当角膜上皮植入进展超出瓣缘 2mm 或者出现并发症时,需要进行治疗。可能发生的并发症包括:角膜瓣凸起导致的散光,由于角膜表面或瓣缘不规则引起的不适,瞳孔缘上皮植入引起的眩光,瞳孔区上皮植入引起的视力下降,上皮植入处角膜瓣融解。主要治疗方法包括:用无齿镊代替铲刀掀瓣来防止上皮进一步植入,然后用刮刀、钝性铲或干的三角海绵将基质床和角膜瓣背面的上皮细胞刮除。早期去除植入的上皮可以避免形成难以根治的永久性瘘管。角膜上皮植入是因为角膜表面的上皮长入角膜瓣下,在去除上皮细胞后必须仔细确认角膜瓣边缘的正确对位。角膜瓣边缘的对位可用缝线或纤维蛋白胶来改善,这种方法可用于角膜上皮植入初发或者复发者[5]。使用 10−0 的尼龙线在合适的深度将上皮植入部分及其邻近的角膜瓣固定在周边角膜上。纤维蛋白胶覆盖角膜瓣边缘,并用绷带型角膜接触镜覆盖直至胶溶解。

结果

在随访的 1 年时间内,本病例的角膜上

皮植入情况稳定，未累及中央角膜，未超过角膜瓣边缘 1~2mm（图 49.1 和图 49.2）。下方角膜瓣边缘瘢痕化。最终的裸眼视力为 20/20。主觉验光：−0.25/+0.25×20。最佳矫正视力为 20/20。角膜地形图未见下方的上皮植入区域变陡（图 49.3）。

小结

当角膜上皮植入局限于角膜瓣周边且无临床症状时，可仅随访观察。当角膜上皮植入进行性发展，影响视力，引起散光或破

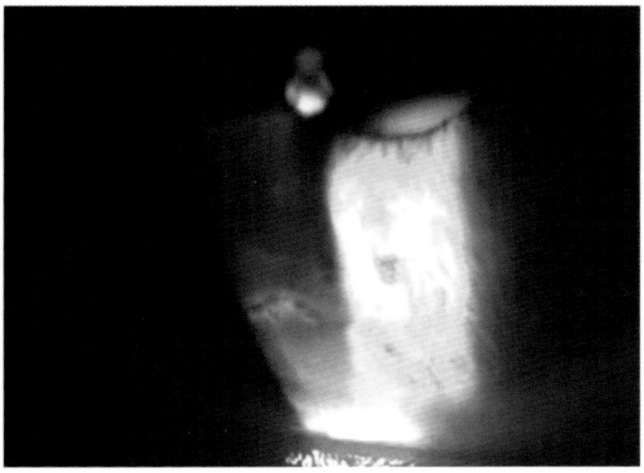

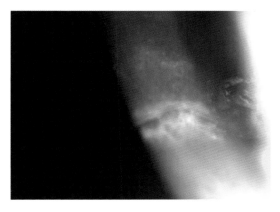

图 49.1　LASIK 术后下方角膜瓣边缘上皮植入（照片由 Patrick w. Laber 提供）。

图 49.2　角膜上皮植入后的不规则的角膜瓣边缘（照片由 Patrick w. Laber 提供）。

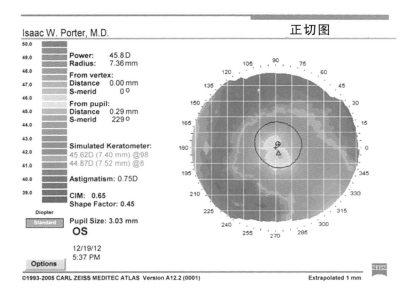

图 49.3　角膜地形图未见下方的上皮植入区域变陡。

坏角膜完整性时,需要掀起角膜瓣并清除层间的上皮细胞。在本病例中,术中上皮的缺损及 LASIK 矫正远视增加了角膜上皮植入的风险,但幸运的是,角膜上皮植入在术后随访 1 年内保持稳定。当发现角膜上皮植入进行性发展的迹象及可能出现的并发症后,屈光手术医生应该知道是继续观察还是手术干预。

（王春梦　陈世豪　译校）

参考文献

1. Dawson DG, Kramer TR, Grossniklaus HE et al (2005) Histologic, ultrastructural, and immunofluorescent evaluation of human laser-assisted in situ keratomileusis corneal wounds. Arch Ophthalmol 123:741–756
2. Farah SG, Ghanem RC, Azar DT (2007) LASIK complications and their management. In: Azar DT (ed) Refractive surgery, 2nd edn. Philadelphia, USA; Mosby
3. Randleman JB, Shah RD (2012) LASIK interface complications: etiology, management, and outcomes. J Refract Surg 28:575–586
4. Wang MY, Maloney RK (2000) Epithelial ingrowth after laser in situ keratomileusis. Am J Ophthalmol 129:746–751
5. Anderson NJ, Hardten DR (2003) Fibrin glue for the prevention of epithelial ingrowth after laser in situ keratomileusis. J Cataract Refract Surg 29:1425–1429

角膜膨隆：飞秒激光辅助的鸽尾式穿透性角膜移植术治疗 LASIK 术后的角膜膨隆

Samuel H. Lee，Dimitri T. Azar

目录

该病例与屈光手术的相关性 ············ 199

病例背景 ······························ 199

需要解决的主要问题 ················· 199

手术/药物干预 ······················· 200

结果 ································· 201

小结 ································· 201

参考文献 ··························· 204

S.H. Lee, MD (✉) • D.T. Azar, MD, MBA
Department of Ophthalmology and Visual Sciences
Illinois Eye and Ear Infirmary, University of Illinois
at Chicago, Chicago, IL, USA
e-mail: samuel.lee.md@gmail.com; dazar@uic.edu

该病例与屈光手术的相关性

一名谨慎的手术医生不仅要了解如何筛查有角膜膨隆高风险的患者，而且也需知道如何治疗已经发生的角膜膨隆[1]。

病例背景

患者女性，28 岁，双眼 LASIK 术后 12 年，双眼进行性角膜膨隆。左眼已经成功地实施了深板层角膜移植术和角膜表面切削术，术后视力良好。由于长期的角膜接触镜佩戴困难，患者想进行另一只眼的手术治疗（图 50.1）。

需要解决的主要问题

患者右眼佩戴角膜接触镜困难。左眼深板层角膜移植术和 PRK 术后有良好的裸眼视力，故可考虑帮助其改善右眼视力。手术

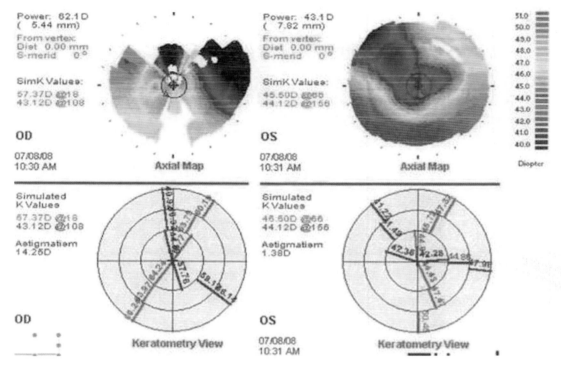

图 50.1 右眼角膜地形图显示角膜膨隆。

方式的选择有飞秒激光辅助的鸽尾式穿透性角膜移植术、角膜胶原交联术[2]和角膜基质环植入术。

手术/药物干预

患者选择右眼角膜移植术。边切采用鸽尾模式，同时供体角膜也做相匹配的边切，并将其对位缝合。手术原本计划是进行气泡分离后弹力层的深板层角膜移植术，但是分离时发现后弹力层发生穿孔，所以改为穿透性角膜移植术。

飞秒激光辅助的鸽尾式角膜移植术的步骤如下：

1. 用超声角膜测厚仪测量中央角膜厚度，调整鸽尾模式中的角膜厚度，角膜前表面至后表面约 100μm。

2. 运用鸽尾模式的飞秒激光切割患者角膜(图 50.2 a)。

3. 运用鸽尾模式的飞秒激光对置于人造前房上的供体角膜进行切割，尺寸大0.2mm。

4. 去除患者角膜,选择气泡分离后弹力层的板层角膜移植术。

5. 用 10-0 尼龙线间断缝合供体角膜，缝合时将缝针通过供体角膜组织鸽尾式的顶点并穿过患者角膜组织的凹槽部位，以确保供体与患者角膜边切部位的吻合(图 50.2b)。

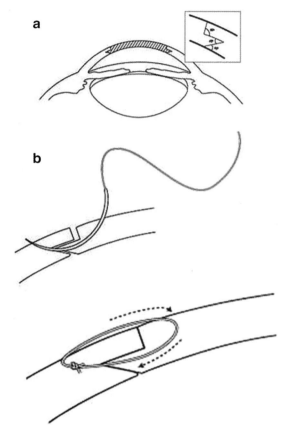

图 50.2 　(a)飞秒激光鸽尾式切口示意图。(b)最佳进针路径示意图：缝针通过供体角膜组织鸽尾式的顶点并穿过患者角膜组织的凹槽部位，将结旋转到受体角膜组织来促进凹凸部分吻合以避免鸽尾结构受到破坏。(复制于 Lee 等[3]的报道)

结果

　　该患者在飞秒激光辅助的鸽尾式穿透性角膜移植术后恢复良好，非常幸运地在术后 2 年达到了裸眼视力 20/30，戴镜视力 20/20。术后恢复期间，有选择地拆除角膜缝线来帮助其减少角膜移植术后的散光(图 50.3 至图 50.6)

小结

　　对于屈光手术后的进行性角膜膨隆，其治疗方法包括佩戴框架眼镜、佩戴角膜接触镜、角膜基质环植入术、板层或穿透性角膜移植术。若角膜内皮健康，无论是否使用飞秒激光，板层角膜移植术都是十分实用的。

　　飞秒激光在眼前段手术中有多种用途[4]。除了运用于 LASIK 和角膜移植术之外，还用于在角膜基质环植入术中制造基质隧道、角膜移植术后的楔形切除、矫正散光时做弧形切口。除了在角膜手术中的运用，飞秒激光同样可以在白内障摘除术中用于囊袋切开、角膜切口的制作和晶状体切开。

　　飞秒激光辅助的鸽尾式穿透性角膜移植术的潜在优点是增加植片–植床连接处的面积，从而减少缝线数量。本病例有 12 个间断缝线。这可以减少角膜移植术后的散光，并加快视力的恢复。

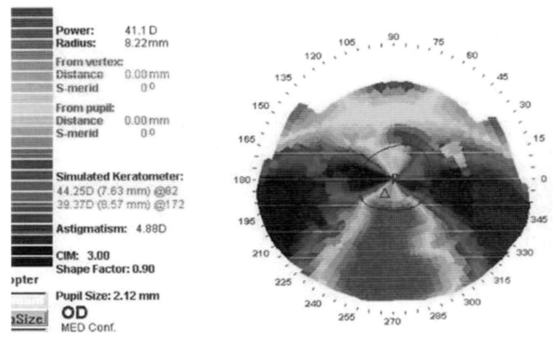

图 50.3　右眼飞秒激光辅助的鸽尾式穿透性角膜移植术后 1 周的角膜地形图。

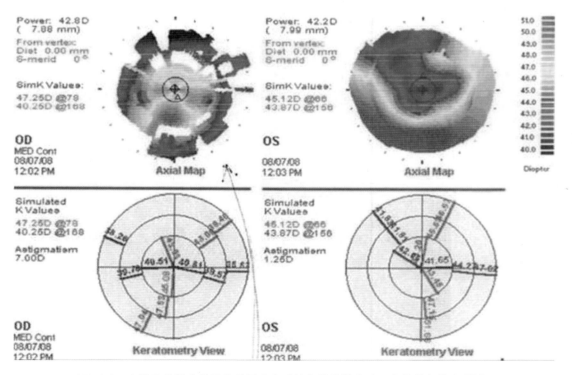

图 50.4　右眼飞秒激光辅助的鸽尾式穿透性角膜移植术后 1 个月的角膜地形图。

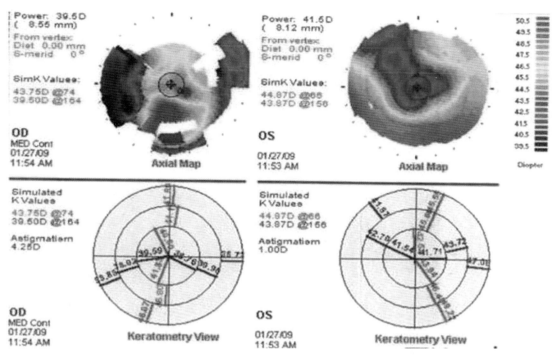

图 50.5　右眼飞秒激光辅助的鸽尾式穿透性角膜移植术后 6 个月的角膜地形图。

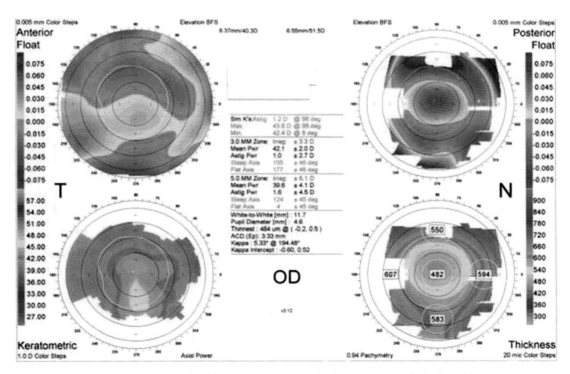

图 50.6　右眼飞秒激光辅助的鸽尾式穿透性角膜移植术后 2 年的角膜地形图。

（郑雅汝　汪凌　译校）

参考文献

1. Spadea L, Cantera E, Cortes M, Conocchia NE, Stewart CW (2012) Corneal ectasia after myopic laser in situ keratomileusis: a long-term study. Clin Ophthalmol 6:1801–1813

2. Poli M, Cornut PL, Balmitgere T, Aptel F, Janin H, Burillon C (2012) Prospective study of corneal colla-gen cross-linking efficacy and tolerance in the treatment of keratoconus and corneal ectasia: 3-year results. Cornea 32:583–590

3. Lee J, Winokur J, Hallak J, Azar DT (2009) Femtosecond dovetail penetrating keratoplasty: surgical technique and case report. Br J Ophthalmol 93:861–863

4. Winokur J, Lee J, Kumar G, Azar DT (2011) Surgical technique of femtosecond dovetail rotational auto-graft. Br J Ophthalmol 95:434–436

角膜膨隆:飞秒激光辅助的深板层角膜移植术治疗 LASIK 术后的角膜膨隆

Jorge L. Alió,Alessandro Abbouda

目录

该病例与屈光手术的相关性 ············ 205

病例背景 ······················· 205

需要解决的主要问题 ············· 206

辅助检查 ····················· 206

手术/药物干预 ················· 206

结果 ························· 206

小结 ························· 206

参考文献 ····················· 210

J.L. Alió, MD, PhD (✉)
Department of Refractive Surgery,
Vissum Corporación Oftalmológica,
Alicante, Spain
e-mail: jlalio@vissum.com

A. Abbouda, MD
Department of Refractive Surgery,
Vissum Corporación Oftalmológica, Alicante, Spain

Department of Ophthalmology-Policlinico Umberto I
of Rome, University of Rome "Sapienza",
Viale del Policlinico, 155, 00186 Roma, Italy

R&D Department, Vissum Corporación
Oftalmológica, 03016, Alicante, Spain
e-mail: a.abbouda@gmail.com

该病例与屈光手术的相关性

角膜膨隆是 LASIK 手术最严重的并发症之一,其发病率为 0.04%~0.66%[1-3]。主要症状有近视度数增加、不规则散光和矫正远视力(CDVA)的下降[4]。引起这些并发症的主要危险因素有高度近视、漏诊的顿挫型圆锥角膜、剩余基质床厚度较薄、大光学区和多次增强手术。

病例背景

患者女性,32 岁,因双眼视物不清就诊。她 5 年前曾在其他医院进行屈光手术。唯一可得到的术前资料就是患者术前的屈光状态:右眼 −5.00/−2.00×30,左眼 −5.00/−2.00×130。当她第一次来到我们诊所时,她的主觉验光结果:右眼 −4.00/−2.00 ×160,左眼 −4.00/−3.00×180;最佳矫正视力:右眼 20/30,左眼 20/32。角膜曲率值:右眼 40.55/54.12 @140,

左眼 44.19/49.12@37。角膜地形图显示左眼下方陡峭,彗差 RMS =2.86μm(图 51.1a,b)。角膜厚度:右眼 337μm,左眼 369μm。诊断为 LASIK 术后角膜膨隆。

需要解决的主要问题

针对角膜膨隆目前有多种不同的治疗方法。应用硬性透氧性角膜接触镜是一种简单的治疗选择。然而,患者并不能耐受。我们曾建议角膜基质环植入术,但患者宁愿等待是否还有其他更好的治疗方法。

辅助检查

当中央角膜厚度小于 300μm 和(或)有明显的角膜中央瘢痕时,我们建议行深板层角膜移植术(DALK)。在该患者首次就诊 6 个月后,她回到我们诊所,主诉左眼视力下降,裂隙灯检查发现角膜中央瘢痕。

手术/药物干预

我们实施了飞秒激光辅助的深板层角膜移植术。选择蘑菇形的切口是因为可以切除大部分膨隆的基质,同时制作一个较大的植片–植床连接的区域,提高了角膜愈合的质量和速度。在角巩膜缘做一个 1mm 长、0.5mm 深的垂直角巩膜切口直达

Schwalbe 线。使用一个 31G 玻切头将空气注入后部基质,分离基质层和后弹力层。分离剩余角膜基质直到后弹力层和基质组织完全分开,再用 10.0 的尼龙线缝合角膜植片。

结果

在术后第 1 天,可看到双前房(DAC)。前段 OCT 显示角膜内皮与后弹力层完全脱离(图 51.2a)。将空气注入前房。在术后第 5 天,双前房依旧存在。在术后 2 周,双前房完全消失(图 51.2b),角膜植片透明(图 51.3)。患者左眼的主觉验光度数为 +0.50/−1.75×30,最佳矫正视力为 20/50。角膜曲率值:右眼 40.55/54.12@140,左眼 42.12/47.22@17。角膜地形图显示逆规散光领结。彗差 RMS= 1.89μm(图 51.4a,b)。

小结

深板层角膜移植术的目的是切除并替代病变的角膜基质,同时保留患者本身健康的角膜内皮;深板层角膜移植术消除了角膜内皮移植排斥的风险[5],但是在术后恢复期可能会发生并发症。由于改善了植片–植床间的解剖吻合结构,现代的飞秒激光辅助角膜移植术结合较好的缝合技术可以更好地控制深板层角膜移植术产生的散光。

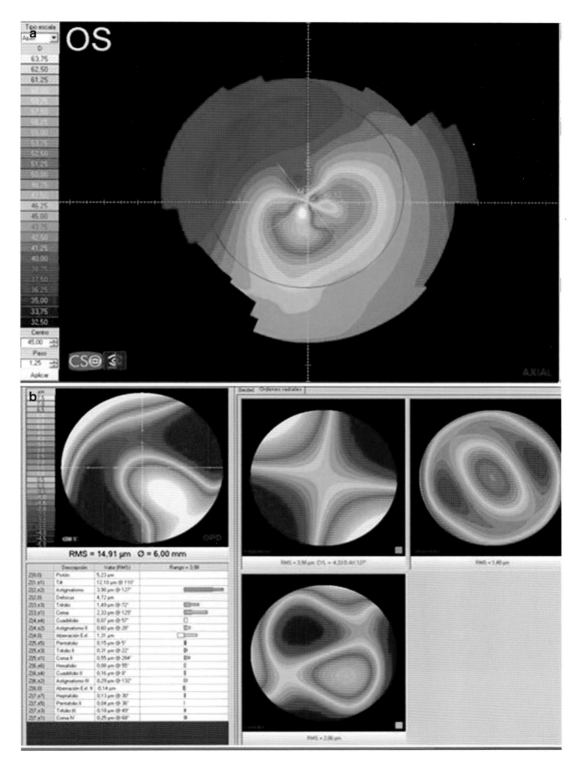

图 51.1　(a)角膜地形图显示左眼下方变得陡峭。(b)彗差 RMS =2.86μm。

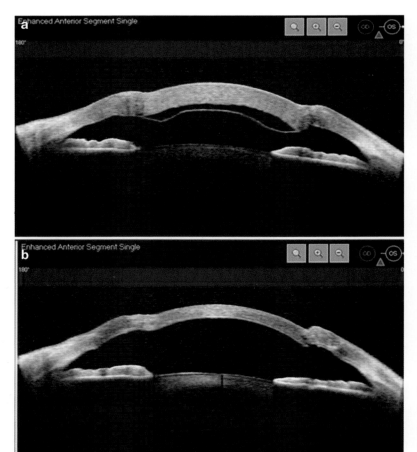

图 51.2 (a)术后 1 天 OCT Visante 显示双前房。(b)术后 2 周 OCT Visante 显示双前房消失。

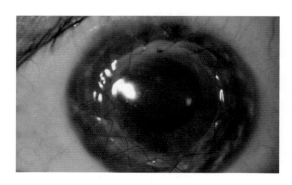

图 51.3 术后 2 周裂隙灯检查显示植片透明。

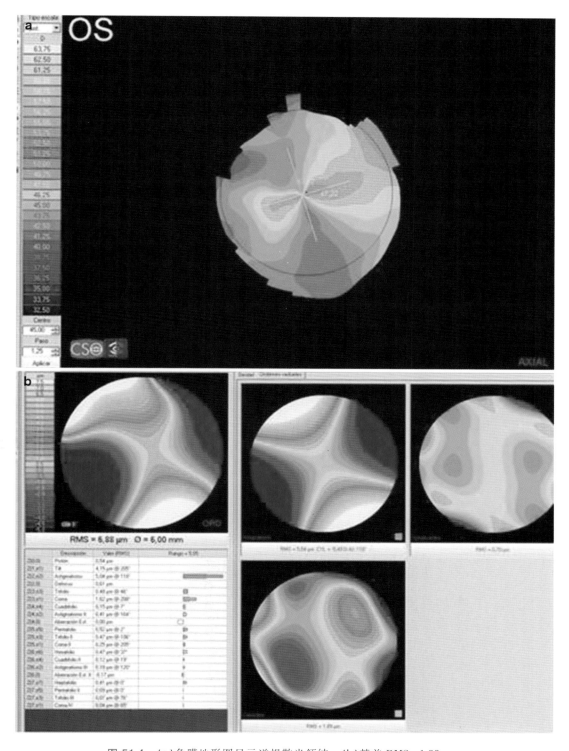

图 51.4　(a)角膜地形图显示逆规散光领结。(b)彗差 RMS =1.89μm。

（郑雅汝　汪凌　译校）

参考文献

1. Randleman JB, Russell B, Ward MA, Thompson KP, Stulting RD (2003) Risk factors and prognosis for corneal ectasia after LASIK. Ophthalmology 110: 267–275
2. Lyle WA, Jin GJC (2001) Laser in situ keratomileusis with the VISX Starlaser for myopia over _10.0 diopters. J Cataract Refract Surg 27:1812–1822
3. Pallikaris IG, Kymionis GD, Astyrakakis NI (2001) Corneal ectasia induced by laser in situ keratomileusis. J Cataract Refract Surg 27:1796–1802
4. Argento C, Cosentino MJ, Tytiun A, Rapetti G, Zarate J (2001) Corneal ectasia after laser in situ keratomileusis. J Cataract Refract Surg 27:1440–1448
5. Terry MA (2000) The evolution of lamellar grafting techniques over twenty-five years. Cornea 19: 611–616

角膜膨隆:深板层角膜移植术和使用丝裂霉素 C 的经上皮 PRK 治疗 LASIK术后的角膜膨隆

Samuel H. Lee，Dimitri T. Azar

目录

该病例与屈光手术的相关性 ············ 211

病例背景 ························· 211

需要解决的主要问题 ················ 211

手术/药物干预 ···················· 212

结果 ···························· 212

小结 ···························· 212

参考文献 ························· 214

S.H. Lee, MD (✉) • D.T. Azar, MD, MBA
Department of Ophthalmology and Visual Sciences
Illinois Eye and Ear Infirmary, University of Illinois
at Chicago, Chicago, IL, USA
e-mail: samuel.lee.md@gmail.com; dazar@uic.edu

该病例与屈光手术的相关性

一名谨慎的手术医生不仅要了解如何筛查有角膜膨隆高风险的患者,而且应该知道如何治疗。

病例背景

患者女性,28 岁,12 年前行近视 LASIK 手术,在双眼增效手术 1 年后因为双眼视力下降和屈光度数改变前来就诊。她被诊断为角膜膨隆进展期,并且难以耐受角膜接触镜。

需要解决的主要问题

LASIK 术后角膜膨隆的治疗和其他角膜膨隆的治疗相似,在于决定干预的时机[1]。在这个病例中,患者不能耐受角膜接触镜并希望提高视力。即使实施了成功的角膜移植术,术后的屈光不正仍需要矫正。

手术/药物干预

为了能够降低角膜曲率值[2],患者左眼接受了角膜基质环植入术(ICRS),但是手术效果仅维持了几个月,左眼病情就恶化到需要行板层角膜移植术。本病例进行了深板层角膜移植术。术后患者恢复良好,之后通过选择性拆除缝线来改善角膜曲率值。在拆除了所有角膜缝线后,患者的屈光不正度数为-10.00/+5.00×60。她的角膜地形图和波前像差分析显示角膜陡峭和顺规散光(图52.1和图52.2)。

角膜移植术后的处理包括佩戴框架眼镜、角膜接触镜,行屈光手术或再次角膜移植,应告知患者这些方法的风险、获益和术后处理。该患者选择行使用丝裂霉素C(MMC)的准分子激光角膜切削术(PRK)(图52.3)。术后由于患者有残余的屈光不正,左眼度数-3.50/+3.50×90,再行经上皮PRK后取得了良好的屈光效果(图52.4)。

结果

左眼行深板层角膜移植术后2年,即初次LASIK术后9年,患者左眼裸眼视力为20/25,为达到这样的视力,患者接受了PRK和经上皮PRK治疗,两次术中均使用了丝裂霉素C。术后板层移植片透明。患者满意度高。

小结

1. 角膜基质环植入术可用于治疗LASIK术后的角膜膨隆,但不一定能充分有效地阻止或逆转进展中的角膜膨隆[2]。

2. 角膜膨隆的治疗可从佩戴角膜接触镜开始,必要时再行角膜移植术。无论是行穿透性角膜移植术还是板层角膜移植术,术后患者可能会寻求矫正残余屈光不正的方法[3]。

3. 表面切削术是矫正角膜移植术后屈光不正的好方法,但是需要等到屈光状态、角膜地形图和波前像差稳定之后实施。

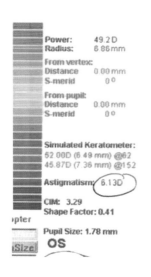

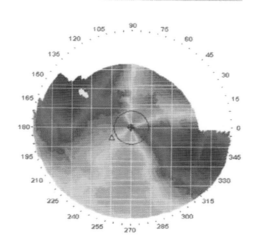

图52.1　深板层角膜移植术后的角膜地形图,显示左眼高度不规则散光。

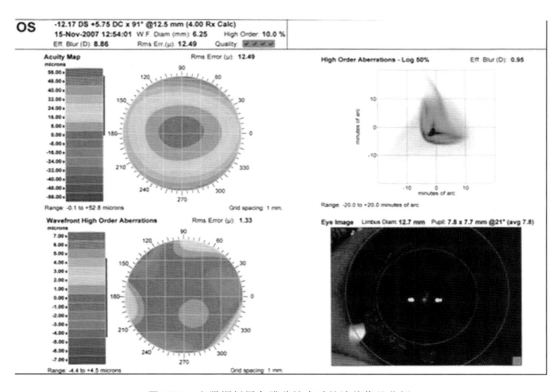

图 52.2　左眼深板层角膜移植术后的波前像差分析。

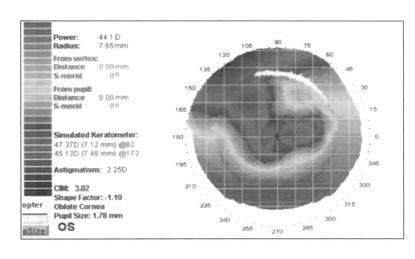

图 52.3　左眼深板层角膜移植术和 PRK 术后的角膜地形图。

4. 经上皮 PRK 是矫正残余屈光不正的有效方法。在本病例中，先行 PTK 去上皮（切削深度为 54μm），再行 PRK 改善角膜曲率值。

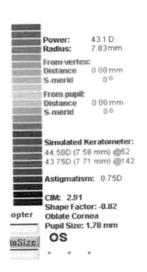

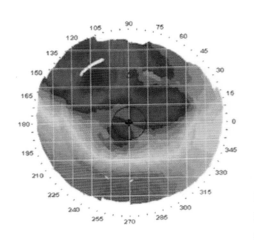

图 52.4　左眼 PRK 和经上皮 PRK 术后的角膜地形图，显示角膜散光为 0.75D。

（郑雅汝　汪凌　译校）

参考文献

1. Randleman JB (2011) Ectasia after LASIK: new treatments, new hope. J Refract Surg 5:319–327

2. Piñero DP, Alio JL (2010) Intracorneal ring segments in ectatic corneal disease – a review. Clin Experiment Ophthalmol 38:154–167

3. Javadi MA, Feizi S (2010) Deep anterior lamellar keratoplasty using the big-bubble technique for keratectasia after laser in situ keratomileusis. J Cataract Refract Surg 36:1156–1160

角膜膨隆:经上皮 PTK 和角膜胶原交联术治疗 LASIK 术后伴高彗差的角膜膨隆

Jorge L. Alió, Alessandro Abbouda

目录

该病例与屈光手术的相关性 ············ 215

病例背景 ························· 215

需要解决的主要问题 ················· 216

辅助检查 ························· 216

手术/药物干预 ····················· 216

结果 ···························· 217

小结 ···························· 217

参考文献 ························· 218

J.L. Alió, MD, PhD (✉)
Department of Refractive Surgery,
Vissum Corporación Oftalmológica,
Alicante, Spain
e-mail: jlalio@vissum.com

A. Abbouda, MD
Department of Refractive Surgery,
Vissum Corporación Oftalmológica, Alicante, Spain

Department of Ophthalmology-Policlinico Umberto I
of Rome, University of Rome "Sapienza",
Viale del Policlinico, 155, 00186 Roma, Italy

R&D Department, Vissum Corporación
Oftalmológica, 03016, Alicante, Spain
e-mail: a.abbouda@gmail.com

该病例与屈光手术的相关性

角膜地形图引导的 PRK 可以改善圆锥角膜的不规则散光[1]。但是需要联合角膜胶原交联术(corneal collagen cross-linking, CXL)来避免角膜膨隆恶化的风险。

病例背景

患者女性,32 岁,被诊断为 LASIK 术后角膜膨隆,不能耐受角膜接触镜,因希望提高视力前来就诊。她没有任何术前的资料。右眼最佳矫正视力为 20/30,主觉验光度数为 $-1.25/-1.50×120$;左眼最佳矫正视力为 20/25,主觉验光度数为 $-1.00/-0.50 ×170$。角膜中央厚度:右眼 $483\mu m$,左眼 $458\mu m$。角膜曲率值:右眼 44.44/45.87@69,左眼 41.97/43.67@100。角膜地形图显示双眼角膜下方陡峭(图 53.1a, b)。角膜像差显示慧差 RMS:右眼 $1.40\mu m$,左眼 $1.75\mu m$(图 53.1c, d)。由于彗差值高,我们选择了个性化的治疗方案。

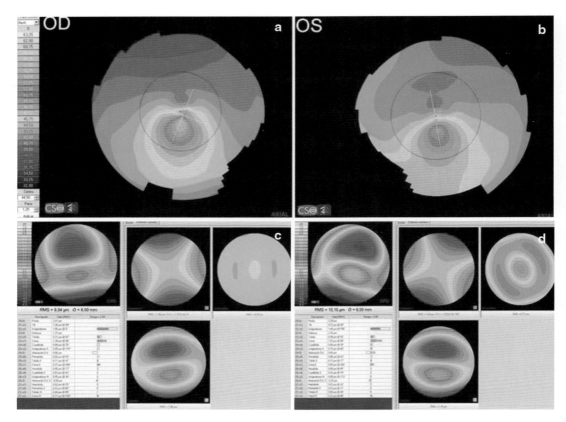

图 53.1　术前角膜地形图：右眼(a)左眼(b)。术前角膜像差：右眼(c)左眼(d)。

需要解决的主要问题

角膜膨隆的不规则散光导致了高像差，这可以通过个性化激光切削来降低。角膜地形图引导的 PRK 适合治疗有症状的、高像差的角膜[2-5]。但是另一方面，它也使角膜膨隆易于进展，因此需要联合核黄素/UVA CXL 来增加角膜的硬度和稳定性。

辅助检查

角膜地形图、像差、角膜厚度、验光和最佳矫正视力。

手术/药物干预

在使用 0.5%盐酸丙美卡因滴眼液进行表面麻醉后(Alcaine；Alcon Laboratories Inc.)，使用 SCHWIND AMARIS 激光仪的 PTK 模式行经上皮 PTK(t-PTK)去除角膜上皮。t-PTK 切削直径为 7.0mm，深度达 50μm。然后，用 beaver 刀扩大去上皮范围至 8.0mm。眼球追踪系统被用于角膜地形图引导的 PRK 手术。PRK 术后，用浸有丝裂霉素 C(0.02%)的海绵敷在角膜上 20 秒，然后冲洗干净。随后立即进行快速角膜交联术，将 0.1%核黄素磷酸钠溶液滴在角膜上，每 2 分钟 1 次，滴

10 分钟，然后用 370nm 紫外光以 30mW/cm² 的辐照度照射 3 分钟。最后予以软性角膜接触镜，并局部应用抗生素滴眼液（0.3%氧氟沙星）和糖皮质激素滴眼液（1.0%醋酸泼尼松龙），4 次/天，直至上皮愈合，之后几周激素滴眼液逐渐减量。

结果

患者术后恢复顺利。裂隙灯检查显示在角膜中央有轻微的 haze。术后 3 个月，双眼矫正视力达 20/25，主觉验光度数：右眼平光，左眼−0.75×90。角膜曲率值：右眼 42.83/43.37@138，左眼 41.04/42.4@91。角膜地形图显示锥顶变得平坦（图 53.2a,b）。角膜像差显示彗差减少，彗差 RMS：右眼 0.72μm，左眼 0.54μm（图 53.2c,d）。

小结

联合应用角膜地形图引导的 PTK 和角膜胶原交联术是治疗 LASIK 术后角膜膨隆的一种可选择的方法。屈光手术的技术创新引导我们采用快速角膜胶原交联术和 t-PTK。只有在术前最佳矫正视力较好的病例中使用这个方法才可能获得较好的视力和屈光状态[1]。通常在采取更激进的手术方式前考虑这种治疗方法。

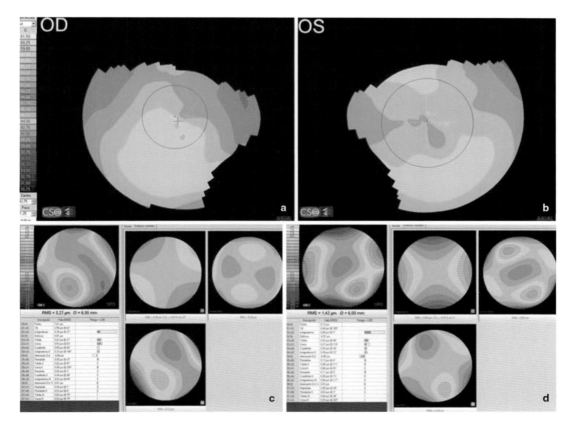

图 53.2　术后 3 个月的角膜地形图：右眼（a）左眼（b）。角膜像差：右眼（c）左眼（d）。

（郑雅汝　汪凌　译校）

参考文献

1. Kymionis GD, Grentzelos MA, Kounis GA, Diakonis VF, Limnopoulou AN, Panagopoulou SI (2012) Combined transepithelial phototherapeutic keratectomy and corneal collagen cross-linking for progressive keratoconus. Ophthalmology 119:1777–1784

2. Tamayo GE, Serrano MG (2003) Treatment of irregular astigmatism and keratoconus with the VISX C-CAP method. Int Ophthalmol Clin 43:103–110

3. Cennamo G, Intravaja A, Boccuzzi D, Marotta G, Cennamo G (2008) Treatment of keratoconus by topography-guided customized photorefractive keratectomy: two-year follow-up study. J Refract Surg 24:145–149

4. Lin DT, Holland SR, Rocha KM, Krueger RR (2008) Method for optimizingtopography-guided ablation of highly aberrated eyes with the ALLEGRETTO WAVE excimer laser. J Refract Surg 24:S439–S445

5. Kanellopoulos AJ, Binder PS (2007) Collagen cross-linking (CCL) with sequential topography-guided PRK: a temporizing alternative for keratoconus to penetrating keratoplasty. Cornea 26:891–895

其他并发症：术后远期角膜瓣皱褶

Roger F. Steinert

目录

该病例与屈光手术的相关性 ··········· 219
病例背景 ··················· 219
需要解决的主要问题 ·············· 219
辅助检查 ··················· 220
手术/药物干预 ················ 220
结果 ····················· 221
小结 ····················· 221
参考文献 ··················· 221

R.F. Steinert, MD
Department of Ophthalmology,
Gavin Herbert Eye Institute,
University of California,
Irvine, CA, USA
e-mail: steinert@uci.edu

该病例与屈光手术的相关性

角膜瓣皱褶使远距矫正视力下降。及时发现并处理，皱褶可显著改善至无临床意义的水平。然而如果已经持续数月，皱褶已定型就很难治疗了。不规则的胶原纤维的位置开始固定。当皱褶形成 1 个月或更久时，需要直接治疗皱褶突起以减少皱褶带来的光学影响。

病例背景

患者未按时检查(患者并没有在术后第一时间过来检查，而是在术后 1 个月或者更长时间才来检查)，矫正远视力欠佳，裂隙灯检查可见角膜瓣皱褶。

需要解决的主要问题

治疗角膜瓣皱褶以获得应有的矫正远视力和裸眼远视力。患者可选择硬性角膜接触镜或更激进的手术干预，但曾接受激光矫正的患者往往不愿佩戴框架眼镜或角膜接触镜。可选择掀瓣缝合或 PTK。

辅助检查

1. 用荧光素染色评估泪膜和角膜。如果微皱褶影响光学成像,皱褶突起部位的泪膜会出现破裂("染色阴性")。均匀的泪膜提示微皱褶不影响光学成像。皱褶较大时,在角膜大皱褶处的泪膜总是被破坏,此外,荧光素将会在角膜瓣从正常位置移位后形成的凹陷处聚积和(或)染色。

2. Placido 环角膜地形图可以显示皱褶对角膜表面形态的破坏。

3. 佩戴硬性角膜接触镜可以解决皱褶引起的视觉问题。

手术/药物干预

影响光学成像的角膜瓣皱褶持续一周或者更长时间时,不管去除还是保留角膜上皮,掀瓣后将角膜瓣进行低渗水肿的处理不足以消除皱褶,需要更激进的治疗方式。

一种方法是游离角膜瓣,将其紧密地间断缝合于角膜基质。紧密缝合角膜瓣可以松解固定皱褶,但缝合难免产生新的张力引起角膜变形导致永久性不规则散光,类似角膜移植术后的散光。此外,远期掀瓣有角膜上皮内生的风险。

另一种方法是经上皮 PTK。需要能行 PTK 的准分子激光设备。由于上皮通常在皱褶隆起处较薄,在隆起之间的凹陷处较厚,因此上皮是天然的"掩盖剂"。行经上皮切削,大范围去除角膜上皮后,隆起部位的高度显著下降。准分子激切削直径应尽可能大,切削深度不超过 $50\mu m$(图 54.1)。

如果有可见的皱褶残留(常见情况),需要更多的 PTK 脉冲使其更光滑。将黏稠的人工泪液作为介质,用三角海绵在角膜上涂上一薄层作为阻滞剂,使角膜表面变得有光泽,但不能过多。激光切削 1 秒钟后,擦拭角膜表面并重复上述步骤(为便于控制,将 VISX 激光脉冲频率减小到最小频率 5Hz)。PTK 切削的终点是使角膜表面变得光滑,或使用扫描激光达到最大切削深度 $25\mu m$,或使用 VISX 激光的宽光束 PTK 脉冲数达到 100。如果阻滞剂使用恰当,只需要额外切削 $10\mu m$

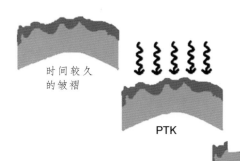

时间较久的皱褶

PTK

上皮荧光

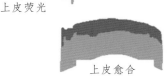

上皮愈合

图 54.1 经上皮 PTK 治疗时间较久的角膜瓣皱褶的示意图。

组织。通过限制 PTK 切削深度，可以将角膜 haze 的风险降到最低，因此并不需要使用丝裂霉素。此外，PTK 术后常见的远视漂移一般不超过 1D。角膜皱褶不需要完全消除，只要角膜上皮愈合后可以掩盖残余不规则形态即可。

PTK 治疗完成后，佩戴绷带型角膜接触镜 3~4 天，同时局部予激素和抗生素滴眼液。角膜上皮愈合后，予不含防腐剂的人工泪液促进恢复。

此技术疗效，即视力恢复的最佳状态需要在角膜上皮愈合后数周到数月后才能评估。

结果

最大远视漂移为 1D，术后获得满意的裸眼远视力和矫正远视力[1,2]。

小结

PTK 是可预测的减少角膜瓣皱褶的方法。

（杨静 李犄施 译校）

参考文献

1. Steinert RF, Ashrafzadeh A, Hersh PS (2004) Results of phototherapeutic keratectomy in the management of flap striae after LASIK. Ophthalmology 111: 740–746
2. Ashrafzadeh A, Steinert RF (2007) Results of phototherapeutic keratectomy in the management of flap striae after LASIK before and after developing a standardized protocol: long term follow-up in an expanded patient population. Ophthalmology 114:1118–1123

病例 55

其他并发症：角膜瘢痕

Jorge L. Alió，Angelo Rampone，Alessandro Abbouda

目录

该病例与屈光手术的相关性 ············ 222

病例背景 ························· 222

需要解决的主要问题 ··············· 222

辅助检查 ························· 223

手术/药物干预 ···················· 223

结果 ···························· 223

小结 ···························· 223

参考文献 ························· 223

J.L. Alió, MD, PhD (✉)
Department of Refractive Surgery,
Vissum Corporación Oftalmológica,
Alicante, Spain
e-mail: jlalio@vissum.com

A. Rampone, MD
Department of Ophthalmology, Seconda Università
degli Studi di Napoli, Naples, Italy

R&D Department, Vissum Corporacion,
03016, Alicante, Spain
e-mail: angelo.rampone@gmail.com

A. Abbouda, MD
Department of Refractive Surgery,
Vissum Corporación Oftalmológica, Alicante, Spain

Department of Ophthalmology-Policlinico Umberto I
of Rome, University of Rome "Sapienza", Viale del
Policlinico, 155, 00186 Roma, Italy

R&D Department, Vissum Corporación
Oftalmológica, 03016, Alicante, Spain
e-mail: a.abbouda@gmail.com

该病例与屈光手术的相关性

进行飞秒激光 LASIK 的手术医生应该熟悉如何处理垂直气泡穿透。恰当并及时地诊断和处理可以有效提高最佳视觉结果。

病例背景

患者男性，25 岁，无眼部疾病史，希望通过屈光手术提高视力。主觉验光：右眼−2.75/−0.75×180，左眼−3.25/−0.75×180。角膜曲率值：右眼 40.32/41.62@93，左眼 40.59/41.67@96。双眼最佳矫正远视力和最佳矫正近视力均为 20/20。双眼裂隙灯及眼底检查均正常。角膜地形图显示角膜表面规则。角膜厚度：右眼 554μm，左眼 557μm。患者行 LASIK 术，矫正双眼屈光不正。手术过程中我们观察到角膜瓣周边垂直气泡穿透进入上皮下。

需要解决的主要问题

垂直气泡穿透进入上皮下是制瓣过程中少见的并发症。

垂直气泡穿透可与纽扣瓣归为一类。气泡穿透会导致手术医生在制瓣时遗留部分角膜基质。掀起角膜瓣时，角膜基质会被撕裂出现裂孔[1]。

辅助检查

开始激光切削前最重要的是明确上皮下垂直气泡穿透的位置。如果气泡在周边部，可以继续激光切削，如果气泡位于中心，需要停止手术。

手术/药物干预

本病例的破裂处位于周边角膜，手术继续。IntrasLase FS™ CORP 飞秒激光系统设定角膜瓣厚度在 100~130μm。

结果

术后 1 个月，裸眼视力为 20/20。裂隙灯检查仅见气泡垂直穿透处的角膜轻微混浊（图 55.1）。

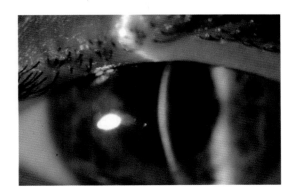

图 55.1　上皮下垂直气泡穿透的位置出现瘢痕。

小结

除了极其微小的损伤，瘢痕是伤口愈合的自然过程。任何伤口，包括手术创伤，都会导致一定程度的瘢痕形成。瘢痕组织与其所替代的组织不同，通常功能较差。

角膜作为眼睛的第一道屈光介质，主要特点是透明性、规则性和表面光滑性。LASIK 屈光手术由于其快速恢复且稳定的屈光和视力效果在全世界广为流行。然而，角膜透明性不佳时，即使有飞秒激光辅助也不能完全避免手术并发症。角膜瓣薄、角膜陡峭和角膜上皮基底膜营养不良（EBMD）是导致垂直气泡穿透的主要原因[2]。本病例术后角膜局部混浊，视力未受影响。当垂直气泡穿透位于角膜中央时，一定要停止手术。

（杨静　李旖旎　译校）

参考文献

1. Moshirfar M, Gardiner JP, Schliesser JA, Espandar L, Feiz V, Mifflin MD, Chang JC (2010) Laser in situ keratomileusis flap complications using mechanical microkeratome versus femtosecond laser: Retrospective comparison. J Cataract Refract Surg 36: 1925–1933
2. Melki SA, Azar DT (2001) LASIK complications: etiology, management, and prevention. Surv Ophthalmol 46:95–116

病例 56

其他并发症：飞秒 LASIK 术后角膜愈合异常

Jaime Javaloy, Aleesandro Abbouda, Angelo Rampone

目录

该病例与屈光手术的相关性 ············· 224
病例背景 ················· 224
需要解决的主要问题 ·············· 225
辅助检查 ················· 225
手术/药物干预 ··············· 225
结果 ·················· 225
小结 ·················· 225
参考文献 ················· 226

J. Javaloy, MD, PhD (✉)
Department of Anterior Segment and Refractive
Surgery, Vissum Corporacion Oftalmológica,
Alicante, Spain
e-mail: jjavaloy@coma.es

A. Abbouda, MD
Department of Refractive Surgery,
Vissum Corporación Oftalmológica, Alicante, Spain

Department of Ophthalmology-Policlinico Umberto I
of Rome, University of Rome "Sapienza", Viale del
Policlinico, 155, 00186 Roma, Italy

R&D Department, Vissum Corporación
Oftalmológica, 03016, Alicante, Spain
e-mail: a.abbouda@gmail.com

A. Rampone, MD
Department of Ophthalmology, Seconda Università
degli Studi di Napoli, Naples, Italy

R&D Department, Vissum Corporacion,
03016, Alicante, Spain
e-mail: angelo.rampone@gmail.com

该病例与屈光手术的相关性

角膜创伤愈合是由上皮细胞、基质细胞、免疫细胞、泪腺和角膜神经产生的细胞因子、生长因子和趋化因子之间的自分泌和旁分泌作用介导的复杂过程[1]。

异常愈合反应是由于上皮源性细胞因子释放增加，引起角膜细胞凋亡增加，角膜细胞增殖，肌成纤维细胞产生或基底膜受损。

屈光手术医生应意识到，制作薄角膜瓣可能激活角膜细胞。

病例背景

患者女性，26岁，无眼部疾病史，要求行屈光手术术前评估。主觉验光：右眼−8.00/−0.50×90，左眼−8.50/−0.50×115。角膜曲率值：右眼47.46/47.46@180，左眼 47.51/47.51@180。双眼最佳矫正远视力和最佳矫正近视力均为20/20。裂隙灯检查及眼底检查均正常。角膜地形图显示角膜表面规则。角膜厚度：右眼

573μm，左眼 576μm。

　　根据角膜厚度和切削深度行 LASIK 手术，角膜瓣厚度设定为 100μm。术后予以下治疗：氧氟沙星滴眼液（5 次/天，共 7 天）；0.1% 地塞米松滴眼液（3 次/天，共 7 天）。术后 1 周复查双眼裸眼视力均为 20/20。裂隙灯检查发现角膜基质前 1/3 处有轻微白色点状混浊（图 56.1）。

需要解决的主要问题

　　LASIK 手术导致的角膜细胞激活持续时间较 PRK 短。角膜瓣厚度可能影响角膜透明性[2]。前部基质中角膜细胞数量较多，激活和转化成肌成纤维细胞从而产生 haze 的风险较大。

辅助检查

　　共焦显微镜是评估这种细胞转化的最佳检查方法。前部基质的光反射在上皮下达到峰值。共焦显微镜检查显示基质切削区角膜细胞激活（图 56.2）。裂隙灯检查可发现亚临床 haze。

手术/药物干预

　　该患者 LASIK 手术过程顺利，目标屈光度数为 0。用 Intralase™ 飞秒激光（IntraLase Corp）制瓣，角膜瓣厚度为 100μm，用 A-MARIS SCHWIND 准分子激光仪切削角膜基质。术后评估几乎正常。裂隙灯检查显示角膜瓣层间透明、复位良好。

结果

　　术后 1 个月，裂隙灯检查发现角膜轻微混浊。双眼裸眼视力均为 20/20。角膜曲率值：右眼 40.10/40.65@41，左眼 39.39/39.84@142（图 56.3）。

小结

　　LASIK 矫正中度近视安全、有效[3]。LASIK 术后角膜细胞激活可能是机体对于角膜损伤后的正常防御反应，企图重塑以维持角膜组织原始形态。虽然制作薄角膜瓣使得 LASIK 手术可以应用于薄角膜患者，但也

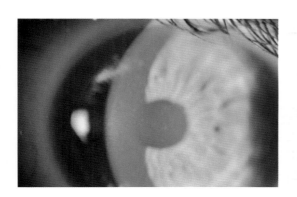

图 56.1　术后 1 周，裂隙灯检查显示角膜基质细胞被激活。

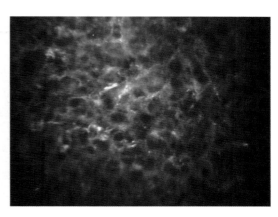

图 56.2　共焦显微镜显示前部基质反射增强。

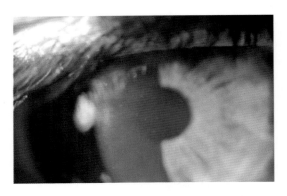

图 56.3 术后 1 个月, 裂隙灯检查见角膜轻微椭圆形混浊。

常常激活角膜细胞。薄角膜瓣患者可以预防性使用 0.02% 丝裂霉素 C, 但通常角膜细胞激活并不影响视觉效果, 因此一般不需要使用丝裂霉素 C[4]。

(杨静 李旖旎 译校)

参考文献

1. Netto MV, Mohan RR, Ambrósio R Jr, Hutcheon AE, Zieske JD, Wilson SE (2005) Wound healing in the cornea: a review of refractive surgery complications and new prospects for therapy. Cornea 24:509–522
2. Alio JL, Javaloy J (2013) Corneal inflammation following corneal photoablative refractive surgery with excimer laser. Surv Ophthalmol 58:11–25
3. Melki SA, Azar DT (2001) LASIK complications: etiology, management, and prevention. Surv Ophthalmol 46:95–116
4. Teus MA, de Benito-Llopis L, Alió JL (2009) Mitomycin C in corneal refractive surgery. Surv Ophthalmol 54:487–502

其他并发症：经上皮 PRK 治疗 LASIK 术后眼经 PRK 优化后的 haze 相关的近视漂移

Jaime Aramberri

目录

该病例与屈光手术的相关性 ··········· 227

病例背景 ····················· 227

需要解决的主要问题 ·············· 228

辅助检查 ···················· 228

手术/药物干预 ················· 228

结果 ······················· 229

小结 ······················· 229

参考文献 ···················· 230

J. Aramberri, MD
Begitek, San Sebastian, Spain

Okular, Vitoria, Spain
e-mail: jaimearamberri@telefonica.net

该病例与屈光手术的相关性

屈光手术医生需要注意仅在 LASIK 角膜瓣上行少量表面切削也会导致 haze 产生,临床上常引起近视漂移[1]。

病例背景

患者男性,50 岁,13 年前曾因屈光不正-7.00D 接受 LASIK 手术。后转本诊所就诊。右眼验光度数为-1.00/-2.00×80,最佳矫正视力为 20/32,角膜中央厚度为 475μm,暗视瞳孔直径为 7mm。Orbscan 角膜地形图显示所有相关参数均在正常范围内(图 57.1)。角膜瓣直径为 7.5mm。

应用 Allegretto 400 Eye-Q 激光仪行 PRK 手术。中心切削深度为 40μm,目标屈光度数为-0.50D。应用 20% 酒精浸泡角膜上皮 20 秒,去除角膜上皮。术后 2 个月,验光度数为-1.00D,最佳矫正视力为 20/30,角膜中心 haze(+/-)。术后 4 个月,验光度数为-2.25/-0.50×130,最佳矫正视力为 20/30。患者主诉裸眼远视力下降及夜间眩光。裂隙灯检查发现 haze(++)(图 57.2)。角膜地形图显示角膜曲率不规则,中央区曲率增加,类似中央岛。傅立叶 OCT 显示角膜上皮下基质增厚,上皮与基质交界面不规则(图 57.3)。

需要解决的主要问题

治疗目标是消除 haze, 改善上皮-基质界面,矫正 haze 导致的屈光不正,同时预防新的 haze 形成。

辅助检查

傅里叶角膜 OCT 是测量角膜上皮和 haze 厚度最有用的仪器。本病例中,中央 5mm 区域内上皮厚度最大值和最小值的差值为 8μm,最薄点为 48μm,最厚点为 56μm。同一区域 haze 的平均厚度为 22μm。

手术/药物干预

实施经上皮 PRK。首先行 PTK 去除上皮,不改变角膜屈光力,切削深度为 60μm,通过手术显微镜仔细观察角膜上皮切削过

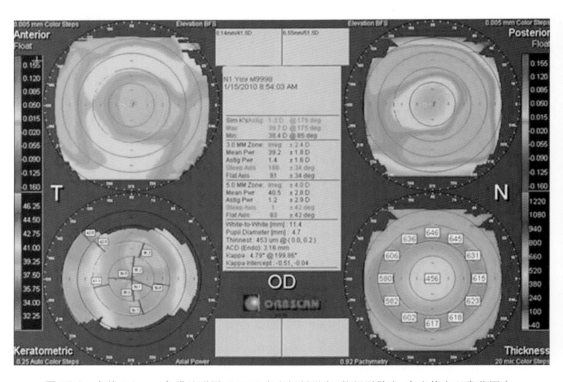

图 57.1　术前 Orbscan 角膜地形图:LASIK 中央切削形态,伴规则散光,高度值在正常范围内。

程,再决定是否需要增加切削深度。然后切削屈光不正部分，目标屈光度数为-0.75D。切削后在基质床上应用 0.02% 的丝裂霉素 C 40 秒。

结果

术后 4 个月，患者的最佳矫正视力为 20/25,验光度数为-0.75D。裂隙灯检查 haze (+/-),角膜地形图显示规则的、中央近视切削形态。角膜 OCT 显示角膜上皮-基质界面较术前透明,患者视力有所提高,眩光症状消失(图 57.4 和图 57.5)。

小结

对于年龄较大的患者,在 LASIK 瓣上表

面少量切削后可出现 haze 相关的近视。这类病例中应使用丝裂霉素 C 来预防并发症。经上皮 PRK 适用于 PRK 术后出现 haze 的病例，可以改善上皮-基质界面的不规则形态[2-5]。

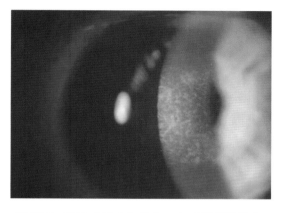

图 57.2 PRK 术后 4 个月;haze(++)伴近视漂移。

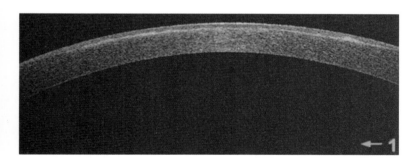

图 57.3 术前傅里叶角膜 OCT 示:由于 haze 形成,前基质层不规则增厚。

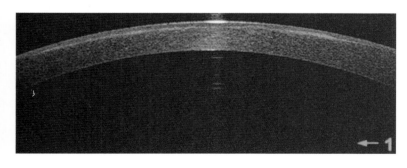

图 57.4 术后傅立叶角膜 OCT 示:应用了丝裂霉素 C 的经上皮 PRK 消除了 haze,改善了上皮-基质界面的不规则形态。

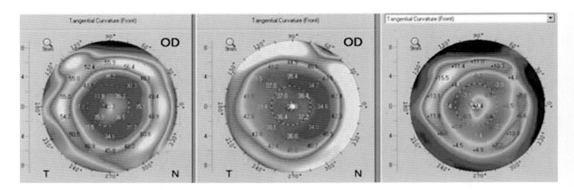

图 57.5   高清 Pentacam 角膜前表面不同切线图：第一幅和第二幅角膜地形图分别是使用丝裂霉素 C 的经上皮 PRK 术前和术后的角膜形态，第三幅图是差异图。

（杨静　李旖旎　译校）

参考文献

1. Fahd DDJ, Jain S, Azar D (2008) Corneal haze after refractive surgery. In: Alio J, Azar DT (eds) Management of complications in refractive surgery. Springer, Berlin, pp 179–186
2. Muller LT, Candal EM, Epstein RJ, Dennis RF, Majmudar PA (2005) Transepithelial phototherapeutic keratectomy/photorefractive keratectomy with adjunctive mitomycin-C for complicated LASIK flaps. J Cataract Refract Surg 31:291–296
3. Kapadia MS, Wilson SE (1998) Transepithelial photorefractive keratectomy for treatment of thin flaps or caps after complicated laser in situ keratomileusis. Am J Ophthalmol 126:827–829
4. Shaikh NM, Wee CE, Kaufman SC (2005) The safety and efficacy of photorefractive keratectomy after laser in situ keratomileusis. J Refract Surg 21:353–358
5. Teus MA, de Benito-Llopis L, Alio JL (2009) Mitomycin C in corneal refractive surgery. Surv Ophthalmol 54:487–502

其他并发症：LASIK 术后轻微创伤导致上皮缺损引发迟发性 DLK

Jorge L. Alió，Alessandro Abbouda

目录

该病例与屈光手术的相关性 ………… 231
病例背景 ……………………………… 231
需要解决的主要问题 ……………… 232
辅助检查 ……………………………… 232
手术/药物干预 ……………………… 233
结果 …………………………………… 233
小结 …………………………………… 233
参考文献 ……………………………… 233

J.L. Alió, MD, PhD (✉)
Department of Refractive Surgery,
Vissum Corporación Oftalmológico,
Alicante, Spain
e-mail: jlalio@vissum.com

A. Abbouda, MD
Department of Refractive Surgery,
Vissum Corporación Oftalmológica, Alicante, Spain

Department of Ophthalmology-Policlinico Umberto I
of Rome, University of Rome "Sapienza", Viale del
Policlinico, 155, 00186 Roma, Italy

R&D Department, Vissum Corporación
Oftalmológica, 03016, Alicante, Spain
e-mail: a.abbouda@gmail.com

该病例与屈光手术的相关性

屈光手术医生应该能够诊断并处理一些少见的病例，如轻微创伤导致上皮缺损合并发生迟发性弥漫性层间角膜炎（DLK）的病例。DLK 是板层角膜手术后，尤其是 LASIK 术后，切削面炎症细胞反应造成的[1]。通常发生于术后第一周。病因主要包括刀片碎屑，仪器上的细菌内毒素，睑板腺分泌物以及术中上皮缺损[2-6]。迟发性 DLK 的发生也与眼前段炎症有关，如过敏性或腺病毒性结膜炎或虹膜炎[7]。

病例背景

患者男性，25 岁，因要求行屈光手术就诊。睫状肌麻痹验光：右眼-8.50/-1.75×5，左眼-8.50/-2.50×170，最佳镜片矫正视力均达到 20/20。双眼角膜厚度为 605μm，平均中央角膜曲率值为 42.8D。角膜或眼前段没有明显炎症反应。双眼眼内压均为 15mmHg。Alcon Wavelight® FS200 飞秒激光仪制作角膜瓣，Alcon Allegretto®准分子激光仪切削角膜基质。术后 1 小时，裂隙灯检查无异常，角膜瓣边缘无上皮缺损，层间透明，对位良好。

需要解决的主要问题

LASIK 术后 3 个月，患者抱怨双眼视物模糊。他晚上经常会揉眼睛。最佳视力为 20/32。裂隙灯检查发现角膜周边炎症反应、上皮缺损以及旁中央和中周部层间白细胞增加累及视轴（图 58.1a）。并且观察到前房轻度炎症反应。诊断为 Ⅲ 期 DLK 和上皮缺损。频点糖皮质激素(Pred Forte，Allergan Inc，加利福尼亚州，尔湾市)和抗生素(Vigamox，Al-con)滴眼液治疗，每小时 1 次。双眼佩戴绷带型角膜接触镜。2 天后，角膜渗出减轻，但仍然观察到部分上皮缺损，荧光素染色阳性（图 58.1b）。增加人工泪液的使用，并逐渐减少局部药物的用量至第 9 天，改用氟米龙滴眼液(FML® 0.1% Allergan)3~4 次/天，每次 1 滴，持续 3 周。

辅助检查

考虑到 DLK 与上皮缺损相关，需要找到预防和治疗上皮缺损的方法，同时应该密切监测层间炎症的发展。Mahnaz N.Shah[4]提出一些建议：

1. 尽可能减少术源性上皮缺损的发生和程度。预防措施包括：术前诊断并治疗干

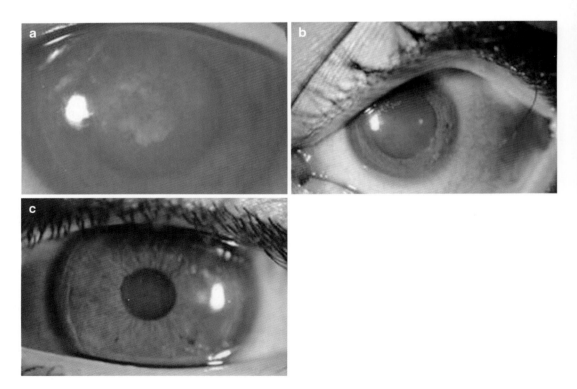

图 58.1　(a)DLK 初期裂隙灯照片。(b)2 天后角膜瓣边缘上皮缺损。(c)2 个月后角膜透明。

眼患者,减少局麻药物以及含防腐剂的滴眼液的使用,避免上皮干燥,减少术中角膜表面的操作,谨慎使用吸引环。

2. 治疗上皮缺损需要应用大量人工泪液, 必要时加用绷带型软性角膜接触镜。LASIK 术后严重干眼患者,可能需要使用泪小点塞子。

3. 局部抗生素的使用频率控制在 4 次/天,以减少上皮毒性。

4. 对于有上皮缺损的患者,预防性应用糖皮质激素。

手术/药物干预

DLK Ⅲ 期常规治疗是掀开角膜瓣和冲洗角膜基质床。本病例中,局部使用激素及抗生素 1 天后,患者症状迅速改善,避免了掀瓣。此外,对伴有上皮缺损的患者进行掀瓣操作存在一定的危险性。

结果

2 个月后, 患者双眼最佳矫正视力是20/20(验光度数为+1.00D)。上皮不规则和层间角膜炎消失(图 58.1c)。

小结

典型的 DLK 发生于术后 1~6 天,可以观察到角膜瓣层间有弥漫性渗出, 可能的病因有很多[1-5]。迟发性 DLK 较为少见,与产生眼

表和眼内炎症的因素有关,如上皮缺损[5,6]。上皮缺损可以使 DLK 的发生率增加 24 倍[4]。DLK 的其他原因与层间刺激因素的出现有关。DLK 与上皮缺损的相关性说明炎症刺激因素可能远离炎症发生部位。掀瓣冲洗可以促进恢复,阻止基质瘢痕形成[8]。

（于新新　包芳军　译校）

参考文献

1. Smith RJ, Maloney RK (1998) Diffuse lamellar keratitis. A new syndrome in lamellar refractive surgery. Ophthalmology 105:1721–1726

2. Alió JL, Pérez-Santonja JJ, Tervo T, Tabbara KF, Vesaluoma M, Smith RJ, Maddox B, Maloney RK (2000) Postoperative inflammation, microbial complications, and wound healing following laser in situ keratomileusis. J Refract Surg 16:523–538

3. Holland SP, Mathias RG, Mork DW, Chiu J, Salde SG (2000) Diffuse lamellar keratitis related to endotoxins released from sterilizer reservoir biofilms. Ophthalmology 107:1227–1233

4. Shah MN, Misra M, Wihelmus KR, Koch DD (2000) Diffuse lamellar keratitis associated with epithelial defects after laser in situ keratomileusis. J Cataract Refract Surg 26:1312–1318

5. Harrison DA, Periman LM (2001) Diffuse lamellar keratitis associated with recurrent corneal erosions after laser in situ keratomileusis. J Refract Surg 17:463–465

6. Keszei VA (2001) Diffuse lamellar keratitis associated with iritis 10 months after laser in situ keratomileusis. J Cataract Refract Surg 27:1126–1127

7. Gris O, Güell JL, Wolley-Dod C, Adan A (2004) Diffuse lamellar keratitis and corneal edema associated with viral keratoconjunctivitis 2 years after laser in situ keratomileusis. J Cataract Refract Surg 30:1366–1370

8. Javaloy J, Alió JL, El Kady B, Muñoz G, Barraquer RI, Maldonado MJ (2011) Refractive outcomes and quality of vision related to an outbreak of diffuse lamellar keratitis. J Refract Surg 27(11):804–810

其他并发症：近视 LASIK 术后 12 年迟发性近视回退

Scott Kelly，Dimitri T. Azar

目录

该病例与屈光手术的相关性 ············· 234

病例背景 ····························· 234

需要解决的主要问题 ·················· 235

辅助检查 ····························· 235

结果 ································· 236

小结 ································· 236

参考文献 ····························· 237

S. Kelly • D.T. Azar, MD, MBA (✉)
Department of Ophthalmology and Visual Sciences
Illinois Eye and Ear Infirmary,
University of Illinois at Chicago,
Chicago, IL, USA
e-mail: scottkellyy@gmail.com; dazar@uic.edu

该病例与屈光手术的相关性

近视 LASIK 术后近视回退是屈光手术后常见的远期并发症[1,2]。近视回退度数较高应引起重视，提示可能出现了严重的并发症。

病例背景

患者男性，45 岁，31 岁时（1996 年）行双眼 LASIK 手术。近 4 年来，视力逐渐下降，左眼较右眼严重。近 2 周来，视力迅速下降，伴夜间光晕及眩光现象，要求行 LASIK 二次手术。

患者否认既往药物过敏及家族疾病史。既往眼部疾病史为儿童期左眼弱视并接受遮盖治疗。近期曾使用人工泪液。

1996 年，行 LASIK 术前，患者的屈光不正度数：右眼−3.00D，左眼−7.00D。LASIK 术后最初的 10 年裸眼视力正常。

检查结果如下：右眼裸眼视力为 20/40，左眼裸视视力为 20/250。主觉验光：右眼−1.50/+0.50×180=20/25，左眼−4.50/+1.25×180=20/25。

双眼眼球运动及对比视野正常。瞳孔反应灵敏,无传入性瞳孔阻滞。眼内压:右眼14mmHg,左眼 16mmHg。角膜厚度：右眼433μm,左眼 444μm。

裂隙灯检查可以看到双眼鼻侧角膜瓣蒂,并伴有轻微角膜瓣下雾状混浊,观察晶状体发现早期核硬化性白内障。

眼底镜检查发现左眼有玻璃体后脱离,双眼均有中度近视眼底病变,如视神经的倾斜及视盘旁萎缩,未见后巩膜葡萄肿。视网膜的其他检查显示正常。

需要解决的主要问题

近视 LASIK 术后患者再次发生显著近视,且回退程度基本和术前相同。需要了解导致屈光改变的其他可能原因。在没有进行性白内障和角膜膨隆的情况下,需考虑再次行 PRK 或 LASIK 手术。

辅助检查

角膜地形图及角膜厚度检查显示双眼角膜中心切削痕迹(图 59.1 和图 59.2)。没有角膜膨隆迹象。双眼角膜中央部较周边部更薄更平坦。仔细行裂隙灯及眼底检查。晶状体核硬化程度很低,不足以引起近视发展和初期核硬化病变。

我们考虑了三种可能导致迟发性近视回退的原因。第一个原因是双眼白内障的加重。这是老年人近视的最常见原因。对于该45 岁的患者来说, 当前检查尚不支持这一

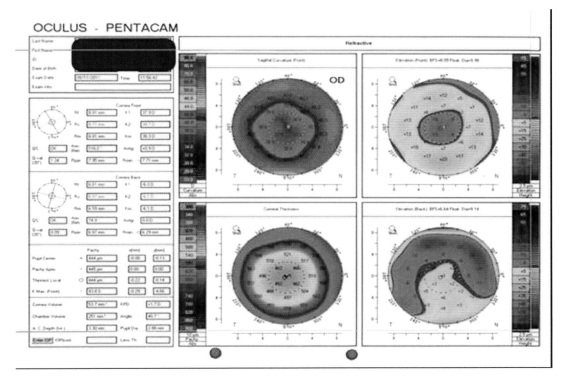

图 59.1　右眼 Pentacam 显示角膜地形图中央区平坦,形态稳定。角膜地形图未显示 LASIK 术后角膜膨隆。切削区位于中心,未见中央岛。最平坦的角膜区域与角膜最薄点位置一致。这种形态可以排除术后角膜膨隆。

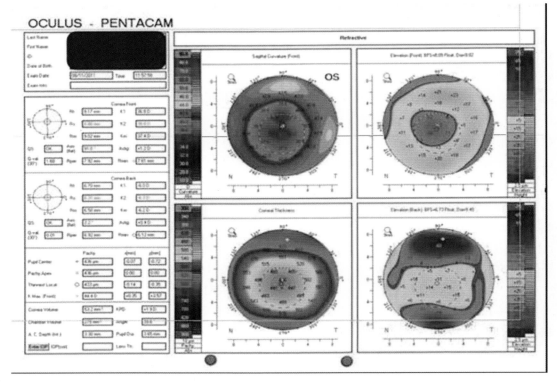

图 59.2　左眼 Pentacam 显示角膜地形图中央区平坦，形态稳定。

诊断。

第二个原因是轴性近视的加重。结合患者中度近视眼底改变，患者的屈光改变可能是由这个原因引起的。

第三个原因是角膜膨隆。随着角膜膨隆程度的加重，光线需要更加发散来抵消增加的角膜屈光力。通过角膜地形图的表现可以排除这一诊断。此外，角膜厚度约为 430μm，即使角膜瓣厚度取较大值 150μm，剩余基质床厚度为 280μm，达到可接受的最小值 250μm 的要求。

结果

LASIK 术后观察 6 个月至 1 年，评估患者的屈光状态是否稳定。他对眼镜矫正效果满意。1 年后，再次评估患者屈光不正和白内障是否进展，我们发现有微小的改变。考虑再次行 LASIK 手术，但是患者更喜欢佩戴眼镜，希望推迟手术。

小结

近视 LASIK 术后发生迟发性近视回退可能的原因：①轴性近视的加重[3]；②白内障的加重；③角膜膨隆[1]。

LASIK 术前或术后没有测量眼轴，轴性近视的诊断有待排除。LASIK 术后并没有即刻做角膜地形图，因此我们通过一些间接证据排除了角膜膨隆，如无角膜中央性陡峭和相应的中央角膜厚度变薄。

　　排除角膜膨隆的关键点是角膜最薄点位于双眼角膜最平坦区域。角膜最薄区域（通常位于中央）进行性陡峭可诊断为 LASIK 术后角膜膨隆，在本病例中未发现这个迹象。

　　我们建议患者观察 6 个月至 1 年以确定屈光状态是否稳定。我们曾有患者在初次 LASIK 术后 10 年接受了二次 LASIK 手术。虽然这个患者在观察 1 年后屈光状态稳定，但他选择推迟或避免手术干预。

（于新新　包芳军　译校）

参考文献

1. Melki SA, Azar DT (2001) LASIK complications: etiology, management, and prevention. Surv Ophthalmol 46:95–116
2. González-Pérez J, Villa-Collar C, González-Méijome JM, Porta NG, Parafita MÁ (2012) Long-term changes in corneal structure and tear inflammatory mediators after orthokeratology and LASIK. Invest Ophthalmol Vis Sci 535:301–311
3. Saka N, Ohno-Matsui K, Shimada N, Sueyoshi S, Nagaoka N, Hayashi W, Hayashi K, Moriyama M, Kojima A, Yasuzumi K, Yoshida T, Tokoro T, Mochizuki M (2010) Long-term changes in axial length in adult eyes with pathologic myopia. Am J Ophthalmol 150:562–568.e1

其他并发症:厚瓣 LASIK 术后迟发性单眼不规则混合性散光

Daoud Fahd,Joelle Hallak,Dimitri T. Azar

目录

该病例与屈光手术的相关性 ………… 238
病例背景 ……………………………… 238
需要解决的主要问题 ………………… 239
辅助检查 ……………………………… 239
结果 …………………………………… 240
小结 …………………………………… 241
参考文献 ……………………………… 244

D. Fahd, MD (✉)
Department of Ophthalmology and Visual Sciences,
University of Illinois at Chicago, Chicago, IL, USA
e-mail: davidaliasdf@gmail.com

J. Hallak, MS, PhD
College of Medicine, University of Illinois at Chicago,
Chicago, IL, USA

D.T. Azar, MD, MBA
Department of Ophthalmology and Visual Sciences
Illinois Eye and Ear Infirmary, University of Illinois
at Chicago, Chicago, IL, USA
e-mail: dazar@uic.edu

该病例与屈光手术的相关性

LASIK 术后可能发生不规则混合性散光[1-3]。本病例的治疗线索是患者在 12 年前曾行厚瓣 LASIK 手术。

病例背景

患者女性,47 岁,12 年前曾行 LASIK 手术。主诉左眼无法耐受角膜接触镜及视力下降。裸眼视力:右眼 20/20,左眼 20/200。佩戴混合型(软性与硬性相结合)角膜接触镜,左眼视力可以矫正至 20/20。患者曾于 1998 年行 LASIK 矫正手术,术后右眼视力良好,左眼视物一直不清楚。左眼佩戴角膜接触镜后可以看清,但是会出现干眼症状,无法耐受角膜接触镜。波前像差分析左眼屈光状态:−3.90/+6.30×19(图 60.1 和图 60.2)。裂隙灯检查发现左眼 LASIK 角膜瓣较厚。Orbscan 检查显示左眼 SimK 为 39.10/44.30@31,中央角膜厚度为 544μm(图 60.3)。双眼眼反应

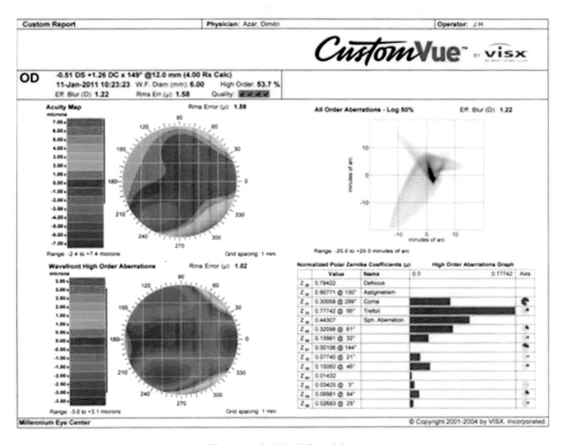

图 60.1　右眼波前像差分析。

分析仪(ORA)的结果一致(图 60.4)。

需要解决的主要问题

　　患者曾于 12 年前行 LASIK 手术，术后发生迟发性不规则混合性散光。在当时 LASIK 术后亚临床型角膜膨隆并没有被广泛认知。LASIK 手术记录也无法获得。该患者屈光不正的原因和稳定性成为问题的关键。迟发性不规则混合性散光最可能的病因为角膜膨隆，通常是进展性的。因此，手术干预应该在屈光状态稳定后考虑。

　　如果屈光状态不稳定，可以考虑行角膜胶原交联术、基质环植入或角膜移植术治疗。如果屈光状态稳定且并未进展，可以选择 LASIK 或 PRK 手术。对于有潜在角膜膨隆可能的患者，不建议行 LASIK 手术。

辅助检查

　　左眼 Orbscan 角膜地形图（图 60.3）呈现爪形改变，但下方区域测不出。左眼 Pentacam（图 60.5）检查发现术后 12 年角膜中央平坦区出现 6.40D 散光。最薄区域(500μm)位于瞳孔中心下方 1.1mm，与相对平坦的角膜曲率(37.00D)一致，与角膜最陡

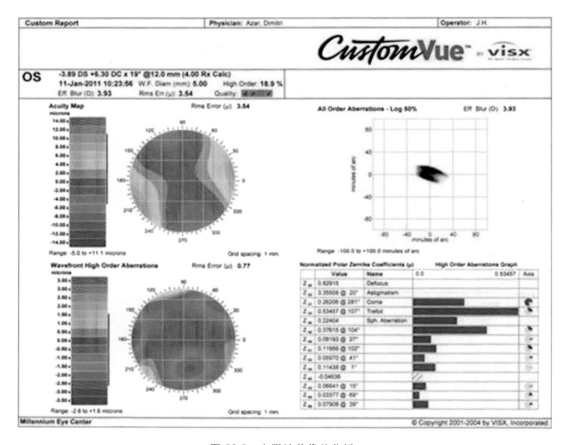

图 60.2　左眼波前像差分析。

峭区域（52.80D）的角膜厚度（>650μm）形成鲜明对比。这些发现与 LASIK 术后角膜膨隆或圆锥角膜不相符，但是，也不能排除。

之后行 OCT 检查发现 LASIK 手术导致的厚瓣。

结果

超过 1 年的随访检查发现，左眼屈光不正及角膜地形图是稳定的。裂隙灯检查可以观察到 250μm 的角膜瓣，无穿孔或不规则。

Pentacam 发现左眼最薄角膜区域位于角膜中央的下方（和颞下方）（图 60.6），Visante

OCT 角膜厚度图证实了这一发现。Visante 多次扫描评估左眼角膜瓣厚度，厚度范围为 185~260μm（图 60.7）。

左眼波前像差测量结果：−2.81/+5.49×19（图 60.8）。与患者满意的试戴结果−2.75/+5.00×19 是一致的。

患者同意接受经上皮 PRK 矫正−2.75/+5.00×19。

这种非个性化切削方法（切削深度为 26μm，而个性化切削方法切削深度为 69μm）节省了较多的基质组织。

术后 2 个月，左眼裸眼视力为 20/25，验光结果−2.50/+2.50×99。

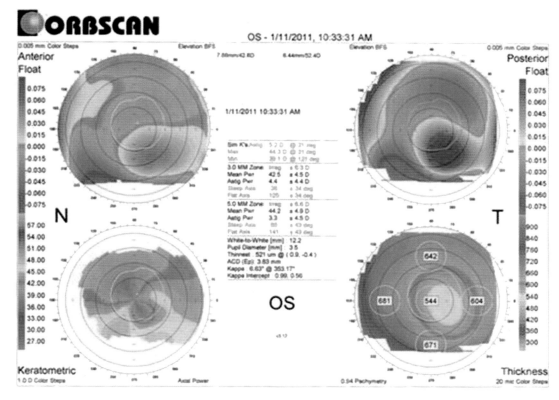

图 60.3　左眼 Orbscan 角膜地形图显示爪形改变。

小结

　　LASIK 术后迟发性不规则散光的鉴别诊断包括：既往圆锥角膜或顿挫型圆锥角膜、LASIK 术后角膜膨隆、PRK 偏心[移动和(或)漂移]、LASIK 厚角膜瓣[1-3]。

　　该患者左眼二次手术切削可能偏向下方。鉴于进展中的角膜膨隆最薄处角膜是变陡的，该患者角膜最薄处平坦，不太像角膜

膨隆的表现，但也不能排除这个可能。

　　由于无法排除导致此不规则散光的生物力学方面的原因，最安全的手术方式是在 LASIK 角膜瓣上进行切削，应用节省组织的切削模式(非个性化)。该患者也是这样处理的。LASIK 手术导致的厚瓣更适合采取这种方式。术后早期，LASIK 角膜瓣对维持角膜生物力学的稳定性没有贡献，但是不能肯定是否在术后 12 年时还是没有贡献。

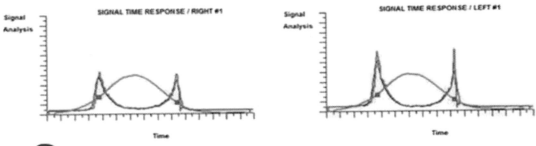

图 60.4　双眼眼反应分析仪的结果。

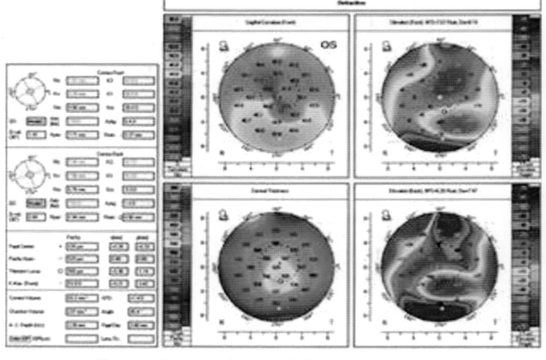

图 60.5　左眼 Pentacam(图 60.4)显示角膜中央平坦区有 6.40D 散光。

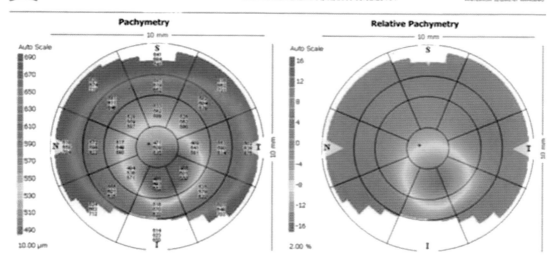

图 60.6　左眼 Visante OCT 显示最薄角膜区域位于角膜中央的下方（和颞下方）。

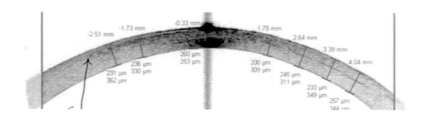

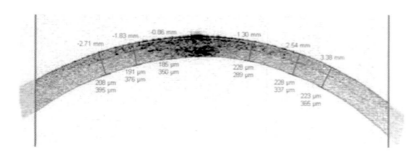

图 60.7　Visante OCT 多次扫描评估左眼角膜瓣厚度，其范围为 185~260μm。

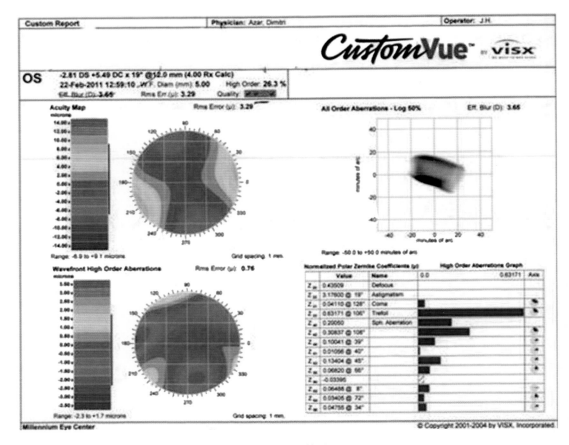

图 60.8　左眼波前像差测量结果：–2.81/+5.49×19。

（于新新　包芳军　译校）

参考文献

1. Jarade EF, Azar DT (2003) Management of irregular astigmatism after laser in situ keratomileusis. Int Ophthalmol Clin 43:141–156
2. Johnson JD, Azar DT (2001) Surgically induced topographical abnormalities after LASIK: management of central islands, corneal ectasia, decentration, and irregular astigmatism. Curr Opin Ophthalmol 12: 309–317
3. Melki SA, Azar DT (2001) LASIK complications: etiology, management, and prevention. Surv Ophthalmol 46:95–116

其他并发症：术后15年重掀角膜瓣

Jorge L. Alió，Alessandro Abbouda

目录

该病例与屈光手术的相关性 ············ 245

病例背景 ························· 245

需要解决的主要问题 ··············· 246

辅助检查 ························· 246

手术/药物干预 ···················· 247

结果 ···························· 248

小结 ···························· 248

参考文献 ························· 248

J.L. Alió, MD, PhD (✉)
Department of Refractive Surgery,
Vissum Corporación Oftalmológica,
Alicante, Spain
e-mail: jlalio@vissum.com

A. Abbouda, MD
Department of Refractive Surgery,
Vissum Corporación Oftalmológica, Alicante, Spain

Department of Ophthalmology-Policlinico Umberto I
of Rome, University of Rome "Sapienza", Viale del
Policlinico, 155, 00186 Roma, Italy

R&D Department, Vissum Corporación
Oftalmológica, 03016, Alicante, Spain
e-mail: a.abbouda@gmail.com

该病例与屈光手术的相关性

依据患者不同的临床状况，可选择不同的 LASIK 术后二次治疗，如制作一个新瓣、掀起旧瓣或者进行表面切削手术[1]。这是一例关于 LASIK 术后15年再次掀起角膜瓣进行二次手术的病例。

病例背景

患者男性，55岁，15年前曾在其他科室接受微型角膜刀制瓣的 LASIK 手术。术前主觉验光结果为双眼 $-5.00D$。术后15年的最佳矫正视力为 20/30，屈光状态为：右眼 $-1.25/-0.75\times30$；左眼 $-1.25/-0.75\times180$。角膜厚度：右眼 465μm，左眼 463μm。角膜曲率值：右眼 41.23/42.35@120，左眼 40.33/41.80@77。角膜地形图显示中央平坦的近视切削形态（图 61.1）。Visante OCT 评估角膜瓣与剩余基质床厚度（图 61.2）。裂隙灯检查显示角膜透明，角膜瓣边缘难以辨认。我们决定行左

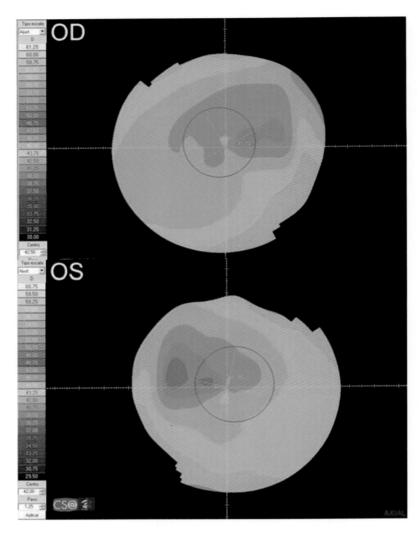

图 61.1 角膜地形图显示第一次切削后的中央平坦区域。

眼掀瓣增效术,形成术后单眼视状态。

需要解决的主要问题

术中掀开角膜瓣缘的操作可能会将上皮细胞带入瓣下形成上皮内生[2],因此掀瓣器需要在瓣的边缘与角膜瓣界面保持同一水平进入。必须了解术前是应用 IntraLase 飞秒激光还是由微型角膜刀制作的角膜瓣。目前尚无关于飞秒激光制作的角膜瓣在术后远期再次被掀起的报道,飞秒术后角膜瓣贴合较好可能会导致其更难被掀起,而角膜微型刀制作的角膜瓣相对贴合较差,更容易被掀起。

辅助检查

掀瓣前,医生必须进行详细的检查[3],尤其是在其他医院诊治过的患者。若有以下情况,不应掀瓣:

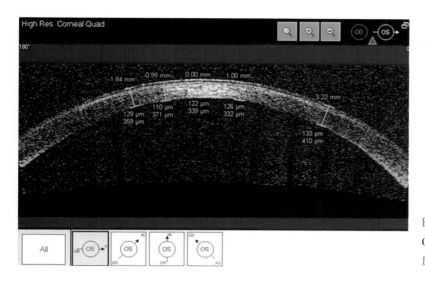

图 61.2　左眼角膜 Visante OCT 图像，水平位扫描显示原先角膜瓣的厚度。

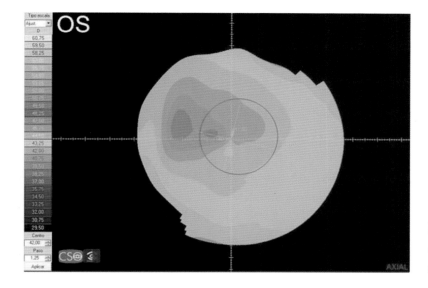

图 61.3　角膜地形图（左眼）显示在第二次切削后中央平坦区域变大。

- 裂隙灯显微镜检查发现有纽扣瓣、瓣边缘瘢痕化、偏中心瓣、不完全瓣或有严重皱褶的瓣。
- 角膜地形图显示切削不完全，提示存在不完全瓣。
- 怀疑剩余基质床厚度不足以再次切削（术前须进行前节 OCT 检查）。
- 怀疑存在角膜膨隆。

手术/药物干预

使用 Sinskey 钩进行掀瓣。在角膜瓣蒂的对侧角巩膜附近，将钩压入角膜上皮中，在钩的后部加压，向角膜瓣中心方向拖动，直到感觉钩的顶端已进入角膜瓣边缘的下方。用 Sinskey 钩的顶端在该位置将角膜瓣边缘分离出 1 个时钟刻度的弧度(30°)。再使用棉签轻柔地将整个瓣分离掀开,回折放置在上方结膜处。术中使用 Schwind Amaris 准分子激光仪进行标准模式切削,剩余手术步骤和术后处理与常规 LASIK 手术相同。

结果

术后 3 个月,患者左眼的裸眼远视力为 20/20。患者完全不需要视远或视近的眼镜就可以达到较好的双眼视力。裂隙灯检查可见角膜透明。左眼角膜曲率值为 39.48/40.46@79。角膜地形图显示中央平坦区域扩大(图 61.3)。

小结

重新掀瓣是最常见的二次手术方法。许多研究表明,在二次 LASIK 手术时,重新掀瓣优于重新制作角膜瓣,优点之一为其安全性高[4,5]。飞秒激光制作的角膜瓣较难再被掀起,手术医生若担心角膜瓣的破坏,可以选择使用 MMC 的 PRK 手术。在本病例中,患者行飞秒 LASIK 术后 15 年,掀瓣进行二次手术,手术安全并获得较好的术后视力。

(朱铁培 陈世豪 译校)

参考文献

1. Santhiago MR, Smadja D, Zaleski K, Espana EM, Armstrong BK, Wilson SE (2012) Flap relift for retreatment after femtosecond laser-assisted LASIK. J Refract Surg 28:482–487
2. Caster AI, Friess DW, Schwendeman FJ (2010) Incidence of epithelial ingrowth in primary and retreatment laser in situ keratomileusis. J Cataract Refract Surg 36:97–101
3. Cummings AB, Frohn A, Muller MA, Sallet G, Jerry Tan Tiang Hin. LASIK retreatments: create a new flap, lift the old, or perform Surface Ablation? http://bmctoday.net/crstodayeurope/2012/04/article.asp?f=lasik-retreatments-create-a-new-flap-lift-the-old-or-perform-surface-ablation. Accessed Apr 2012
4. Domniz Y, Comaish IF, Lawless MA, Rogers CM, Sutton GL (2001) Recutting the cornea versus lifting the flap: comparison of two enhancement techniques following laser in situ keratomileusis. J Refract Surg 17:505–510
5. Davis EA, Hardten DR, Lindstrom M, Samuelson TW, Lindstrom RL (2002) LASIK re-treatments: a comparison of lifting to recutting the flap. Ophthalmology 109:2308–2313

其他并发症:LASIK 术后上睑下垂

Marco Sales,Dominika Wróbel,Alessandro Abbouda

目录

该病例与屈光手术的相关性 ············ 249

病例背景 ························· 249

需要解决的主要问题 ················ 250

辅助检查 ························· 250

手术/药物干预 ···················· 250

结果 ··························· 250

小结 ··························· 250

参考文献 ························· 251

M. Sales, MD, PhD (✉)
Oculoplastic and Orbital Surgery Department,
Hospital Universitario Ramón y Cajal, Madrid, Spain

VISSUM Corporación Oftalmológica,
Alicante, Spain
e-mail: salessanz@yahoo.es

D. Wróbel, MD
Glaucoma Diagnostic and Microsurgery Department,
Medical University of Lublin, Lublin, Poland

R&D Department, Vissum Corporacion,
Alicante, Spain
e-mail: ddudzinska@interia.pl

A. Abbouda, MD
Department of Refractive Surgery,
Vissum Corporación Oftalmológica, Alicante, Spain

Department of Ophthalmology-Policlinico Umberto I
of Rome, University of Rome "Sapienza", Viale del
Policlinico, 155, 00186 Roma, Italy

R&D Department, Vissum Corporación
Oftalmológica, 03016, Alicante, Spain
e-mail: a.abbouda@gmail.com

该病例与屈光手术的相关性

屈光手术后出现上睑下垂是一个复杂的问题。屈光手术后出现的上睑下垂通常是腱膜性上睑下垂,但也有可能是机械性或者外伤性的。提上睑肌腱膜的断裂、开裂或者变薄是该类型上睑下垂的解剖学病因。我们需考虑患者术前、术中以及术后可能会引起上睑下垂的多方面因素,如硬性角膜接触镜、开睑器的机械性损伤(尤其是睑裂小、眼睑皮肤紧张的患者)、患者年龄、干眼、局部激素应用的副作用以及腱膜周围脂肪中抗氧化物含量的下降[1-4]。

病例背景

患者 8 个月前在其他诊所行 LASIK 手术,本诊所就诊时主诉视野异常及右眼上睑下垂。

患者第一次在本诊所检查时,双眼裸眼视力均为 20/20。右眼上睑下缘距角膜反光点距离(margin reflex distance,MRD)为 0.5mm,提上睑肌功能正常,提示右眼上睑下垂（图 62.1a）。该眼上眼睑重睑线更高，向最下方凝视时上下睑之间的距离也更小。左眼 MRD 为 3mm。裂隙灯检查可见蒂在颞侧的 8mm 大小的角膜瓣。视野检查显示右眼上方存在暗点，与上睑下垂相吻合。其他检查均正常。

需要解决的主要问题

第一次 LASIK 手术过程中对提上睑肌腱膜的轻度损伤是否会引起轻度的上睑下垂？我们该如何处理 LASIK 手术后出现的上睑下垂？

辅助检查

腱膜性上睑下垂主要表现为 MRD 的变小伴随正常的提上睑肌功能，以及较高的重睑位置。应用 2.5% 去氧肾上腺素提高下垂眼睑高度的试验显示阳性结果，可使右眼睑

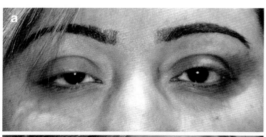

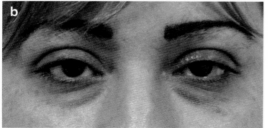

图 62.1　(a) 术前右眼上睑下垂。(b)9mm 结膜–Müller 肌切除术后 1 个月。

位置恢复正常，对侧眼不出现继发性上睑下垂。

手术/药物干预

根据检查结果，考虑为患者进行眼睑整形手术。对右眼进行结膜–Müller 肌切除，切除长度为 9mm。皮肤利多卡因浸润局麻后，Desmarres 牵开器将眼睑翻开，用 Putterman 钳夹住 9mm 长度的结膜与 Müller 肌。使用 5/0 尼龙缝线穿过皮肤与结膜，到达钳子的一侧。再沿着钳子从一侧至另一侧来回缝 4~5 针，确保缝住夹持的组织。在起先进针处的另一侧，缝线出针返回皮肤处进行缝合。用 15° 刀片切除夹持的组织。

结果

患者术后恢复良好。术后 1 个月时，眼睑形态恢复正常，双眼 MRD 比较接近，患者较为满意（图 62.1b）。

小结

屈光手术后发生上睑下垂并不多见。然而，若发生该并发症时，许多原因可能为其致病因素，如佩戴角膜接触镜、使用开睑器和铺巾、易感体质、年龄等。详细的检查有助于判断上睑下垂的类型和危险因素。去氧肾上腺素实验阳性的轻度腱膜性上睑下垂可通过结膜–Müller 肌切除手术进行修复。

（朱铁培　陈世豪　译校）

参考文献

1. Cheng ACK, Young AL et al (2004) Ptosis after laser in situ keratomileusis. J Cataract Refract Surg 30:1572–1574
2. Wasserman BN, Bigler B et al (2005) Unexpected outcomes associated with laser in situ keratomileusis: ptosis, anisocoria and curing of exotropia. J Cataract Refract Surg 31:1238–1241
3. Wantanabe A, Araki B, Noso K et al (2006) Histopathology of blepharoptosis caused by prolonged hard contact lens wear. Am J Ophthalmol 141:1092–1096
4. Perry JD, Kadakia A, Foster JA (2002) A new algorithm for ptosis repair using conjunctival Müllerectomy with or without tarsectomy. Ophthal Plast Reconstr Surg 18:426–429

病例 63

其他并发症：远视 LASIK 术后顽固性迟发性 DLK 的处理

Joelle Hallak, Dimitri T. Azar

目录

该病例与屈光手术的相关性 ………… 252

病例背景 …………………………… 252

需要解决的主要问题 ……………… 253

辅助检查 …………………………… 253

手术/药物干预 …………………… 253

结果 ………………………………… 253

小结 ………………………………… 254

参考文献 …………………………… 257

J. Hallak, MS, PhD
College of Medicine, University of Illinois
at Chicago, Chicago, IL, USA
e-mail: joelle@uic.edu

D.T. Azar, MD, MBA (✉)
Department of Ophthalmology and Visual Sciences,
Illinois Eye and Ear Infirmary, University of Illinois
at Chicago, Chicago, IL, USA
e-mail: dazar@uic.edu

该病例与屈光手术的相关性

弥漫性层间角膜炎（DLK），又称撒哈拉综合征，是 LASIK 术后常见的早期并发症。Smith 和 Maloney 在 1998 年首次报道了 DLK，表现为 LASIK 角膜瓣层间的白色颗粒状细胞浸润[1]。早期的飞秒制瓣术后更容易发生 DLK。

DLK 是一种炎症反应，常在术后早期发生。然后，也有个别病例报道其在术后远期也会出现[2]。由于 DLK 可能会严重影响视力，因此需要正确处理和治疗。

病例背景

患者男性，42 岁，主诉左眼异物感以及视物模糊。患者于 9 个月前（2008 年 5 月 23 日）曾行双眼飞秒远视 LASIK 手术。2009 年 1 月 17 日开始出现左眼异物感，随后伴有视力的逐渐下降。既往有双眼异物感史（眼镜在 1992 年验配）。

患者裸眼视力：右眼 20/200，左眼 20/400。最佳矫正视力：右眼 20/40−，左眼 20/400−；主觉验光结果：右眼 −2.50/+1.00×85，左眼 −2.50/+1.50×180。A 超测量中央角膜厚度：右眼 537μm，左眼 543μm。

裂隙灯检查可见双眼角膜瓣完整。右眼角膜局部有 haze 存在。左眼角膜中央区域有致密瘢痕（2.2mm 高×2.3mm 宽），瓣下方变薄伴 haze，haze 存在于层间，未见基质水肿或层间积液，类似于 3~4 级 DLK。无结膜充血、角膜中央或瓣边缘荧光素着色、前房反应、分泌物等体征。麻醉后 Schirmer 实验为双眼<1mm。

初诊时左眼用药为 0.5%盐酸莫西沙星滴眼液（VIGAMOX®），4 次/天；醋酸泼尼松龙滴眼液（Omnipred），4 次/天。

鉴于该患者的 DLK 在 LASIK 术后较长时间（9 个月）才发生，我们的初步诊断为左眼 LASIK 术后迟发性 DLK，左眼 DLK 伴随瓣下方变薄，具体发病原因未知。

需要解决的主要问题

需要解决的问题主要是减少炎症和瘢痕，提高视力，缓解患者的异物感和干眼症状。药物和手术治疗包括局部或全身激素的使用、掀瓣冲洗、二次激光治疗，以及角膜移植。

辅助检查

裂隙灯检查可以评估 DLK，若存在视力减退，须使用 Orbscan 和 Humphrey 角膜地形图的 VISX 报告评估角膜的高阶像差（图 63.1）。必须进行超声厚度检查测量角膜厚度以排除其他并发症。泪液的分泌量可由 Schirmer 试验来评估。

手术/药物干预

为患者制订药物和手术的治疗方案。药物治疗为 1%盐酸泼尼松龙（PRED FORTE®）。

1. 佩戴角膜接触镜（例如硬性角膜接触镜，患者对软性角膜接触镜有所顾虑），使用抗生素滴眼液和人工泪液。

手术治疗

2. 手术/激光矫正剩余屈光不正。

3. 切除角膜瓣，然后使用角膜接触镜矫正屈光不正。

4. 进行角膜板层移植手术，后续行 PTK 矫正剩余的屈光不正。

药物治疗，使用 Pred Forte 和抗生素滴眼液（Vigamox）频点，使用人工泪液治疗 LASIK 术后干眼。

结果

5 个月时随访结果

裸眼视力：右眼 20/60，左眼 20/80（小孔视力：右眼 20/30，左眼 20/60）。主觉验光结果：右眼 −0.50，最佳矫正视力为 20/25，左眼 −0.75+0.75×167，最佳矫正视力为 20/60。角膜地形图见 63.2。

左眼上皮下的瘢痕情况有所改善，炎症消退，残留的瘢痕呈线状伴 haze。继续给予双眼每天 1~2 次人工泪液，下次随访复查角膜地形图。患者可考虑佩戴硬性或软性角膜接触镜。

9 个月时随访

裂隙灯检查可见左眼视轴区域较小范围的瘢痕，较上次复查时显著改善，瘢痕稳

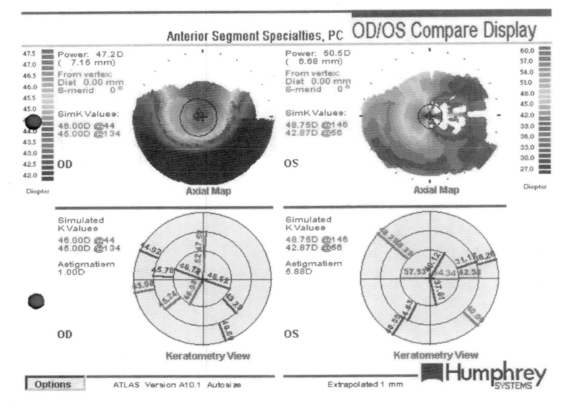

图 63.1　双眼飞秒远视 LASIK 手术后 9 个月的 Orbscan 图像。右眼散光 1.00D，左眼散光 5.88D。

定且逐渐消退。角膜地形图见图 63.3。上述治疗方案可进一步讨论，还可考虑进行 DALK 和穿透性角膜移植手术。

患者最终选择佩戴角膜接触镜。

小结

在迟发性 DLK 的治疗中应避免忽略感染性因素的存在。在本病例中，由于转诊前的医生因认为可能存在角膜感染而开始使用抗生素。因此，当我们见到该患者时，我们不能认为只是一种角膜浸润，所以我们继续使用局部抗生素，并增加激素剂量来治疗 DLK。

DLK 发生在板层刀制瓣或者飞秒激光制瓣术后。飞秒激光制瓣术后 DLK 的发生率（0.2%~19.4%）比板层刀制瓣术后的发生率（0.1%~7.7%）要高[3]。虽有较多因素被报道与 DLK 相关，但其具体发病原因仍未知。干眼也可能会导致 DLK 的发生。适当的角膜表面润滑，以及抗生素和激素的应用是治疗的关键。

大多数病例中，DLK 发生在术后 1 个月之内。迟发性 DLK 可在 LASIK 术后 2~14 个月内发生。曾有报道迟发性 DLK 与外伤、上皮缺损、反复角膜糜烂以及虹膜炎有关。然而，也曾有报道术后 3 年出现不明原因的 DLK[2]。因此，DLK 的发生原因尚不清楚。

飞秒激光制瓣的激光能量水平在 DLK

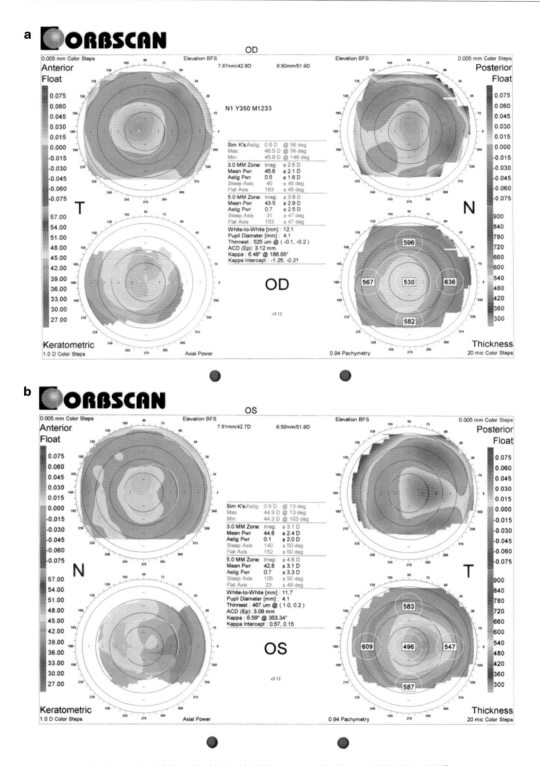

图 63.2　DLK 确诊和治疗后 5 个月的 Orbscan 右眼 (a)以及左眼 (b)图像。

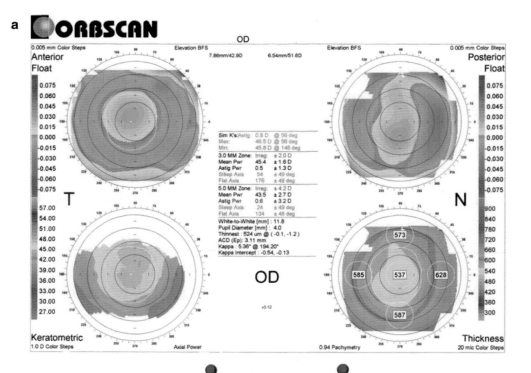

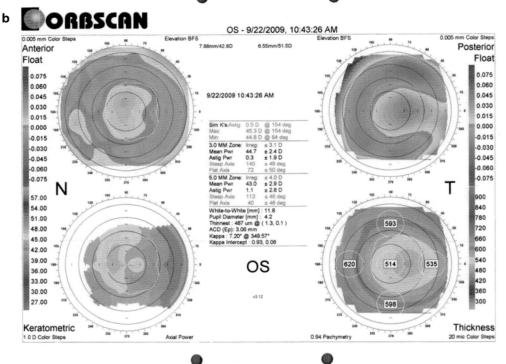

图 63.3   DLK 确诊和治疗后 9 个月的 Orbscan 右眼(a)以及左眼(b)图像。

的发生中有一定的作用。一些研究表明不同能量水平的激光术后发生 DLK 的概率并没有差异。然而，在最近一项病例对照研究中，较高能量（60kHz）制瓣以及较大角膜瓣直径与发生 DLK 的概率增加相关[3]。在本病例中，我们不能确定激光能量是否导致 DLK 的发生。

　　本病例中我们学习的重点是迟发性 DLK 需要激素药物的干预治疗，以及密切的随访。预防性使用抗生素和激素可以减少 DLK 的发生。感染因素的确诊和治疗十分重要。此外，慢性干眼的诊断和治疗也有助于 DLK 的处理。

（朱铁培　陈世豪　译校）

参考文献

1. Smith RJ, Maloney RK (1998) Diffuse lamellar keratitis. A new syndrome in lamellar refractive surgery. Ophthalmology 105:1721–1726
2. Jin GJ, Lyle WA, Merkley KH (2005) Late-onset idiopathic diffuse lamellar keratitis after laser in situ keratomileusis. J Cataract Refract Surg 31:435–437
3. de Paula FH, Khairallah CG, Niziol LM, Musch DC, Shtein RM (2012) Diffuse lamellar keratitis after laser in situ keratomileusis with femtosecond laser flap creation. J Cataract Refract Surg 38:1014–1019

病例 **64**

其他并发症:对 LASIK 术后接受白内障手术后出现明显角膜浸润的处理

Migul J. Maldonado

目录

该病例与屈光手术的相关性 ············ 258

病例背景 ························· 258

需要解决的主要问题 ················ 258

辅助检查 ························· 259

结果 ···························· 259

小结 ···························· 259

参考文献 ························· 261

M.J. Maldonado, MD, PhD
Ophthalmology, Refractive Surgery Unit, University
of Valladolid/IOBA-Eye Institute, Valladolid, Spain
e-mail: maldonado@ioba.med.uva.es

该病例与屈光手术的相关性

处理 LASIK 术后接受白内障手术后出现的明显角膜浸润已成为屈光手术医生常需要解决的问题。这里将对如何处理以及预防这类情况进行深入分析。

病例背景

患者 52 岁,因 2 个月前右眼开始出现视力显著下降前来就诊。尽管曾行白内障摘除和人工晶状体植入术,患者主诉右眼视物模糊以及单眼复视,同时伴有一定程度的畏光。患者在 12 年前曾行近视 LASIK 手术,2个月前行白内障手术。

需要解决的主要问题

患者右眼在 LASIK 和后续晶状体乳化术后发生视力下降的主要原因是角膜中周边区

域出现灰白色混浊。患者右眼的裸眼远视力为 20/80，验光及矫正远视力为-1.25/-5.00×150=20/50。裂隙灯检查可见角膜中周边位于角膜瓣边缘内的雾状灰白色混浊区域（图 64.1）。详细检查发现浸润处与角膜超声乳化切口及穿刺切口相对应，伴有周围角膜瓣的水肿，未见明显的层间积液袋形成（图 64.2 a,b）。穿刺切口可以排除超声乳化切口烧伤的可能。LASIK 角膜瓣的蒂位于鼻侧。未见前房反应和典型的 DLK。此外，裂隙灯下可见中度睑缘炎以及少量的表层点状角膜炎。

辅助检查

切线角膜地形图可见明显的不规则和规则散光，后者与主觉验光结果相符合。尤其是平坦子午线的方向非常接近于角膜超声乳化切口区域。前表面角膜高度形态可见显著的角膜凸起，与角膜切口大小和位置相一致，在主切口及其周围水肿的角膜处更明显。中央压平眼压为 8mmHg，中央角膜厚度为 420μm。然而，Reichert 眼反应分析仪测得的角膜补偿眼压为 21.5mmHg（Goldman 相关的眼压为 18.4mmHg，角膜阻力因子为

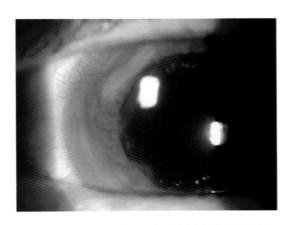

图 64.1　眼前节图像显示角膜中周边的基质混浊。

8.5mmHg，角膜滞后量为 7.3mmHg）。给予 5%高渗生理盐水眼膏 2 次/天（早晚各一次）和不含防腐剂的人工泪液，嘱患者注意眼睑卫生。此外，给予马来酸噻吗洛尔滴眼液，2 次/天，防止眼压升高而引起角膜水肿。

结果

药物治疗 10 周后，右眼裸眼远视力提高至 20/40，矫正远视力为 20/32，度数为-0.25/-1.00×140。

与超声乳化主切口和穿刺口对应的灰白色混浊显著消退（图 64.3a,b）。此外，向心性的角膜水肿也完全消失。切线地形图和前表面高度图显示瞳孔区角膜规则度改善。中央压平眼压为 14mmHg，眼反应分析仪测得角膜补偿眼压为 16mmHg。患者对视力的改善较为满意。除注意眼睑卫生可帮助减轻睑缘炎外，患者不需要继续用药治疗。

小结

1. 对 LASIK 术后患者进行任何眼内手术前，需要提前规划角膜切口的位置。如果对角膜瓣的蒂和边缘位置不清楚，可使用荧光素染色来帮助识别（图 64.4）。事先计划好所有的切口，在角膜瓣边缘的外部做切口，使角膜隧道顶部从角膜瓣下方通过，从而避免角膜瓣层间的分离。

2. 如果超声乳化主切口或穿刺切口[1]或两者的外部过于靠前，或者角膜隧道太浅并且横穿 LASIK 角膜瓣[2]，那么可能会发生两种情况：①术中灌注液反流至角膜瓣层间，导致角膜逐渐水肿，引起角膜透明度受损，影响眼内手术的安全性。②术后切口附近的角膜水肿逐渐向中心发展会引起患者的长

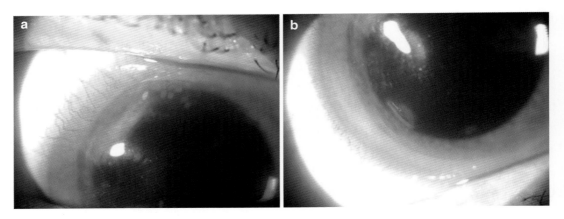

图 64.2　图示为 LASIK 角膜瓣边缘内角膜混浊,角膜超声乳化主切口(a)和穿刺切口(b)可见角膜组织的向心性水肿和角膜创口处的混浊。此外还可见睑缘炎和血管翳。

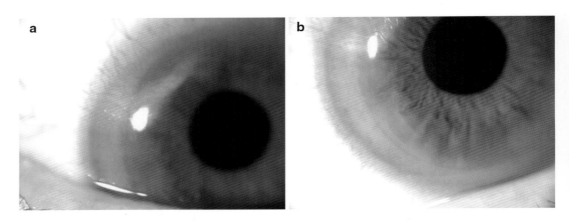

图 64.3　图示为药物治疗 10 周后的改善情况。可见角膜创口处的混浊密度降低,超声乳化主切口(a)和穿刺口(b)附近的角膜水肿消失。

期不适,就像本病例一样。即使 LASIK 术后人工晶状体的度数计算正确,角膜的高度不规则和规则散光均会引起视物模糊、单眼复视,以及畏光和各种不适症状,影响白内障手术后的视力恢复。

3. 对于 LASIK 术后出现的角膜灰白色混浊(类似手术切口周边出现的无菌性炎症浸润[3]),鉴别诊断包括因超声乳化过程中液体灌注反流和(或)术中液体误流引起的角膜水肿。

4. LASIK 术后若出现角膜瓣透明度下降,首先要使用抗青光眼药物控制眼压,防止由于眼压增高引起的症状[4,5]。此外,在 LASIK 术后出现角膜水肿时,应注意常规眼压检查可能低估实际眼压[4,5]。只有将眼压控制到正常水平,才能考虑使用激素。然而,不管眼压是否增高,对于因液体误流引起角膜透明度下降的病例,避免使用激素有助于防止出现 LASIK 术后激素引起的层间积液综合征[4,5]。

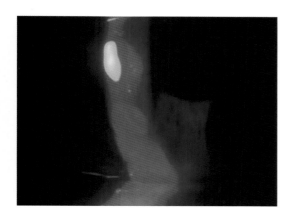

图 64.4　使用荧光素和裂隙灯钴蓝光能够帮助识别 LASIK 术后较长时间的角膜瓣边缘。或者考虑显微镜下在角膜边缘做细微刻痕来标记。本病例中，穿刺切口的外部（如图所示）和超声乳化角膜切口部分在角膜瓣范围内，因此分割了角膜瓣和基质的交界面。

（朱铁培　陈世豪　译校）

参考文献

1. Alió J, Rodríguez-Prats JL, Galal A, Ramzy M (2005) Outcomes of microincision cataract surgery versus coaxial phacoemulsification. Ophthalmology 112:1997–2003
2. Maldonado MJ, Ruiz-Oblitas L, Munuera JM, Aliseda D, García-Layana A, Moreno-Montañés J (2000) Optical coherence tomography evaluation of the corneal cap and stromal bed features after laser in situ keratomileusis for high myopia and astigmatism. Ophthalmology 107:81–87
3. Singhal S, Sridhar MS, Garg P (2005) Bilateral peripheral infiltrative keratitis after LASIK. J Refract Surg 21:402–404
4. Carreño E, Portero A, Galarreta DJ, Merayo JM (2012) Interface fluid syndrome associated with cataract surgery. J Refract Surg 28:243–244
5. Ortega-Usobiaga J, Martin-Reyes C, Llovet-Osuna F, Damas-Mateache B, Baviera-Sabater J (2012) Interface fluid syndrome in routine cataract surgery 10 years after laser in situ keratomileusis. Cornea 31: 706–707

第 5 章

PRK 并发症

亲爱的读者：

本章介绍准分子激光角膜表面切削术(PRK)的并发症，这是准分子激光屈光手术的传统技术之一。PRK 在矫正屈光不正的同时，降低了干眼的风险，减少了对角膜生物力学的干扰。因为 PRK 不需要具备与 LASIK 手术相关的昂贵或复杂的设备，且手术过程简单，在全世界广为应用。

为什么我们要在本书中提到 PRK？因为每种手术都有并发症，PRK 也不例外。在本章中，我们将讨论流行性角结膜炎、PRK 术后感染、迟发性远视进展。我们总结了一些重要的病例如角膜 haze 和罕见的角膜膨隆。

为了深入阅读，我们推荐这系列丛书的首本书籍：J. L. Alió，和 D. Azar 所著的 *Management of Complications in Refractive Surgery*(《屈光手术并发症的处理》)，其中第 10 章：Corneal Haze after Refractive Surgery(屈光手术后角膜上皮下雾状混浊)(第 179~185 页)。

专题包括：Bowman 层的缺失会增加患流行性角结膜炎的风险(病例 65)；如何处理 PRK 术后感染(病例 66)；使用丝裂霉素 C 后的角膜上皮愈合延迟或异常(病例 67)。其他病例包括：如何治疗 PRK 术后的干眼(病例 68)；两步法经上皮 PRK 是一种有效治疗 haze 的手术方式(病例 69)；治疗 PRK 术后严重 haze(病例 70)。 最后几个病例关注了：PRK 如何导致角膜膨隆(病例 71)；近视激光矫正术后发生远视进展的处理(病例 72)；超高度近视在术后长期随访中的屈光状态保持稳定(病例 73)。

学习课程

病例 65：PRK 与流行性角结膜炎

PRK 对 Bowman 层的破坏和角膜细胞的高度激活可能会导致流行性角结膜炎患者的异常愈合。

病例 66：PRK 术后单眼肺炎链球菌性角膜炎

即使 PRK 是一种安全的手术方式，但是感染性角膜炎仍是影响视觉质量的严重并发症之一。促进上皮细胞快速再生可以减少这种风险。

病例 67：角膜愈合异常

在使用丝裂霉素 C 的 PRK 术后出现上皮愈合延迟或异常是一种重要的并发症。及早治疗能使患者恢复良好的视力。

病例 68：干眼与 PRK

即使 PRK 术后干眼发生率较 LASIK 术后低，但仍然可能会发生，我们应该知道如何处理。

病例 69：联合丝裂霉素 C 的两步法经上皮 PRK 治疗 PRK 或 RK 术后 haze

两步法角膜地形图引导的 PRK 能有效治疗 RK 或 PRK 术后严重的 haze，同时矫正屈光不正。

病例 70：使用第六代准分子激光仪行 PRK 术后出现的严重 haze

PRK 术后有发生 haze 的风险，用新一代激光（术中未使用丝裂霉素 C）矫正中度近视后出现严重 haze。

病例 71：PRK 术后迟发性角膜膨隆

角膜膨隆是 PRK 术后的风险之一吗？哪些是可能相关的风险因素？

病例 72：近视 PRK 偏心切削术后迟发性远视进展

如何处理 PRK 术后远视进展？选择 LASIK 还是 PRK？如果尝试 PRK，那么是否需要使用 MMC？

病例 73：−22D 近视患者 PRK 术后 12 年随访

一名高度近视患者在 PRK 术后的长期随访显示了该手术的安全性和稳定性。

PRK 与流行性角结膜炎

Jaime Javaloy, Dominika Wrobel, Alessandro Abbouda

目录

该病例与屈光手术的相关性 ············ 265

病例背景 ······························· 265

需要解决的主要问题 ················· 266

辅助检查 ··························· 267

手术/药物干预 ····················· 267

结果 ······························· 267

小结 ······························· 267

参考文献 ··························· 267

J. Javaloy, MD, PhD (✉)
Department of Anterior Segment and Refractive
Surgery, Vissum Corporacion Oftalmológica,
Alicante, Spain
e-mail: jjavaloy@coma.es

D. Wróbel, MD
Glaucoma Diagnostic and Microsurgery Department,
Medical University of Lublin, Lublin, Poland

R&D Department, Vissum Corporacion,
Alicante, Spain
e-mail: ddudzinska@interia.pl

A. Abbouda, MD
Department of Refractive Surgery,
Vissum Corporación Oftalmológica, Alicante, Spain

Department of Ophthalmology-Policlinico
Umberto I of Rome, University of Rome "Sapienza",
Viale del Policlinico, 155, 00186 Roma, Italy

R&D Department, Vissum Corporación
Oftalmológica, 03016 Alicante, Spain
e-mail: a.abbouda@gmail.com

该病例与屈光手术的相关性

随着 PRK 手术的流行，Talamo 推断 PRK 对 Bowman 层（前弹力层）的损伤导致了愈合异常、上皮下浸润和瘢痕形成[1]。复发性腺病毒性角膜基质炎是角膜基质对病毒抗原的迟发型超敏反应[2]。

屈光手术医生应该意识到，PRK 对 Bowman 层的损伤和基质细胞的过度切削，可能会导致流行性角膜结膜炎（epidemic keratoconjunctivitis，EKC）患者的角膜愈合异常[3]。

病例背景

患者女性，33 岁，因中度近视行双眼 PRK。术前验光结果：右眼 −5.50/−0.50×20，左眼 −5.75/−0.50×20，双眼最佳矫正视力均为 20/20。双眼术前角膜厚度均为 515μm。术前角膜曲率值：右眼 44.21/45.12@24，左眼 44.35/45.13@10。角膜地形图显示角膜形态规则。裂隙灯及眼底检查正常。她曾佩戴多年软性角膜接触镜。术前患者双眼并未有腺病毒性角结膜炎病史。双眼行常规经上皮PRK。2% MMC 覆盖角膜表面 30 秒。计算所得的总切削深度：右眼为 170μm，左眼为 157μm（剩余角膜基质床厚度：右眼 345μm，左眼 358μm）。术后给予环丙沙星滴眼液（Oftacilox®，Alcon，西班牙），3 次/天，1 滴/次，滴 7 天；地塞米松滴眼液（Maxidex®，Alcon，西班牙），5 次/天，1 滴/次，滴 7 天后改为氟米龙滴眼液（FML®，Allergan Inc.，美国），4 次/天，1 滴/次，逐渐减量，3 周后至 1 次/天，同时佩戴软性绷带型角膜接触镜，必要时口服止痛药。术后 1 周的评估正常，裂隙灯检查显示双眼角膜上皮细胞愈合。术后 1 个月裸眼视力为 20/20。角膜地形图显示角膜表面形态规则，双眼角膜厚度为 430μm。裂隙灯检查眼表未见异常，双眼眼压为 18mmHg。无角膜 haze 和瘢痕。4 年后，由于急性左眼红肿、视物模糊、异物感、畏光，患者至眼科急诊部门就诊。患者主诉左眼被她的孩子抓伤。左眼裸眼视力为 20/50。裂隙灯检查显示角膜糜烂。治疗方案是给予环丙沙星软膏（Oftacilox®），3 次/天，睫状肌麻痹剂滴眼，3 次/天，以及右泛醇（Recugel®，Allergan Inc.，美国）睡前涂眼。接下来的一次复查显示角膜清晰、光滑，无荧光素点染，且视力有所提高（图 65.1）。外伤后 10 天，患者主诉左眼剧烈疼痛且有水样黏性分泌物。裂隙灯检查发现左眼眼睑水肿，半月襞和泪阜红肿，结膜充血、水肿、可见滤泡和出血斑，角膜荧光素无点染，无前房反应。右眼正常。双眼眼压为 14mmHg。耳前及下颌下淋巴结肿大。治疗方案是给予环丙沙星滴眼液（Oftacilox®）、人工泪液和冷敷。4 天后裂隙灯检查左眼显示眼睑水肿、肿胀，结膜充血，角膜无多局灶上皮下浸润的荧光素点染，上睑板结膜未见真

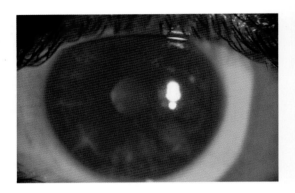

图 65.1　无荧光素点染的光滑角膜。

膜和伪膜。治疗方案增加氟米龙（FML®）滴眼液，3 次/天，1 滴/次。几天后患者主诉畏光和持续的眩光。其裸眼视力为右眼 20/80，左眼 20/70。裂隙灯检查发现双眼角膜荧光素点染和硬币状浸润（钱币状或 Dimmer 角膜炎）覆盖整个角膜表面（图 65.2 和 图 65.3）。眼压：右眼 18mmHg，左眼 16mmHg。我们根据病史、症状和体征诊断为流行性角结膜炎。

需要解决的主要问题

我们该如何处理 PRK 术后的角膜异常反应呢？患者伴发 EKC 时，PRK 术后是否会

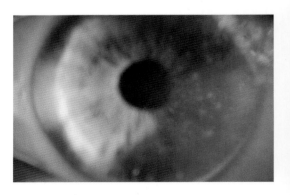

图 65.2　EKC 的上皮下浸润。

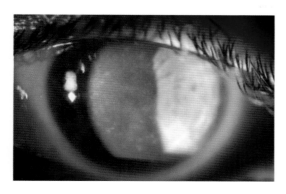

图 65.3　EKC 的上皮下浸润。

出现异常角膜反应（严重的角膜浸润）?PRK 术后上皮下浸润伴 EKC 的恰当治疗方案是什么?

辅助检查

检查最佳矫正视力、裸眼视力、角膜厚度、角膜地形图、裂隙灯检查和眼压。由于诊断主要依据病史和临床特异性体征，我们没有行结合免疫荧光印记的细胞培养（CC-IFA）、抗原检测或者聚合酶链式反应（polymerase chain reaction，PCR）。

手术/药物干预

给予氟米龙（FML Forte®）滴眼液，4 次/天，逐渐减量至 1 滴/周。尽管 PRK 手术对 Bowman 层的损伤可能导致角膜上皮下浸润[1]，对于 EKC 引起的角膜上皮下浸润，一些学者也采用相同的手术方案（PRK 联合局部应用 MMC）治疗 EKC 免疫应答产物形成的上皮下浸润，术后视觉改善效果显著[4]。也有其他学者反映用 1% 环孢霉素 A（CSA）对于类固醇滴眼液治疗无效的角膜上皮下浸润有效[5]。

结果

经过 4 个月的治疗，患者的双眼裸眼视力均为 20/20。裂隙灯检查显示无分泌物，无结膜充血和钱币样浸润，角膜荧光素染色无点染。

小结

PRK 联合应用 MMC 对中度近视患者是一种前景光明的矫正方式，但是手术医生应该谨慎选择患者。将患者的病史牢记于心非常重要，尤其是与病毒性角结膜炎相关的病史。EKC 是准分子激光术后的一个严重并发症。据文献报道，PRK 术后的 EKC 发生率比未行屈光手术的眼睛高[3]。由于屈光手术对角膜细胞的过度切削和 Bowman 层的缺失，导致 PRK 术后角膜对 EKC 的反应异常[3,6]。众所周知，角膜浸润是腺病毒感染期间沉积在角膜基质的疑似腺病毒抗原的免疫应答反应，这是其频繁复发的原因[3,7]。及时的诊断和局部滴用类固醇滴眼液是治疗屈光术后 EKC 的有效手段[3]。1% CSA 滴眼液是有效的类固醇激素替代品，可以作为上皮下浸润对类固醇抗药的替代治疗方案。

（胡亮　张佳　译校）

参考文献

1. Pineda R, Talamo JH (1998) Late onset of haze associated with viral keratoconjunctivitis following photorefractive keratectomy. J Refract Surg 14: 147–151
2. Fite SW, Chodosh J (1998) Photorefractive keratectomy for myopia in the setting of adenoviral subepithelial infiltrates. Am J Ophthalmol 126:829–831

3. Park SJ et al (2011) Development of EKC after excimer laser photorefractive surgery and subsequent recurrence of EKC-like keratitis. Korean J Ophthalmol 25:443–446

4. Alevi D, Barsam A (2012) Photorefractive keratectomy with mitomycin-C for the combined treatment of myopia and subepithelial infiltrates after epidemic keratoconjunctivitis. J Cataract Refract Surg 38:1028–1033

5. Jeng BH, Holsclaw DS (2011) Cyclosporine A 1 % eye drops for the treatment of subepithelial infiltrates after adenoviral keratoconjunctivitis. Cornea 30:958–961

6. Jabbur NS, O'Brien TP (2003) Recurrence of keratitis after excimer laser keratectomy. J Cataract Refract Surg 29:198–201

7. Arcieri ES, Arcieri RS (2004) Subepithelial infiltrates associated to viral keratoconjunctivitis following photorefractive keratectomy. Eye 18:1010–1012

PRK 术后单眼肺炎链球菌性角膜炎

Jorge L.Alió,Alessandro Abbouda,Angelo Rampone

目录

该病例与屈光手术的相关性 ············ 269

病例背景 ····························· 269

需要解决的主要问题 ·················· 270

辅助检查 ····························· 270

手术/药物干预 ······················· 270

结果 ································· 270

小结 ································· 270

参考文献 ····························· 271

J.L. Alió, MD, PhD (✉)
Department of Refractive Surgery,
Vissum Corporación Oftalmológica,
Alicante, Spain
e-mail: jlalio@vissum.com

A. Abbouda, MD
Department of Refractive Surgery,
Vissum Corporación Oftalmológica, Alicante, Spain

Department of Ophthalmology-Policlinico Umberto I
of Rome, University of Rome "Sapienza", Viale del
Policlinico, 155, 00186 Roma, Italy

R&D Department, Vissum Corporación
Oftalmológica, 03016, Alicante, Spain
e-mail: a.abbouda@gmail.com

A. Rampone, MD
Department of Ophthalmology, Seconda Università
degli Studi di Napoli, Naples, Italy

R&D Department, Vissum Corporacion,
03016, Alicante, Spain
e-mail: angelo.rampone@gmail.com

该病例与屈光手术的相关性

感染性角膜炎是 PRK 术后的严重并发症[1]。感染性角膜炎的危险因素有角膜上皮屏障功能的破坏,使用绷带镜和使用类固醇滴眼液以控制伤口炎症反应。屈光手术医生应该能够鉴别和处理这种并发症,使患者获得最佳的术后视觉效果。

病例背景

患者女性,52 岁,在我院行术前筛查,拟行双眼近视散光手术,无相关眼病史。双眼主觉验光:右眼−3.25/−1.00×20,左眼−4.00/−0.75×145。角膜曲率值:右眼 44.44/46.09@103,左眼 44.92/45.79@80,双眼最佳矫正远视力和最佳矫正近视力均是 20/20,裂隙灯和眼底检查均无异常。角膜地形图显示角膜表面形态规则,角膜厚度:右眼 481μm,左眼 434μm。据术前筛查结果,我们考虑行双眼 PRK。术后第 3 天,患者诉左眼视力下降和轻微畏光,并伴有疼痛和不适感。

裂隙灯检查见角膜旁中央区上皮缺损,伴环形基质浸润,但无前房积脓(图 66.1)。

我们决定行角膜刮片的革兰染色,给患者佩戴角膜接触镜。开始进行经验性治疗:氧氟沙星和地塞米松滴眼液 4 次/天,1 滴/次,睫状肌麻痹剂滴眼液 3 次/天,1 滴/次,共 2 天。革兰染色和培养检查结果显示链球菌阳性反应。

需要解决的主要问题

对此并发症的早期诊断和治疗可以改善预后。De Oliveira[2]等人报道 PRK 术后感染性角膜炎患者中有 10% 为变形链球杆菌感染。

辅助检查

建议使用第四代氟喹诺酮类药物,如果在 48 小时内没有明显的效果,可进一步行角膜诊断性刮片检查。同时,行革兰染色和细菌培养以明确有效的治疗方案。当微生物专家提供明确诊断后可选择多种滴眼液局部强化的联合治疗方法。

手术/药物干预

根据实验室检验结果,治疗方案进行了如下修改:氧氟沙星滴眼液 1 次/2h,1 滴/次,与头孢唑啉滴眼液交替使用;类固醇滴眼液(地塞米松 4 次/天,1 滴/次,每周逐渐减少 1 次,连续 4 周之后使用氟米龙 3 次/天,1 滴/次,共 2 周)。可加用富血小板血浆滴眼液以加速角膜上皮细胞再生。

结果

治疗 10 天后,患者左眼的疼痛和不适感完全消失。裂隙灯检查发现角膜基质浸润减少。术后 3 个月,角膜上皮层完整,仅留有环状的角膜 haze(图 66.2)。双眼最佳矫正远视力和最佳矫正近视力均是 20/20。角膜曲率值:右眼 41.63/42.73@71,左眼 41.89/42.61@87。角膜地形图检查结果显示正常的近视性散光 PRK 术后切削图形。

小结

较大范围的术后角膜上皮缺损和术后

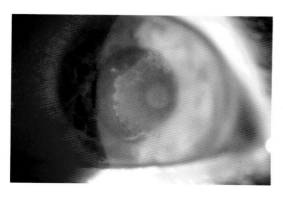

图 66.1　角膜旁中央区上皮缺损,伴环形基质浸润,但无前房积脓。

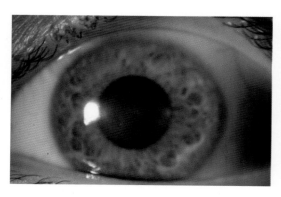

图 66.2　环状角膜 haze。

接触镜的过早使用增加了 PRK 术后患肺炎链球菌性角膜炎的概率。大多数术后感染是由革兰阳性菌如金黄色葡萄球菌、凝固酶阴性葡萄球菌、链球菌引起的[3]。据报道，LASIK 和 PRK 术后角膜炎的发生率分别是 0.01%~0.1% 和 0.01%~0.8%[4]。尽管 PRK 被认为是一种安全的手术，但感染性角膜炎可能会损害术后视觉质量。经上皮 PRK 是一种可以降低术后感染性角膜炎发生率并加速角膜上皮再生的新型屈光手术。

（胡亮　张佳　译校）

参考文献

1. Donnenfeld ED, O'Brien TP, Solomon R'e, Perry HD, Speaker MG, Wittpenn J (2003) Infectious keratitis after photorefractive keratectomy. Ophthalmology 110:743–747
2. De Oliveira GC, Solari HP, Ciola FB, Lima AL, Campos MS (2006) Corneal infiltrates after excimer laser photorefractive keratectomy and LASIK. J Refract Surg 22:159–165
3. Wroblewski KJ, Pasternak JF, Bower KS, Schallhorn SC, Hubickey WJ, Harrison CE, Torres MF, Barnes SD (2006) Infectious keratitis after photorefractive keratectomy in the United States army and navy. Ophthalmology 113:520–525
4. Woodward M, Randleman JB (2007) Bilateral methicillin-resistant Staphylococcus aureus keratitis after photorefractive keratectomy. J Cataract Refract Surg 33:316–319

病例 **67**

角膜愈合异常

Jaime Javaloy, Alessandro Abbouda, Angelo Rampone

目录

该病例与屈光手术的相关性 ············· 272

病例背景 ····················· 272

需要解决的主要问题 ················ 273

辅助检查 ····················· 273

手术/药物干预 ··················· 273

结果 ······················· 273

小结 ······················· 273

参考文献 ····················· 274

J. Javaloy, MD, PhD (✉)
Department of Anterior Segment and Refractive
Surgery, Vissum Corporacion Oftalmológica,
Alicante, Spain
e-mail: jjavaloy@coma.es

A. Abbouda, MD
Department of Refractive Surgery,
Vissum Corporación Oftalmológica, Alicante, Spain

Department of Ophthalmology-Policlinico
Umberto I of Rome, University of Rome "Sapienza",
Viale del Policlinico, 155, 00186 Roma, Italy

R&D Department, Vissum Corporación
Oftalmológica, 03016, Alicante, Spain
e-mail: a.abbouda@gmail.com

A. Rampone, MD
Department of Ophthalmology, Seconda Università
degli Studi di Napoli, Naples, Italy

R&D Department, Vissum Corporacion,
03016, Alicante, Spain
e-mail: angelo.rampone@gmail.com

该病例与屈光手术的相关性

角膜愈合异常可能在 PRK 术后一段时间内发生。屈光手术医生需做好识别及处理这种复杂情况的准备,以使患者获得理想的视觉效果。

病例背景

患者男性,31 岁,要求行屈光手术术前检查,既往无眼部相关疾病史。主觉验光结果:右眼-5.75/-0.50×10,左眼-6.00。角膜曲率值:右眼 41.73/42.73@94,左眼 41.69/42.23@107。双眼最佳矫正远视力和最佳矫正近视力均为 20/20。裂隙灯检查及眼底检查均正常。角膜地形图显示角膜表面形态规则,角膜厚度:右眼 487μm,左眼 484μm。相关检查及术前准备完成后,患者接受 PRK 手术。次日,患者感觉双眼不适。裂隙灯检查发现双眼结膜充血,瞳孔区角膜上皮异常增生。5天后,裂隙灯检查发现双眼角膜上皮增生加重(图 67.1)。机械法刮除上皮并给予抗生素和皮质类固醇滴眼液治疗。PRK 术后 20 天,

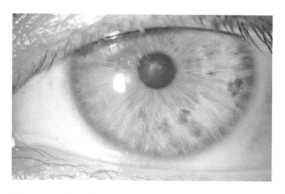

图 67.1　术后第 5 天裂隙灯检查显示瞳孔区角膜上皮异常增生。

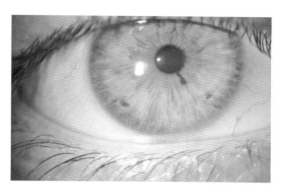

图 67.2　术后 1 个月裂隙灯检查未显示角膜上皮增生。

患者的主觉验光结果：右眼 +0.50/−0.50×175，左眼 +0.50/−0.50×180。角膜曲率值：右眼 35.97/36.43@101，左眼 36.48/36.76@39。双眼最佳矫正远视力和最佳矫正近视力均为 20/20。我们发现增生的角膜上皮开始恢复正常。角膜地形图显示该患者的手术效果确切。

需要解决的主要问题

角膜中央部上皮增生的恰当处理对于获得理想的视觉效果是极为重要的。还要根据病变部位的病情变化来鉴别诊断患者是否为感染性角膜炎。

辅助检查

裂隙灯检查有助于发现典型的上皮增生。通过判断异常上皮增生的范围来决定是否刮除上皮。

手术/药物治疗

该患者依照标准的 PRK 术后治疗方案

（氧氟沙星滴眼液，5 次/天，用 1 周；0.1% 地塞米松滴眼液，3 次/天，用 1 周；氟米龙滴眼液 3 次/天，1 个月内逐步减量；环戊通滴眼液 3 次/48 小时）。我们为患者施行了异常上皮刮除术并将角膜接触镜佩戴时间延长 3 天。

结果

1 个月后裂隙灯检查显示瞳孔区角膜有轻微椭圆形混浊，无上皮增生（图 67.2）。双眼裸眼视力均为 20/20。

小结

角膜创伤愈合是一个极其复杂的过程，是上皮细胞、基质细胞、免疫细胞、泪腺和角膜神经通过自分泌和旁分泌介导的细胞因子、生长因子、趋化因子的相互作用过程[1]。使用 0.02% MMC 可以防止术后角膜混浊，并且 MMC 没有任何临床相关的角膜毒性[2]。MMC 还能抑制角膜基质细胞转化为成纤维细胞，从而增加角膜表面切削后的透明度。角膜上皮增生与 MMC 的使用有关，但该相关性还需更多研究来确定。PRK 对近视大于 –6D 的患者而言是安全有效的矫正方法[3,4]。在本病例中，术后治疗方案防止中央区角膜存在永久性异常，且及时治疗对视力的恢复有所帮助。

（胡亮 张佳 译校）

参考文献

1. Netto MV, Mohan RR, Ambrósio R Jr, Hutcheon AE, Zieske JD, Wilson SE (2005) Wound healing in the cornea: a review of refractive surgery complications and new prospects for therapy. Cornea 24:509–522
2. Teus MA, de Benito-Llopis L, Alió JL (2009) Mitomycin C in corneal refractive surgery. Surv Ophthalmol 54:487–502
3. Alió JL, Muftuoglu O, Ortiz D, Artola A, Pérez-Santonja JJ, de Luna GC, Abu-Mustafa SK, Garcia MJ (2008) Ten-year follow-up of photorefractive keratectomy for myopia of more than -6 diopters. Am J Ophthalmol 145:37–45
4. Alio JL, Artola A, Claramonte PJ, Ayala MJ, Sanchez SP (1998) Complications of photorefractive keratectomy for myopia: two year follow- up of 3000 cases. J Cataract Refract Surg 24:619–626

干眼与 PRK

Massimo Camellin, Diego Ponzin, Samuel Arba Mosquera

目录

该病例与屈光手术的相关性 ············ 275

病例背景 ························· 275

需要解决的主要问题 ················ 277

辅助检查 ························· 277

手术/药物干预 ···················· 277

结果 ···························· 278

小结 ···························· 278

参考文献 ························· 280

M. Camellin, MD (✉)
SEKAL Rovigo Microsurgery, Rovigo, Italy
e-mail: cammas@tin.it

D. Ponzin
The Veneto Eye Bank Foundation, Venice, Italy
e-mail: diego.ponzin@fbov.it

S. Arba Mosquera, PhD
SCHWIND Eye-Tech-Solutions,
Kleinostheim, Germany
e-mail: samuel.arba.mosquera@eye-tech.net

该病例与屈光手术的相关性

　　干眼是屈光手术医生一直面临的问题。LASIK 可能会导致角膜知觉减退以及干眼。PRK 术后的患者同样也会遇到这个问题,一般于术后的头 3 个月内发生[1]。

病例背景

　　患者女性,65 岁,曾接受过白内障手术,有干眼病史并进行了右眼表面切削治疗。由于存在残余混合散光,计划对其进行经上皮个性化 PRK。白内障术后,该患者右眼验光及矫正视力为 +1.25/−2.50×5(5/10,20/40)。白内障术后 6 个月,对患者实施第一次个性化经上皮 PRK。术后 6 个月,患者右眼验光及矫正视力为 −1.75/+3.25×170(4/10,20/50),并进行第二次个性化经上皮 PRK 手术,术后验光及矫正视力为 −1.00/+0.75×50(2/10,20/100)。随后患者接受双眼下泪小点栓塞术。术后 1 个月,患者的右眼验光及矫正视力为 −0.25/−0.50×130(6~7/10,20/30)。术前 Schirmer 1 试验结果为 5mm/5min。

患者第一次 PRK 术后角膜上皮修复延迟，尽管应用了自体血清、人工泪液以及局部激素治疗，术后 10 天，患者角膜上皮形态依然不规则。6 个月后，我们决定通过每小时给予 1 次纯自体血清的治疗方法来矫正残余不规则散光[2]，术后无并发症产生。尽管第二次手术后未发生上皮再生延迟的现象，术后 1 个月的角膜表面情况仍不乐观。此时我们对患者进行泪小点栓塞术治疗，1 周后患者视力完全恢复（图 68.1 和图 68.2）。

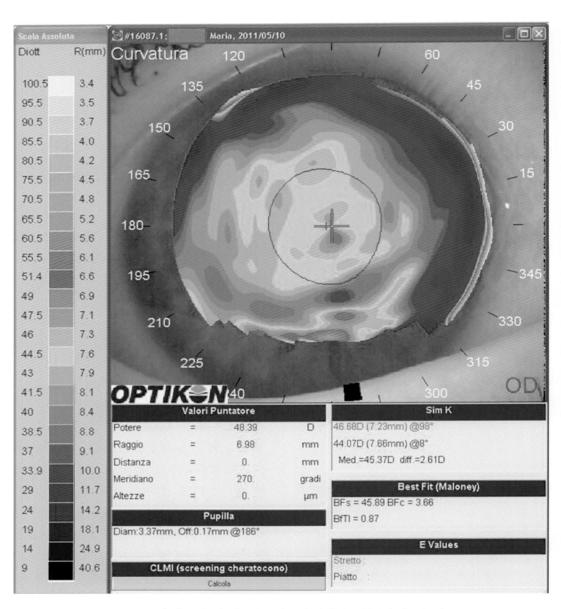

图 68.1 角膜地形图切线图提示中央角膜散光和周边角膜不规则。

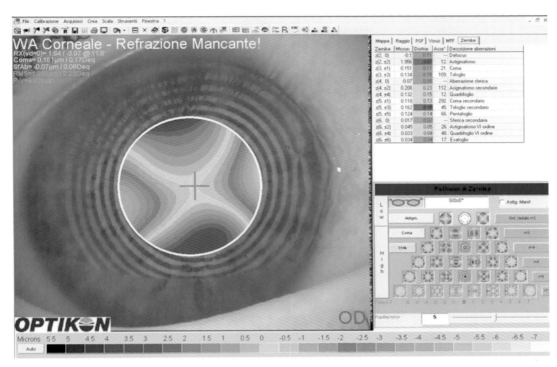

图 68.2　角膜波前像差图形十分规则。

需要解决的主要问题

我们面对的第一个难题是如何促进角膜上皮再生。我们尝试过人工泪液、佩戴软性角膜接触镜、自体血清滴眼液以及局部少量激素治疗，但 10 天后修复再生的角膜上皮情况却并不乐观，角膜不规则且存在残余散光。

为了避免角膜上皮修复延迟，再次手术前我们等待了几个月。由于患者诉视物模糊，不得不尽早对其实施手术。术后第一周每小时给予 1 次纯自体血清点眼。

虽然使用该方法未出现角膜上皮再生延迟，但是角膜表面情况并不令人满意，且术后最佳矫正视力欠佳。由此我们推测术后视力不佳可能与干眼相关，于是进行了双眼

下泪小点栓塞术。患者视力情况在栓塞术后 1 周得到提高。

辅助检查

Schirmer 试验、角膜地形图、角膜波前像差分析对于评估预后是必需的。最佳矫正视力是决定是否需要再次手术的关键。

手术/药物干预

两次手术均将角膜地形图数据转化成角膜像差数据，并将这些数据导入激光系统[3]。Schiwind Amaris 准分子激光系统拥有六维眼球跟踪系统，所以能精确地和人眼角膜地形图数据相匹配。

手术采取经上皮法即通过激光切削去除

角膜上皮[4]。这种非接触的 PRK 手术方式的显著优势是根据激光程序优化上皮及基质切削范围,使之与所分析的角膜区域完全匹配。

用浸泡过 0.02% MMC 的三角海绵覆盖角膜表面 2 分钟。佩戴角膜接触镜 4 天。建议使用庆大霉素滴眼液(7 天)、局部激素(氯倍他松滴眼液,2 次/天,使用 1 个月)。

根据操作指南实施泪小点栓塞术(FCI S2 4002,法国,巴黎)(图 68.3 和图 68.4)。

结果

该病例较复杂,我们没有预料到在第一次个性化 PRK 术后会出现角膜上皮修复延迟的情况。在第二次 PRK 手术术后情况与预期不符时,我们意识到其原因可能为干眼。

由于纯自体血清的有效运用,第二次术后早期未发生任何并发症。

最终患者视力恢复良好,术后最佳矫正视力达到患白内障前的水平(右眼:−0.25/−0.50×130,6~7/10,20/30)。

小结

尽管这一病例证明了第一次 PRK 术后,自体血清有改善干眼的作用,但其疗效仍不足以使角膜表面恢复至术前的正常水平。泪小点栓塞术对促进角膜上皮再生有着重要作用,与此同时,健康的眼表状况能更有效地促进角膜上皮的修复(图 68.5 和 68.6)。

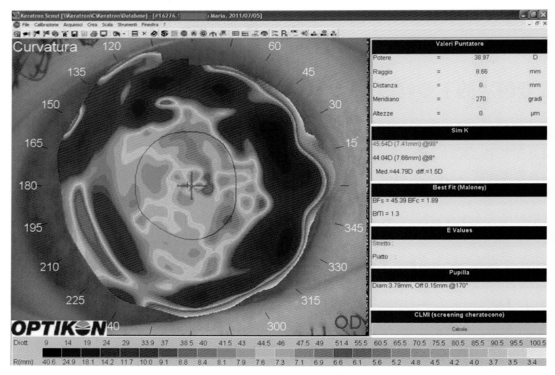

图 68.3　第一次个性化经上皮 PRK 术后角膜地形图。尽管散光不明显,但存在不规则散光区。

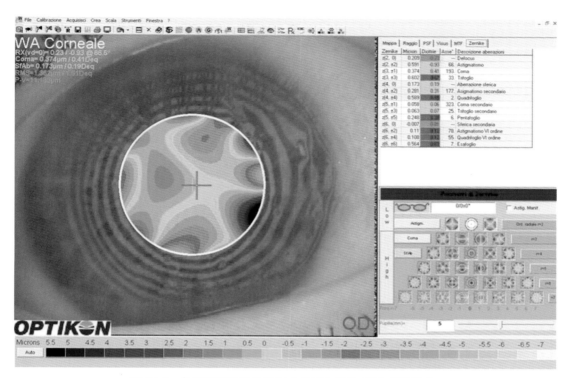

图 68.4　角膜波前像差分析与术前相比不佳,存在高阶像差。

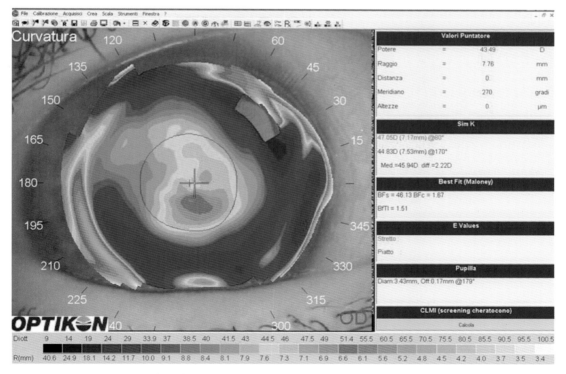

图 68.5　泪小点栓塞术后的角膜地形图。角膜表面情况良好,只残留少量散光。

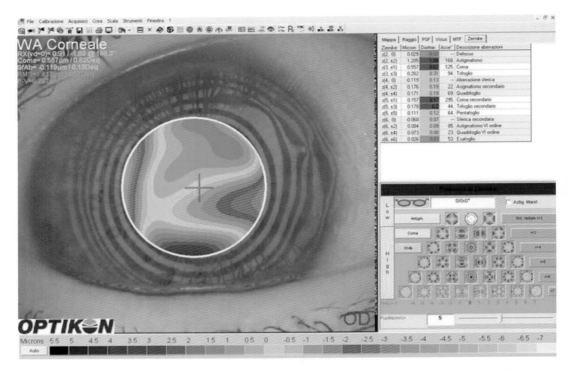

图 68.6   泪小点栓塞术后的角膜波前像差分析。存在彗差、三叶草像差,但高阶像差明显减少。

（胡亮 张佳 译校）

参考文献

1. Wu Y, Chu RY, Zhou XT, Dai JH, Qu XM, Rao S, Lam D (2006) Recovery of corneal sensitivity after laser-assisted subepithelial keratectomy. J Cataract Refract Surg 32:785–788
2. Tsubota K, Goto E, Shimurra S, Shimazaki J (1999) Treatment of persistent corneal epithelial defect by autologous serum application. Ophthalmology 10:1984–1989
3. Camellin M, Mattioli R, Tripoli NK (2012) Topo-aberrometry with keratron onda. In: Corneal topography. Slack Incorporated, Thorofare, pp 184–190
4. Camellin M, Mosquera SA (2010) Simultaneous aspheric wavefront-guided transepithelial photorefractive keratectomy and phototherapeutic keratectomy to correct aberrations and refractive errors after corneal surgery. J Cataract Refract Surg 36: 1173–1180

联合丝裂霉素 C 的两步法经上皮 PRK 治疗 PRK 或 RK 术后 haze

Daniel S.Durrie,Theodore A.Pasquali

目录

该病例与屈光手术的相关性 ············ 281

病例背景 ························· 281

需要解决的主要问题 ············· 282

辅助检查 ························· 282

手术/药物干预 ················· 282

结果 ···························· 283

小结 ···························· 284

参考文献 ························· 285

D.S. Durrie, MD (✉)
Department of Ophthalmology, University of Kansas,
Lawrence, KS, USA
e-mail: ddurrie@durrievision.com

T.A. Pasquali, MD
Durrie Vision (Clinic), Overland Park, KS, USA

Southern California Eye Physicians and Associates
(Clinic), Los Alamitos, CA, USA
e-mail: theopasquali@gmail.com

该病例与屈光手术的相关性

尽管 haze 不再是 PRK 术后的常见并发症，但在 PRK 术后仍出现角膜 haze 且往往需要治疗。此外，在屈光手术(RK 或者丝裂霉素未运用于临床时的 PRK)术后发生 haze 的患者可能会出现相关症状。两步法经上皮 PRK 是治疗屈光手术后 haze 的一种有效的手术方法[1,2]。

病例背景

患者女性，56 岁，20 世纪 90 年代中期曾行双眼 RK 和 PRK 术，主诉左眼进行性视力下降 10 余年。主觉验光和矫正视力：右眼+1.25/−0.25×5=20/20，左眼−2.75/−0.25×20=20/30。裂隙灯检查发现右眼存在明显的角膜 haze，左眼可见角膜中央 haze(2+级)(图 69.1)，双眼均可见 8 条 RK

术后角膜切口瘢痕。Pentacam（Oculus，Wetzlar Germany）的 Scheimpflug 图像显示角膜前部的反射增强，与 haze 相对应（图 69.2a）。

需要解决的主要问题

角膜 haze 会引起近视和散光，导致最佳矫正视力下降。

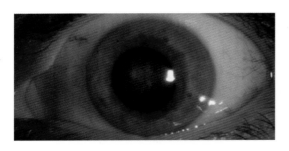

图 69.1 术前左眼裂隙灯照片显示角膜中央斑块样 haze 和 RK 切口。

辅助检查

Pentacam Scheimpflug 图像和角膜地形图、波前像差分析。

手术/药物干预

经上皮 PRK(TPRK)

在简化的角膜地形图模型中，上皮下 haze(本质上是细胞外基质和肌成纤维细胞的排列紊乱)可以被认为是一种角膜基质床表面的斑块样沉积物。覆盖在 haze 上的角膜上皮将会被"沉积物"抬高，使该区域的角膜变得陡峭，从而引起近视和散光（图 69.3b）。理论上来说，只要清除角膜上皮下的 haze，覆盖 haze 上的角膜上皮将不再被抬高而重新平覆在基质床上，进而矫正因 haze 产生的屈光不正(假设基质地形图相当

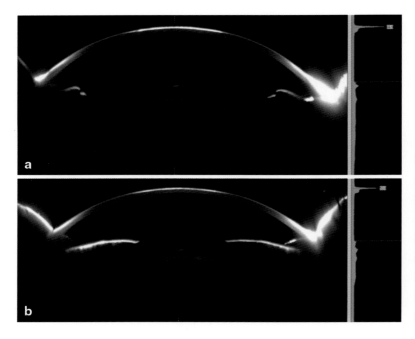

图 69.2 Pentacam Scheimpflug 图像。(a)术前图像显示中央前部角膜反射增强，与裂隙灯检查中发现的 haze 相对应。(b)术后图像显示中央前部角膜高反射区仍存在，提示 haze 残留，但反射率较术前下降。直方图(图像的右侧)证实角膜光学密度值从 66.8 减少到 53.8。

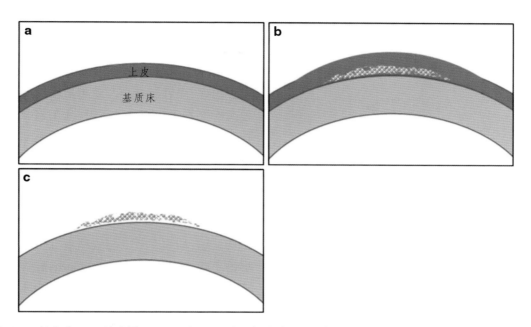

图 69.3　经上皮 PRK 示意图。(a)RK 和 PRK 后上皮平覆在基质床上。(b)上皮下 haze 生成,抬高了上皮,相应角膜区域变陡峭。(c)利用激光均匀切削上皮,直到 haze 外围的基质床暴露为止,这时仅留有 haze 和基质床,再矫正屈光不正。

于平光)。

　　两步法 PRK 旨在通过上述机制仅清除 haze 层而矫正屈光不正。手术分为两步:第一步,对角膜行 PTK,切削范围为 6.5mm。激光切削上皮的过程中,haze 外围的基质床最先暴露,因为激光只切削了上皮层,而不是同时切削了上皮层和 haze 层。然后,手术医生观察 haze 外围的切削部分,发现激光点的颜色发生变化提示基质床暴露,应停止切削。上皮和 haze 的反射是蓝色的,当反射变为黑色时,表明上皮已被清除。此时,均一厚度的上皮组织被清除,只剩 haze 层暴露在基质床之上(图 69.3c)。

　　现在患者角膜表面光滑,残留的 haze 的厚度和形状与 PTK 前的屈光不正相符。因此,在第二步时,预期的屈光不正矫正目标在 PRK 模式中进行设计,然后进行第二次切削。这一步骤将消除 haze 并矫正屈光不正(屈光不正的产生与 haze 导致的角膜上皮被抬高从而变陡峭有关)。

　　最后,应用 0.02% 的丝裂霉素 C 于角膜,维持 12 秒以防止 haze 复发。

结果

　　患者术后两个月的随访调查显示术眼裸眼视力为 20/25,主觉验光结果为 -0.25/-0.25×105,矫正视力达到 20/20。裂隙灯检查发现 haze 较术前明显好转(图 69.4)。比较术前与术后的 Scheimpflug 图像(图 69.2 b),显示角膜前部的反射强度较术前有所减少。术前角膜地形图矢状曲率显示中央区不规则(图 69.5a),在术后变得规则且平坦(图 69.5b)。

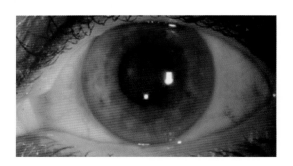

图 69.4 术后两个月左眼裂隙灯照片。中央角膜仍然存在 haze,但和术前(图 69.1)相比,haze 显著改善。

小结

两步法 TPRK 是清除 RK 或 PRK 术后影响视力的 haze 并同时矫正屈光不正的有效治疗方案。简单的 PTK 也可用于治疗 haze,但精确性较差,可能会造成远视漂移。在丝裂霉素 C 辅助下进行人工刮除是另一种可行的选择,但是像该患者这类形成较久(大于 1 年)的瘢痕,刮除难度较大,需要更长的刮除时间和更强的刮除力度,并要辅以多种治疗,而且经常会产生与角膜的规则性和光滑性相关的问题。同时,人工刮除不能精确地矫正屈光不正,引起的角膜不规则还可能影响屈光结果。两步法 TPRK 试图利用激光的精确性来规避这些不规则造成的屈光不正。

对该治疗方案做了一些假设(平滑的基质床地形、均匀一致的上皮厚度且不存在地形的不规则、球柱镜形状的 haze 斑块),除正常的误差来源,这些假设可能是未来需要进一步改进的方面。不管怎样,应用 TPRK 治疗 haze 不仅能消除 haze,还能显著改善散光与近视度数。鉴于该方法治疗 haze 的良好效果,如果手术医生今后碰到类似需要增效的病例,可以采用并将其作为常规治疗方案。

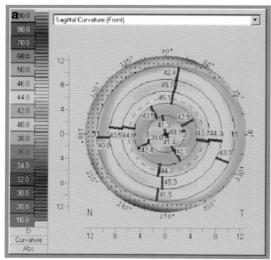
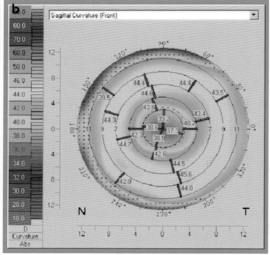

图 69.5 前表面矢状曲率图分析。(a)术前地形图中央示大约 1.5D 不规则散光。(b)术后地形图中央曲率变得规则和平坦。

(胡亮 张佳 译校)

参考文献

1. Netto MV, Mohan RR, Ambrosio R Jr, Hutcheon AE, Zieske JD, Wilson SE (2005) Wound healing in the cornea: a review of refractive surgery complications and new prospects for therapy. Cornea 24:509–522

2. Vigo L, Scandola E, Carones F (2003) Scraping and mitomycin C to treat haze and regression after photorefractive keratectomy for myopia. J Refract Surg 19:449–454

使用第六代准分子激光仪行PRK术后出现的严重 haze

Jorge L. Alió, Alessandro, Rana Eskndafi

目录

该病例与屈光手术的相关性 ············· 286

病例背景 ····················· 286

需要解决的主要问题 ············· 287

辅助检查 ····················· 287

手术/药物干预 ················· 287

结果 ························· 287

小结 ························· 287

参考文献 ····················· 288

J.L. Alió, MD, PhD (✉)
Department of Refractive Surgery,
Vissum Corporación Oftalmológica,
Alicante, Spain
e-mail: jlalio@vissum.com

A. Abbouda, MD
Department of Refractive Surgery,
Vissum Corporación Oftalmológica, Alicante, Spain

Department of Ophthalmology-Policlinico Umberto I
of Rome, University of Rome "Sapienza", Viale del
Policlinico, 155, 00186 Roma, Italy

R&D Department, Vissum Corporación
Oftalmológica, 03016, Alicante, Spain
e-mail: a.abbouda@gmail.com

R. Eskndafi, MD, MS, ABO
Department of Refractive Surgery,
Beverly Hills Medical Center, Beverly Hills, CA, USA
e-mail: rscandvi@beverlyhillskuwait.com

该病例与屈光手术的相关性

即使在全新一代的准分子激光问世后，了解 PRK 术后患者发生角膜 haze 的风险仍是极其重要的。

病例背景

患者女性，25 岁，想通过屈光手术摘镜。主诉双眼烧灼感、干涩感，并在术前 4 天接受了双眼泪小点栓塞术。但患者在栓塞术后有不适感，所以我们移除了栓子。患者泪膜破裂时间：右眼 8 秒，左眼 10 秒。术前检查结果如下：裸眼视力，右眼 20/200，左眼 20/200；最佳矫正视力，右眼 20/20，左眼 20/20；眼镜度数，右眼 −5.00/−0.50×176，左眼 −4.75/−0.75×149。患者接受了双眼 PRK 手术，术中未使用丝裂霉素 C。在术后第 4 天，患者的裸眼视力为：右眼 20/20，左眼 20/20。1 周后，取出角膜接触镜并给予 0.5%氯替泼诺混悬滴眼液（Lotemax®bausch and lomb），4 次/

天;维生素 C 片和人工泪液。术后 2 周,患者因视物模糊复诊,裸眼视力为:右眼 20/30,左眼 20/40。裂隙灯检查可见双眼 haze(图 70.1)。我们将氯替泼诺混悬滴眼液®的使用频率增加至 6 次/天。4 周后,双眼裸眼视力均为 20/30,裂隙灯检查可见双眼少量 haze(图 70.2)。给予氯替泼诺混悬滴眼液®12 小时 1 次,以及人工泪液继续使用 1 个月。在术后 3 个月的最近一次随访中,患者双眼裸眼视力均达到了 20/20,我们在裂隙灯下可见小范围的 haze。

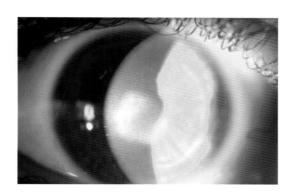

图 70.1 裂隙灯检查可见严重的角膜上皮下 haze。

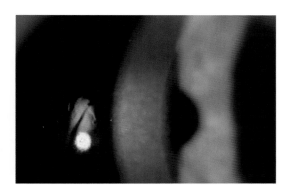

图 70.2 裂隙灯下可见角膜区可见少量的角膜上皮下 haze。

需要解决的主要问题

0.5%~4%的患者在 PRK 术后可发生具有临床意义的 haze[1]。切削的直径和切削体积被认为是主要的危险因素[2]。一些学者将该现象描述为"上皮再生延迟"[3]。

辅助检查

我们使用裂隙灯随访 haze 的变化,因为患者病情好转而未予过多的治疗。

手术/药物干预

PRK 的切削由 WaveLight ALLEGRETTO WAVE™ 准分子激光系统 500 完成。haze 的治疗方法是局部使用激素 3 个月。

结果

PRK 术后 6 个月的随访中,患者双眼的裸眼视力均达 20/20,裂隙灯检查显示角膜透明(图 70.3)。嘱患者停用氯替泼诺混悬滴眼液®,继续使用人工泪液,口服维生素 C 片。

小结

对于 6.7mm 的标准近视切削范围,新一代的准分子激光系统矫正 1D 近视的切削深度小于 16μm,因此中低度近视患者的切削量非常低。根据之前的研究[4],当切削深度大于 80μm 时,发生 haze 的风险增加。这提示低切削量引发 haze 的风险较低。另有学者[5]提出:小光斑飞点扫描激光切削比传统的宽

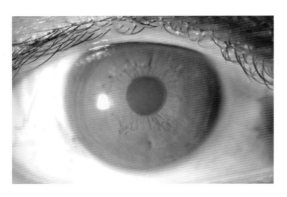

图 70.3 裂隙灯检查显示角膜透明。

光束激光切削导致 haze 的概率要低。本病例即使使用新一代的激光系统，仍发生了 haze。因此，无论切削深度如何，所有表面切削的病例均推荐术中使用 0.02% 丝裂霉素 C 15 秒。

（胡亮 张佳 译校）

参考文献

1. Lohmann CP, Timberlake GT, Fitzke FW, Gartry DS, Muir MK, Marshall J (1992) Corneal light scattering after excimer laser photorefractive keratectomy: the objective measurements of haze. Refract Corneal Surg 8:114–121

2. Moller-Pedersen T et al (1998) Corneal haze development after PRK is regulated by volume of stromal tissue removal. Cornea 17:627–639

3. Kourenkov VV, Mytiagina ON, Kasparov AA, Pavluk AG (1999) Stimulating re-epithelialization after photorefractive keratectomy. J Refract Surg 15(2 Suppl): S234–S237

4. Braunstein RE et al (1996) Objective measurement of corneal light scattering after excimer laser keratectomy. Ophthalmology 103:439–443

5. Pallikaris IG et al (1999) Photorefractive keratectomy with a small spot laser and tracker. J Refract Surg 15:137–144

PRK 术后迟发性角膜膨隆

Maria Jose Ayala,Alessandro Abbouda,Jaime Javaloy

目录

该病例与屈光手术的相关性 ············ 289

病例背景 ·················· 289

需要解决的主要问题 ··············· 291

辅助检查 ·················· 291

手术/药物干预 ················ 291

结果 ···················· 291

小结 ···················· 291

参考文献 ·················· 292

M.J. Ayala, MD, PHD
Department of Refractive Surgery,
Vissum Corporación, Alicante, Spain

A. Abbouda, MD
Department of Refractive Surgery,
Vissum Corporación Oftalmológica, Alicante, Spain

Department of Ophthalmology-Policlinico Umberto I
of Rome, University of Rome "Sapienza", Viale del
Policlinico, 155, 00186 Roma, Italy

R&D Department, Vissum Corporación
Oftalmológica, 03016, Alicante, Spain
e-mail: a.abbouda@gmail.com

J. Javaloy, MD, PHD (⊠)
Department of Anterior Segment and Refractive
Surgery, Vissum Corporación Oftalmológica,
Alicante, Spain
e-mail: jjavaloy@coma.es

该病例与屈光手术的相关性

屈光手术医生对 LASIK 术后角膜膨隆并不陌生。PRK 术后发生角膜膨隆的可能原因包括二次手术、术前未发现的圆锥角膜或顿挫型圆锥角膜[1,2]。Koch[3]曾经报道过一个过程顺利的 PRK 术后发生双眼角膜膨隆病例。准分子激光手术后继发角膜膨隆的危险因素包括高度近视、术前角膜厚度较薄、激光切削后残余基质床厚度较薄和非对称性角膜变陡峭（顿挫型圆锥角膜)[4]。然而,上述这些因素均无法明确预测角膜膨隆的发展。在此我们介绍一例在 PRK 术后 14 年,无明确危险因素情况下发生了角膜膨隆的患者。

病例背景

患者男性,21 岁,为矫正中度近视行屈光手术术前评估。患者否认长期揉眼史,无外伤史或角膜变性病史，无角膜膨隆家族史。患者双眼最佳矫正视力为 20/30,主觉验光结果:右眼−7.50/−1.00×20,左眼−6.50/

−1.50×160。中央角膜厚度:右眼 610μm,左眼 597μm;角膜曲率值:右眼 43.24/44.39@110,左眼 42.33/43.35@89;双眼角膜地形图正常(图 71.1a)。患者于 1995 年 5 月行 PRK 手术。术后恢复顺利,裂隙灯检查未见明显异常。术后 1 年,患者双眼矫正远视力为 20/20,主觉验光结果:右眼−0.75/−0.75×60,左眼−0.75−0.50×160;角膜曲率值:右眼 38/38.3@94,左眼 37.66/39.35@71;角膜地形图正常,未发现不对称形态(图 71.1b);双眼中央角膜厚度为 530μm。我们选择进行二次 PRK 手术。1996 年 8 月复诊时,患者最佳矫

正视力为右眼 20/25,左眼 20/20,主觉验光结果:右眼 −2.50/−1.00×70,左眼 −3.50;角膜曲率值:右眼 37.7/37.96@89,左眼 38/38.5@73;角膜地形图呈现对称、位于中央的近视切削术后形态(图 71.1c)。裂隙灯检查显示轻度 haze。患者对视力仍不满意,于 1998 年 12 月行第三次 PRK 手术。1999 年 6 月,患者的最佳矫正视力为右眼 20/32,左眼 20/40,主觉验光结果:右眼+2.50,左眼+1.75;角膜曲率值:右眼 36.6/36.76@68,左眼 35.75/35.3@171;角膜地形图未见角膜膨隆或不规则散光(图 71.1d)。3 个月后,患者屈

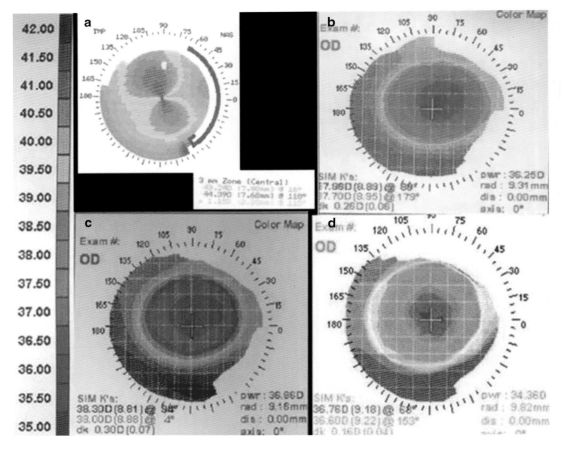

图 71.1　轴性地形图。(a)术前,(b)术后 1 年,(c)术后 2 年,(d)术后 4 年。

光状态再次变为近视。患者最佳矫正视力为右眼 20/32，左眼 20/30，主觉验光结果：右眼-3.50/-1.00×80，左眼-4.00/-1.00×160）。裂隙灯检查见角膜弥漫性 haze。角膜厚度：右眼 480μm，左眼 510μm；角膜曲率值：右眼 37.9/38.3@104，左眼 38.1/39.1@89。未再行手术治疗。10 年后随访时，患者诉右眼视力进行性下降。最佳矫正视力为右眼 20/200，左眼 20/100，主觉验光结果：-3.00/-3.00×45，左眼-2.50/-2.00×130）；角膜地形图（右眼）显示鼻下方角膜膨隆伴不规则散光（图 71.2）。右眼角膜曲率值为 36.25/42.24@166。患者拒绝行角膜基质环植入术或角膜胶原交联术（corneal collagen cross-linking，CXL）。在患者考虑是否选择以上手术时，我们嘱其佩戴硬性透氧性角膜接触镜。

需要解决的主要问题

在本病例中，我们没有找到角膜膨隆发生的确切危险因素。最后一次手术后的剩余角膜基质床厚度尚大于 400μm，患者无揉眼史，故我们排除了顿挫型圆锥角膜。唯一需

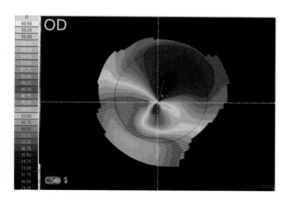

图 71.2 初次手术 14 年后右眼角膜地形图，显示鼻下方角膜膨隆伴不规则散光。

要考虑的危险因素是患者的年龄和多次准分子激光手术。

辅助检查

根据屈光手术后病理生理学结果，角膜膨隆归因为层间生物力学滑移（层间纤维断裂），继发纤维束间生物力学滑移（束间纤维断裂）。该过程与原发性胶原纤维功能不全（纤维束断裂）发生过程不同[5]。

手术/药物干预

医源性角膜膨隆的传统治疗包括佩戴硬性过氧性角膜接触镜和角膜基质环植入术。近期的一些研究报道了 UVA 和核黄素诱导的角膜胶原交联术治疗此类病例[6]。然而，对于重度角膜膨隆，最常见的选择为 DALK。本病例中，患者拒绝了角膜基质环植入术。

结果

PRK 术后 1 年，患者视力恶化。其最佳矫正视力为右眼 20/40，左眼 20/25，主觉验光结果：右眼-8.50×55，左眼-0.75/-3.50×120；角膜地形图显示角膜膨隆较上次复查有进展，伴有严重的不规则散光。角膜曲率值：36.78/44.78@165。患者愿意继续佩戴角膜接触镜，拒绝手术治疗。

小结

PRK 已被证实是一种矫正中低度近视的安全、简单而有效的手术方式。Alió 等人[7]曾报道的 3000 例手术中并发症很少。

　　屈光手术医生应意识到,即使手术无角膜瓣(如 PRK),在中低度近视、少量切削、术后保留足够厚度的剩余基质床的病例中,仍有可能发生角膜膨隆。

(黄子旭　包芳军　译校)

参考文献

1. Holland EJ (2005) Ectasia following laser in situ keratomileusis. J Cataract Refract Surg 31:2034
2. Malecaze F, Coullet J, Calvas P, Fournie P, Arne JL, Brodaty C (2006) Corneal ectasia after photorefractive keratectomy for low myopia. Ophthalmology 113:742–746
3. Koch DD (1999) The riddle of iatrogenic keratectasia. J Cataract Refract Surg 25:453–454
4. Randleman JB, Russell B, Ward MA, Thompson KP, Stulting RD (2003) Risk factors and prognosis for corneal ectasia after LASIK. Ophthalmology 110:267–275
5. Dawson DG, Randleman JB, Grossniklaus HE et al (2008) Corneal ectasia after excimer laser keratorefractive surgery: histopathology, ultrastructure, and pathophysiology. Ophthalmology 115:2181–2191
6. Spadea L (2012) Collagen crosslinking for ectasia following PRK performed in excimer laser–assisted keratoplasty for keratoconus. Eur J Ophthalmol 22:274–277
7. Alió JL, Artola A, Claramonte PJ, Ayala MJ, Sanchez SP (1998) Complications of photorefractive keratectomy for myopia: two year follow- up of 3000 cases. J Cataract Refract Surg 24:619–626

近视 PRK 偏心切削术后迟发性远视进展

Scott Kelly，Dimitri T. Azar

目录

该病例与屈光手术的相关性 ············ 293

病例背景 ····················· 293

需要解决的主要问题 ··············· 294

辅助检查 ····················· 294

结果 ······················· 295

小结 ······················· 295

参考文献 ····················· 296

S. Kelly • D.T. Azar, MD, MBA (✉)
Department of Ophthalmology and Visual Sciences
Illinois Eye and Ear Infirmary, University of Illinois
at Chicago, Chicago, IL, USA
e-mail: scottkellyy@gmail.com; dazar@uic.edu

该病例与屈光手术的相关性

近视激光矫正术后远视进展是屈光手术后的常见问题。屈光手术医生需要知道如何处理这类病例。

病例背景

患者男性，62 岁，曾因双眼近视行 PRK，现诉视物模糊，右眼较左眼明显。患者有高血压、前列腺癌(已行相关治疗)、高胆固醇血症及心律失常(消融术后)病史。该患者无其他眼部手术史；药物史包括兰索拉唑(Prevacid)、瑞舒伐他汀(Crestor)、氯沙坦钾氢氯噻嗪(Hyzaar)、盐酸坦洛新(Flomax)。有磺胺类药物过敏史；无眼部药物使用史。患者希望视力能满足打网球和高尔夫的需求，其裸眼视力为右眼 20/40，左眼 20/20+2。患者不愿佩戴角膜接触镜。

患者双眼矫正视力为 20/15，主觉验光结果：右眼 +0.75/+1.00×180，左眼 +0.25/+0.75×

180。右眼为优势眼。角膜厚度：右眼 596μm，左眼 585μm；双眼眼内压为 14mmHg；Schirmer 试验>15mm/5min（未使用麻醉剂）。暗室瞳孔大小：右眼 7.6mm，左眼 6.9mm，瞳孔对光反射灵敏，无传入性瞳孔障碍。双眼眼外肌运动及对比视野无异常。裂隙灯检查双眼眼睑、睫毛及结膜正常，角膜透明，无既往 LASIK 角膜瓣或上皮/基底膜病史，前房清，虹膜未见异常，晶状体呈轻度核硬化改变。散瞳检查见双眼视神经及视网膜正常。我们再次尝试使用单眼视角膜接触镜，右眼矫正为远视力，左眼矫正为近视力。试戴片为右眼 +0.75/+1.00×180，左眼 +2.25/+0.75×180。4个月后，患者返回诊所复查，拒绝继续佩戴单眼视角膜接触镜，希望双眼都矫正为视

远，视近时佩戴老视镜。患者未诉其他新的视觉问题。

需要解决的主要问题

我们面临的问题是实施 LASIK 还是 PRK 手术，如果行 PRK 手术，是否需要使用丝裂霉素 C？此外，考虑到患者的远视、老视及早期白内障，手术矫正目标应该是全矫还是单眼视？

辅助检查

右眼角膜地形图显示旁中央区平坦，约 4mm 范围的角膜厚度变薄（图 72.1）。前次

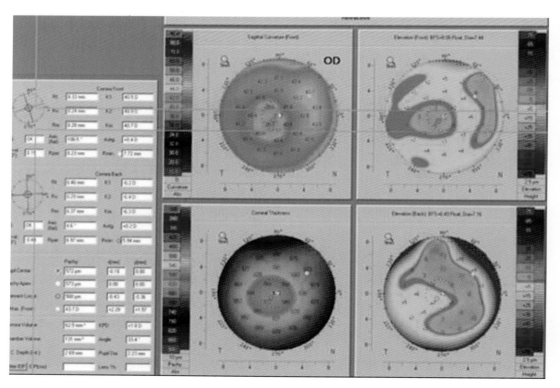

图 72.1　近视 PRK 术后 15 年行二次手术前的右眼角膜地形图，显示中央小范围切削区（上方图像中的蓝色区域），对应中央角膜厚度变薄（左下图像）。

PRK 手术切削区呈颞下方偏位。角膜地形图显示为小范围角膜切削形态，这与 20 世纪 90 年代中期的 PRK 手术方式相一致。

左眼角膜地形图显示 PRK 术后中央区顺规散光(图 72.2)。角膜厚度图显示小范围切削形态。

结果

该患者接受了左眼波前像差引导的 PRK 手术矫正远视，术中使用了丝裂霉素 C (浓度为 200μg/mL，即 0.02%，时间 15 秒)，矫正度数为+0.84/+1.49×175。术后 2 个月随访时，患者对左眼视力很满意，并希望行右眼激光矫正手术。其右眼术前裸眼视力为

20/40，戴镜+1.25/+1.00×175 后矫正视力为 20/20。左眼术后裸眼视力为 20/20+，戴镜+ 0.25×80 后视力轻度提高。

患者选择右眼行飞秒激光 LASIK 手术，并理解由于右眼之前屈光状态不稳定，且双眼存在白内障，手术可能过矫。右眼 LASIK 矫正度数为+1.37/+0.80×2，术后恢复顺利。LASIK 术后 1 个月随访时，患者双眼裸眼视力为 20/20+2，验光结果为右眼+0.25×98，左眼+0.25×108。

小结

在本病例中，近视 PRK 术后出现迟发性远视进展，现无法确定是否由过度切削引

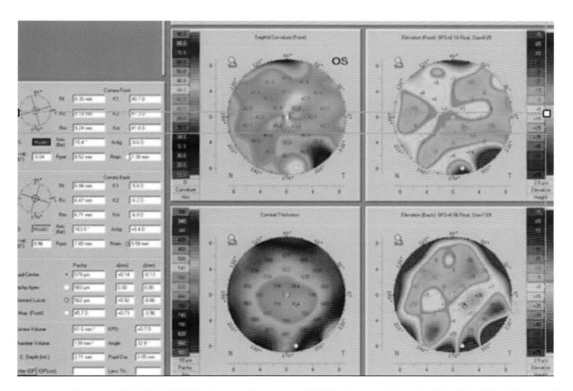

图 72.2　左眼二次术前角膜地形图显示 PRK 术后中央区顺规散光（左上图）。波前像差仪测量的散光度数为+1.50×175。左下图显示角膜变薄，呈小范围切削形态。

起,而后患者利用自身调节能力克服了轻度远视;还是因为双眼远视性屈光回退引起。现患者双眼存在一定程度的晶状体混浊,可能导致散光。以往有报道指出,早期晶状体核硬化可引起轻度远视漂移[1]。对有轻度白内障的患者实施"透明晶状体置换术"来提高其裸眼视力,佩戴框架眼镜可矫正到20/15。考虑到患者主观意愿,激光矫正手术是更安全、可重复进行的选择;然而,考虑到白内障形成损害视力的风险,术前充分告知很重要。

在矫正近视过矫后的远视时,剩余基质床厚度是一个需要考虑的危险因素。此患者双眼角膜有足够的厚度——大于 550μm。此外,患者曾行表面切削术,避免了 LASIK 手术引起的角膜瓣并发症。LASIK 和 PRK 对于厚角膜的患者来说均是可行的选择。Bababeygy 等人和 Rojas 等人的研究显示上述两种术式矫正远视均安全有效[2,3]。Bababeygy 等人的研究还显示:对于有既往屈光手术史的远视患者,手术重复性与既往无手术史的低度远视者相当[2]。如果患者首次术式为LASIK,我们会选择表面切削作为二次手术方式,因为在手术 1 年后掀瓣会增加角膜瓣下上皮细胞内生和角膜瓣皱褶的风险。本病例患者在 20 世纪 90 年代后期行近视 PRK 手术,尽管手术效果总体较好,其重复性无法与当前的个性化和非个性化手术相比。此外,须注意患者起初坚持行表面切削术而非 LASIK。对于远视的矫正,表面切削术通常并非我们的首选,尤其是有着充足角膜厚度的患者。相比需矫正的散光量,该患者需矫正的远视量相对较少。手术中设置矫正度数为正柱镜的目的是节省角膜组织。远视性表面切削可导致切削区角膜 haze 形成,由于患者曾行表面切削术,他发生 haze 的风险更高。鉴于上述因素,术中使用浓度为 0.2mg/mL 的丝裂霉素 C 15 秒以减少风险。

(黄子旭 包芳军 译校)

参考文献

1. Lee KE, Klein BE, Klein R (1999) Changes in refractive error over a 5-year interval in the Beaver Dam Eye Study. Invest Ophthalmol Vis Sci 40:1645–1649
2. Bababeygy SR (2008) Wavefront-guided laser in situ keratomileusis retreatment for consecutive hyperopia and compound hyperopic astigmatism. J Cataract Refract Surg 34:1260–1266
3. Rojas MC, Haw WW, Manche EE (2002) Laser in situ keratomileusis enhancement for consecutive hyperopia after myopic overcorrection. J Cataract Refract Surg 28:37–43

-22D 近视患者 PRK 术后 12 年随访

Alessandro Abbouda，Jorge L. Alió

目录

该病例与屈光手术的相关性 ………… 297

病例背景 ……………………………… 297

需要解决的主要问题 ……………… 298

辅助检查 …………………………… 298

手术/药物干预 …………………… 299

结果 ………………………………… 299

小结 ………………………………… 299

参考文献 …………………………… 299

A. Abbouda, MD (✉)
Department of Refractive Surgery,
Vissum Corporación Oftalmológica, Alicante, Spain

Department of Ophthalmology-Policlinico
Umberto I of Rome, University of Rome "Sapienza",
Viale del Policlinico, 155, 00186 Roma, Italy

R&D Department, Vissum Corporación
Oftalmológica, 03016, Alicante, Spain
e-mail: a.abbouda@gmail.com

J.L. Alió, MD, PhD
Department of Refractive Surgery,
Vissum Corporación Oftalmológica,
Alicante, Spain
e-mail: jlalio@vissum.com

该病例与屈光手术的相关性

本病例显示了 PRK 用于矫正高度屈光不正的可能性，但要记住很重要的一点，即视力的改善伴随着角膜像差的增加。在本病例中，PRK 术后效果在长达 12 年的时间中保持稳定。

病例背景

该患者在行屈光手术 12 年后为检查眼部状况来到我科。有关之前手术的唯一数据资料为患者屈光状态是双眼-22D。在第一次就诊时，患者主觉验光：右眼-1.00D，左眼-2.50D。最佳矫正视力：右眼 20/25，左眼 20/30。角膜曲率值：右眼 35.32/35.32@180，左眼 34.48/35.71@82。角膜地形图显示近视性激光切削术后中央区平坦化改变(图 73.1 a，b)。角膜像差检查结果提示右眼球差高，类球性像差均方根 RMS 值：右眼 2.2μm，左眼 2.5μm(图 73.1c，d)。超声角膜测厚仪测量中

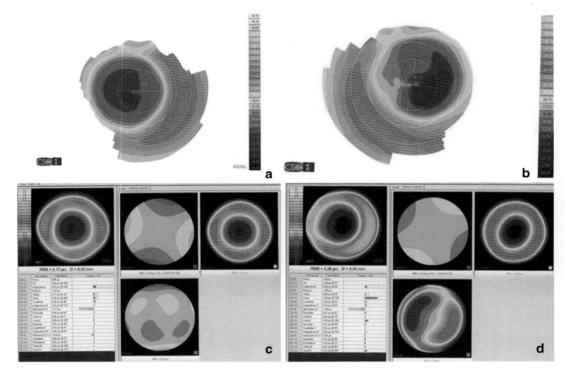

图 73.1　术后 12 年的角膜地形图(a,b)及像差检查结果(c,d)。

央角膜厚度：右眼 413μm，左眼 419μm。
OCT Visante 显示激光切削导致的中央区基质层厚度变薄(图 73.3a,b)。裂隙灯检查发现轻度 haze 伴铁质沉积(图 73.2)。

需要解决的主要问题

本病例的关键点在于分析角膜强度。

辅助检查

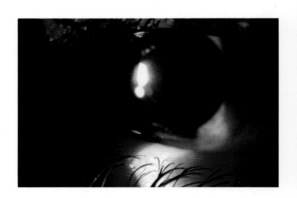

图 73.2　裂隙灯检查。

角膜地形图显示近视性激光切削后中央区平坦化改变(图 73.1a,b)；角膜像差结果提示右眼球差高。类球性 RMS 值：右眼为 2.2μm，左眼为 2.5μm(图 73.1c,d)。眼反应分析仪结果提示双眼角膜基质生物力学性能正常。大量基质切削后的角膜滞后量(corneal hysteresis,CH)和角膜阻力因子(corneal resistance factor,CRF)未见异常(图73.3c)。

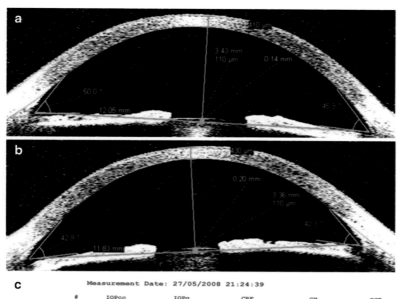

Measurement Date: 27/05/2008 21:24:39

图 73.3　Visante OCT 检查结果(a,b),眼反应分析仪检查结果(c)。

手术/药物治疗

应用 193nm VISX 20/20 准分子激光仪(software version 3.2; VISX,Inc.,美国,加利福尼亚州,圣克拉拉)进行切削的。切削过程中,光束辐照度为 160mJ/cm²,切削速率为 5Hz。直径为 4.5mm、5mm 及 6.0mm 的多光学区技术被用于矫正中高度近视。该患者光学区直径为 5.90±0.04mm(范围为 5.50~6.00mm),平均切削深度为 104±25μm(范围为 58~157μm)。术中未使用丝裂霉素 C。

结果

PRK 术后 12 年随访时,该患者依然有稳定的屈光状态和角膜地形图。主觉验光结果:右眼−1.00D,左眼−2.50D。最佳矫正视力:右眼 20/25,左眼 20/30。

小结

本病例显示了 PRK 手术矫正超高度近视的安全性[1~4],并展示了角膜屈光手术的潜力。

(黄子旭　汪凌　译校)

参考文献

1. Rosman M, Alió JL, Ortiz D, Perez-Santonja JJ (2010) Comparison of LASIK and photorefractive keratectomy for myopia from −10.00 to −18.00 diopters 10 years after surgery. J Refract Surg 26:168–176

2. Alió JL, Ortiz D, Muftuoglu O, Garcia MJ (2009) Ten years after photorefractive keratectomy (PRK) and laser in situ keratomileusis (LASIK) for moderate to high myopia (control-matched study). Br J Ophthalmol 93:1313–1318

3. Alió JL, Muftuoglu O, Ortiz D, Artola A, Pérez-Santonja JJ, de Luna GC, Abu-Mustafa SK, Garcia MJ (2008) Ten-year follow-up of photorefractive keratectomy for myopia of more than −6 diopters. Am J Ophthalmol 145:37–45

4. Alió JL, Muftuoglu O, Ortiz D, Artola A, Pérez-Santonja JJ, de Luna GC, Abu-Mustafa SK, Garcia MJ (2008) Ten-year follow-up of photorefractive keratectomy for myopia of less than −6 diopters. Am J Ophthalmol 145:29–36

第6章 角膜植入物的并发症

亲爱的读者：

本章介绍了一种新的手术方式的并发症。

角膜植入物可用于矫正老视。角膜基质环植入术可用于治疗膨隆性角膜病变，如圆锥角膜和 LASIK 术后的角膜膨隆。

随着这种手术方式的广泛应用，眼科手术医生应该了解该手术的并发症及最佳处理方式。

本章病例包括植入物移位、植入物的取出、INTACS 植入后视力低下的处理、角膜膨隆的治疗、角膜基质环的可逆性和角膜地形图的变化。随着手术的日益普及，了解角膜植入物的并发症是必需的。

为深入阅读，我们推荐这系列丛书的首本书籍：J. L. Alió 和 D. Azar 所著的 *Management of Complications in Refractive Surgery*（《屈光手术并发症的处理》），其中第 16 章：Complications of Intrastromal Corneal Ring Segments（角膜基质环的并发症）（第 297~305 页）和第 17 章：Corneal Inlays（角膜植入物）（第 307~312 页）。

专题包括：一种用来矫正老视的新方法及其最常见的并发症（病例74）；Acufocus 植入物的取出（病例 75）。其他病例包括：INTACS 植入术前患者的选择（病例 76）；治疗角膜膨隆并延缓角膜移植的新方法（病例77）。最后一个病例关注了角膜不规则患者可能不适合行 ICRS 的原因（病例 78）。

学习课程

病例 74：角膜植入物并发症（植入物移位）

植入物移位是一种常见的并发症，如何处理？

病例 75：AcuFous®植入物的取出

这是一种可逆的矫正老视的手术方式，为了使角膜地形图恢复至植入术前的形态，取出植入物的时机很重要。

病例 76：角膜基质环植入 6 个月后膨出引起的角膜融解和新生血管化

角膜基质环移动造成基质环膨出或屈光度数变化过大，是 INTACS 取出最常见的原因。

病例 77：对 INTACS 植入术后视力低下的圆锥角膜患者的处理

视力低下与 INTACS 植入术后的高像差有关，通过置换基质环来解决。

病例 78：INTACS 患者行 PRK 术后的屈光异常，角膜基质环的可逆性，屈光度和角膜地形图的改变

ICRS 可能不适合角膜不规则的患者。圆锥角膜患者由 ICRS 引起角膜形态的变化，可能会造成不稳定或术源性屈光不正。

角膜植入物并发症（植入物移位）

Florence Cabot，Damien Gatinel

目录

该病例与屈光手术的相关性 ············ 303

病例背景 ········· 303

需要解决的主要问题 ··············· 304

辅助检查 ················· 304

手术/药物干预 ··············· 304

结果 ··············· 304

小结 ··············· 304

参考文献 ··············· 305

F. Cabot, MD
Bascom Palmer Eye Institute, University of Miami,
Miller School of Medicine, Miami, FL, USA
e-mail: florence.cabot@gmail.com

D. Gatinel (✉)
Fondation Rothschild,
25 rue Manin, 75019, Paris, France

该病例与屈光手术的相关性

角膜植入物的复位操作并不复杂，但是，需要小心地将其放在一个合适的位置。对于 kappa 角明显的患者，植入物应放置于角膜顶点与入射瞳孔中心的中间[1,2]。

病例背景

患者男性，56 岁，因屈光手术术前评估就诊。主觉验光结果：右眼 +1.50D，左眼 +1.00D，双眼最佳矫正视力均为 20/20。使用角膜地形图仪 Orbscan II（Technolas Perfect Vision GmbH）检查未见异常。双眼行 LASIK 手术，左眼在 LASIK 术中植入植入物。右眼目标度数为 0，左眼目标度数 −0.75D。采用 IntraLase 60kHz 飞秒激光制瓣，右眼角膜瓣厚度为 130μm，左眼角膜瓣厚度为 200μm。Bausch&Lomb 217z 准分子激光仪的眼球追踪包括旋转追踪，用于角膜切削过程。右眼手术顺利。左眼在准分子激光切削过程中维持固视较为困难。术后一周，患者诉左眼复视。裸眼视力：右眼 20/20（远），J5（近）；左眼

20/50（远）,J4（近）。左眼主觉验光度数为
−0.50,最佳矫正视力为 20/40。

需要解决的主要问题

单眼复视提示角膜植入物发生了偏移,
那么问题是复位的方向和位置在哪里,还有
是否需要使用角膜顶点或瞳孔图像对植入
物进行中心定位。

辅助检查

Acutarget 诊断仪器(AcuFocus,Inc.,加利
福尼亚州,尔湾市)提示植入物中心位于瞳
孔中心鼻侧 735μm,下方 469μm。同时,植
入物中心位于角膜顶点鼻侧 250μm, 下方
112μm(Purkinje 图像)。图 74.1 显示的 A-
cutarget 图像是在第一次手术后拍摄的。本
病例无相关的角膜地形图和波前像差分析。

手术/药物干预

为了复位植入物,在 2 周后予第二次掀
瓣手术。根据 Acutarget 诊断仪器的测量值
可以看出,植入物向颞上方复位,其中心处
于角膜顶点和瞳孔图像中心之间。

结果

复位手术后 1 个月,左眼裸眼视力:20/
30(远),J2(近),患者无复视。Acutarget 图像
(图 74.2)显示植入物处于瞳孔区。

小结

在屈光手术中,常将入射瞳孔中心作为
切削中心[3,4]。植入物制造商建议将植入物中
心定位于角膜顶点。但是,对于 Kappa 角明

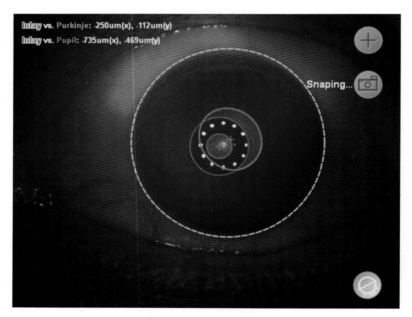

图 74.1 第一次手术后拍摄
的 Acutarget 图像。植入物中
心偏向鼻侧下方。

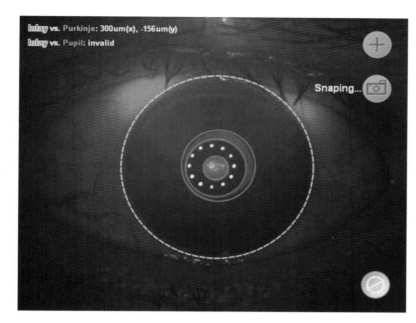

图 74.2　植入物复位后的 A-cutarget 图像。角膜植入物位于瞳孔区，置于角膜顶点（Purkinje 图像）和入射瞳孔中心的中间。

显的患者,植入物应置于角膜顶点和入射瞳孔中心之间。为获得良好的中心定位,术者应识别角膜共轴反光点及其相对于瞳孔中心的位置。Acutarget 诊断仪器能够客观地测量 Purkinje 图像(光源由于角膜前表面的反射而成于角膜后的虚像)相对于瞳孔中心的距离和方向。

（张佳　陈世豪　译校）

参考文献

1. Seyeddain O, Hohensinn M, Riha W et al (2012) Small-aperture corneal inlay for the correction of presbyopia: 3-year follow-up. J Cataract Refract Surg 38:35–45
2. Gatinel D, El Danasoury A, Rajchles S, Saad A (2012) Recentration of a small-aperture corneal inlay. J Cataract Refract Surg 38(12):2186–2191. doi: 10.1016/j.jcrs.2012.09.009
3. Pande M, Hillman JS (1993) Optical zone centration in keratorefractive surgery: entrance pupil center, visual axis, coaxially sighted corneal reflex or geometric corneal center? Ophthalmology 100:1230–1237
4. Uozato H, Guyton DL (1987) Centering corneal surgical procedures. Am J Ophthalmol 103:264–275

AcuFocus®植入物的取出

Emilia M. Mulet，Jorge L. Alió，Alessandro Abbouda

目录

该病例与屈光手术的相关性 ············ 306

病例背景 ······························· 306

需要解决的主要问题 ················ 307

辅助检查 ····························· 307

手术/药物干预 ······················ 307

结果 ································· 307

小结 ································· 308

参考文献 ···························· 309

E.M. Mulet, MD, PhD (✉)
Department of Refractive Surgery,
Vissum Corporacion Oftalmológica, Alicante, Spain
e-mail: memulet@hotmail.com

J.L. Alió, MD, PhD
Department of Refractive Surgery,
Vissum Corporación Oftalmológica,
Alicante, Spain
e-mail: jlalio@vissum.com

A. Abbouda, MD
Department of Refractive Surgery,
Vissum Corporación Oftalmológica, Alicante, Spain

Department of Ophthalmology-Policlinico Umberto I
of Rome, University of Rome "Sapienza", Viale del
Policlinico, 155, 00186 Roma, Italy

R&D Department, Vissum Corporación
Oftalmológica, 03016, Alicante, Spain
e-mail: a.abbouda@gmail.com

该病例与屈光手术的相关性

小孔径基质内植入物的取出是安全的，取出后的数月里，角膜地形图及角膜像差显示恢复良好。

老视是一种多发性生理性老化现象，表现为进行性的功能性近视力下降[1]。因为小孔径光学系统的景深增加，可以提高中近视力，而不显著影响远视力，因此矫正老视的一种方法是在角膜层间植入提高景深的植入物。植入物的缺点是角膜组织坏死和 haze 的形成[2-4]，但是新材料和多孔设计允许水分和营养物质透过，从而减少甚至消除了上述不良反应[5]。新材料实现了手术的可逆性，如果手术无效时可以取出植入物。

病例背景

患者男性，50岁，主诉视近困难，未佩戴眼镜。术前裸眼远视力：右眼 20/20，左眼 20/25。双眼术前裸眼近视力均为 20/100。双眼矫正远视力均为 20/20，主觉验光结果：右眼 +0.50/−0.50×130，左眼 +0.75/−0.50×125。

近附加(Add):+2.00D,矫正近视力为 20/20。术前中央角膜曲率值:右眼 45.13@153 和 45.74 @63,左眼 44.51@138 和 45.23@48。左眼 RMS 值为 3.03μm,顶点曲率梯度(AK)为 46.63D,圆锥角膜预测因子(KPI)为 0%。中央角膜厚度为 580μm,周边厚度为 610μm。术中测得剩余基质床厚度为 375μm。

患者非优势眼为左眼,植入 AcuFocus 公司的 KAMRA®植入物(ACI 700,AcuFocus Inc.),植入物外环直径为 3.8mm,内环直径为 1.6mm,其上有 5μm 微孔。植入物的材料为聚偏二氟乙烯(polyvinylidene fluoride,PVDF),其上有 8400 个激光刻蚀微孔(直径为 5~11μm)。应用飞秒激光(IntraLase FS Laser,60kHz; Abbott Medical Optics,加利福尼亚州,圣安娜)制作角膜瓣后,将植入物中心置于视轴上。

需要解决的主要问题

植入术后 1 个月,患者无法读报或进行其他视近工作,术后裸眼近视力为 20/70,裸眼远视力下降为 20/32。患者需要近附加+1.75D。

辅助检查

植入术前后的评估包括:裸眼近视力、裸眼远视力、矫正远视力、裂隙灯检查、中央角膜曲率值、计算机辅助的角膜地形图(computerized corneal topography,CSO)和像差;植入术后行前节光学相干断层扫描仪[Visante OCT(Zeiss)]检查(图 75.1)。

手术/药物治疗

裂隙灯检查发现植入物向颞侧下方偏移(图 75.2)。RMS 值为 0.80μm,AK 为 50.50D,KPI 为 8%。视力并未提高,我们决定在首次植入术后 4 个月时进行复位手术。患者不满意复位术后的视力,裸眼远视力为 20/40,裸眼近视力为 20/50。首次植入术后 9 个月,取出 AcuFocus 植入物。

结果

裂隙灯检查发现了微小环状的 haze(图 75.3),1 个月后逐渐消失。植入物取出

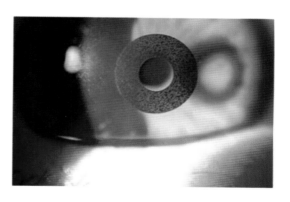

图 75.2　植入物偏中心。

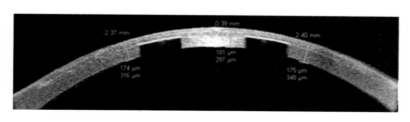

图 75.1　前节 Visante® OCT 图像显示 AcuFocus 植入物。

后 1 周,裸眼远视力为 20/30,主觉验光结果:
+1.25/−0.50×150,矫正远视力为 20/20;矫正
近视力为 20/20(近附加+2.50D)。取出后 3 个
月:裸眼远视力为 20/25,裸眼近视力为 20/
125,矫正近视力为 20/20,近附加+2.25D。
RMS 值为 0.79μm,AK 为 50.97D,KPI 为 5%。
取出后角膜曲率值:44.83@141 和 45.27@51。
RMS 值为 0.79μm,AK 为 50.15D,KPI 为 5%。
AcuFocus 植入物取出后 3 年,应用 Amaris
激光仪(Schwind,Geneva)矫正残留屈光
不正。

小结

本病例提示角膜植入物植入术是安全
和可逆的,取出后可以恢复到术前状态(图

75.4)。AcuFocus KAMRA 植入物的取出是安
全的,角膜地形图和像差在取出术后数月里
恢复良好。我们的研究发现[6],较早取出植入
物的患者比取出较晚的患者在视力、角膜地
形图和裂隙灯检查结果方面恢复得更好。

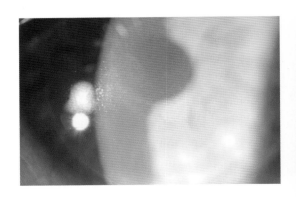

图 75.3　裂隙灯检查显示微小环状 haze。

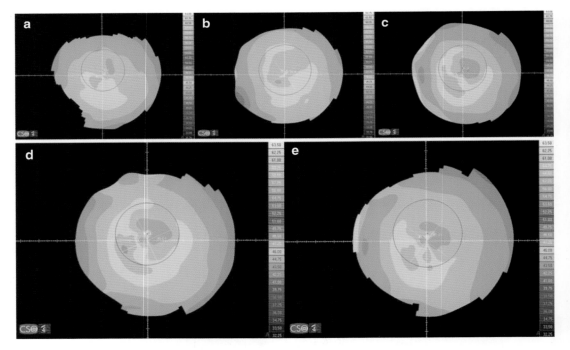

图 75.4　这些图像显示了角膜地形图轴性图的变化。本病例显示植入物取出后角膜地形图完全恢复到术前
状态。(a)植入术前。(b)植入术后 3 个月。(c)取出术后 1 个月。(d.e)取出术后 3 个月和 6 个月。

（张佳　陈世豪　译校）

参考文献

1. Alio JL, Azar D, Kalliopi S, Soria F (2013) Chapter 3.10: Surgical correction of presbyopia. In: Yanoff M, Duker JS (eds) Ophthalmology, 4th edn. Elsevier, Oxford, pp 150–160e1

2. Mulet ME, Alió JL, Knorz MC (2009) Hydrogel intracorneal inlays for the correction of hyperopia: outcomes and complications after 5 years of follow-up. Ophthalmology 116:1145–1160

3. Alió J, Shabayek MH (2006) Hyperopic Lasik following intracorneal hydrogel lens explantation. J Refract Surg 22:205–207

4. Alió JL, Shabayek MH, Montes-Mico R, Mulet ME, Ahmed AG, Merayo J (2005) Intracorneal hydrogel lenses and corneal aberrations. J Refract Surg 21: 247–252

5. Seyeddain O, Hohensinn M, Riha W, Nix G, Ruckl T, Grabner G, Dexl AK (2012) Small-aperture corneal inlay for the correction of presbyopia: 3-year follow-up. J Cataract Refract Surg 38:35–45

6. Alio JL, Abbouda A, Huseynli S, Knorz M, Mulet Homs ME, Durrie D (2013) Removability of a small aperture intracorneal inlay for presbyopia correction. J Refract Surg 29(8):550–6

角膜基质环植入 6 个月后膨出引起的角膜融解和新生血管化

Jorge L. Alió, Alessandro Abbouda, Angelo Rampone

目录

该病例与屈光手术的相关性 ············ 310
病例背景 ························· 310
需要解决的主要问题 ··············· 312
辅助检查 ························· 312
手术/药物干预 ··················· 312
结果 ····························· 312
小结 ····························· 312
参考文献 ························· 312

J.L. Alió, MD, PhD (✉)
Department of Refractive Surgery,
Vissum Corporación Oftalmológica,
Alicante, Spain
e-mail: jlalio@vissum.com

A. Abbouda, MD
Department of Refractive Surgery,
Vissum Corporación Oftalmológica, Alicante, Spain

Department of Ophthalmology-Policlinico Umberto I
of Rome, University of Rome "Sapienza", Viale del
Policlinico, 155, 00186 Roma, Italy

R&D Department, Vissum Corporación
Oftalmológica, 03016, Alicante, Spain
e-mail: a.abbouda@gmail.com

A. Rampone, MD
Department of Ophthalmology, Seconda Università
degli Studi di Napoli, Naples, Italy

R&D Department, Vissum Corporacion,
03016, Alicante, Spain
e-mail: angelo.rampone@gmail.com

该病例与屈光手术的相关性

角膜基质环（internal corneal ring segment, ICRS）植入术最初用于矫正中低度近视，近来也用于圆锥角膜和医源性角膜膨隆患者[1]。ICRS 植入术较穿透性角膜移植术（PKP）安全且操作可逆，不影响角膜中央视轴区。该术式用于延迟或避免角膜移植，减缓圆锥角膜进展。目前有两种 ICRS 可供眼科手术医生选择：INTACS® 和 KERARING®。在此，我们介绍一例在 INTACS ICRS 植入术 4 个月后发生角膜融解的病例。

屈光手术医生应会诊断和处理 ICRS 相关的并发症，使患者获得良好的视力。

病例背景

患者女性，42 岁，双眼圆锥角膜，不能耐受角膜接触镜，主诉双眼进行性视力下降。主觉验光结果：右眼 −12.00/−5.00×5，左眼 −6.50/−4.25×150。最佳矫正远视力：右眼 20/50，左眼 20/70。裂隙灯检查发现左眼角膜周边有一处白斑。角膜地形图显示右眼领结形顺规散光,左眼角膜顶点下方陡峭(图76.1)。左眼角膜曲率值:45.94/48.93@81。我们根据计算公式行 ICRS 植入术(www.mediphacos.com.br/en/productos_implanteIntraEstromalKeraring.asp)。

术后早期恢复顺利,裂隙灯检查未见异常。术后 4 个月患者复查,诉左眼刺痛。裂隙灯检查发现切口处上皮缺损。给予局部抗生素、糖皮质激素和睫状肌麻痹滴眼液(妥布霉素地塞米松滴眼液 4 次/日, 每周减量 1次,共使用 4 周;环丙沙星滴眼液 4 次/日;环戊通滴眼液 2 次/日,使用 1 周),并佩戴角膜接触镜。2 个月后,患者因左眼刺痛不

适就诊, 裂隙灯检查发现鼻侧角膜融解,伴新生血管形成,基质环膨出(图 76.2)。

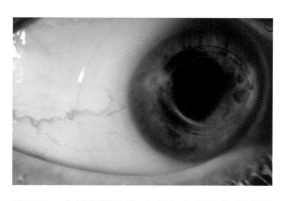

图 76.2 鼻侧角膜融解,伴新生血管形成,基质环膨出。

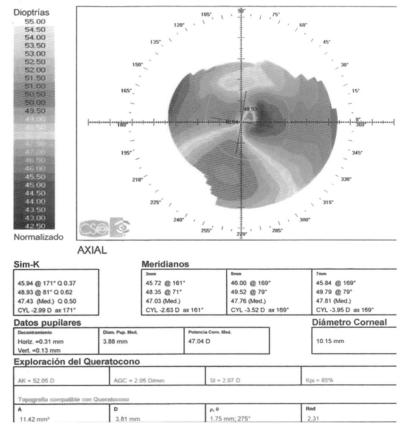

图 76.1 角膜呈垂直领结形,顶点下方陡峭。

需要解决的主要问题

本病例需解决的问题是鼻侧角膜融解伴新生血管形成。基质环膨出和术后效果不理想是取出基质环的最常见原因。机械刀制作隧道的术眼中,已发现 7 例基质环膨出[2]。

辅助检查

基质环移位和偏心(向前或水平移位)最常发生于过敏体质的患者。明显的移位会引起屈光度数的改变或者基质环膨出。对患者(尤其是过敏体质的患者)的宣教对于预防并发症很重要。此外,可用抗组胺滴眼液缓解过敏症状。但是,如果移位严重并伴有角膜水肿时,应取出基质环。

手术/药物干预

取出角膜基质环。

结果

INTACS 取出 1 个月后, 患者左眼主觉验光结果为–5.00/–5.00×160, 最佳矫正视力为 20/50。尽管视觉质量欠佳,但患者未诉眼部不适。裂隙灯检查显示角膜隧道基质混浊,内有新生血管形成。

小结

使用飞秒激光制作角膜隧道有助于避免此类并发症,并能获得较好的手术效果[3]。选择适合的手术人群也可以避免术后影响视力的并发症[4]。

(王晓睿 张佳 译校)

参考文献

1. Piñero D, Alio JL (2010) Intracorneal ring segments in ectatic corneal disease – a review. Clin Experiment Ophthalmol 38:154–167
2. Pokroy R, Levinger S (2006) Intacs adjustment surgery for keratoconus. J Cataract Refract Surg 32: 986–992
3. Shabayek M, Alió JL (2008) Chapter 16. Complication of intrastromal corneal ring segment page. In: Alio JL, Azar D (eds) Management of complications in refractive surgery. Springer, Berlin/Heidelberg, pp 297–305
4. Zare MA, Hashemi H, Salari MR (2007) Intracorneal ring segment implantation for the management of keratoconus: safety and efficacy. J Cataract Refract Surg 33:1886–1891

对 INTACS 植入术后视力低下的圆锥角膜患者的处理

Jorge L. Alió，Alessandro Abbouda

目录

该病例与屈光手术的相关性 ············ 313

病例背景 ······················· 313

需要解决的主要问题 ·············· 315

辅助检查 ······················· 315

手术/药物干预 ··················· 316

结果 ·························· 316

小结 ·························· 317

参考文献 ······················· 317

J.L. Alió, MD, PhD (✉)
Department of Refractive Surgery,
Vissum Corporación Oftalmológica,
Alicante, Spain
e-mail: jlalio@vissum.com

A. Abbouda, MD
Department of Refractive Surgery,
Vissum Corporación Oftalmológica, Alicante, Spain

Department of Ophthalmology-Policlinico Umberto I
of Rome, University of Rome "Sapienza", Viale del
Policlinico, 155, 00186 Roma, Italy

R&D Department, Vissum Corporación
Oftalmológica, 03016, Alicante, Spain
e-mail: a.abbouda@gmail.com

该病例与屈光手术的相关性

屈光手术医生在考虑后续处理前，应该选择适合的患者植入角膜基质环。

角膜膨隆是 LASIK 手术最严重的并发症之一，发生率为 0.04%~0.66%[1-3]。主要症状是近视度数增加、不规则散光和矫正远视力下降[4]。出现这一并发症的危险因素包括：高度近视、未诊断出的顿挫型圆锥角膜、剩余基质床厚度薄、光学区大和多次增效手术。

病例背景

患者男性，38 岁，主诉左眼视力低下 2 年。14 年前患者曾在其他诊所行屈光手术，相关资料缺失。主觉验光结果：右眼−1.00×70，左眼−4.50×95。最佳矫正视力：右眼 20/20，左眼 20/70。左眼角膜曲率值是 39.5/43.37@11。像差数据显示彗差 RMS 值为 2.7μm。角膜地形图显示下方陡峭，为角膜膨隆性疾病。Visante OCT 显示左眼角膜瓣厚度为 120μm，剩余基质床厚度为 393μm，角膜最薄点厚度为 441μm（图 77.1a–c）。ORA 测量的角膜滞后量（CH）为 7.8mmHg（图 77.2）。患者确诊为 LASIK 术后角膜膨隆。患者不耐受硬性角膜接触镜且角膜透明，无过敏史。我们决定对其行 INTACS®基质环植入术。用 IntraLase 飞秒激光在角膜深度为 310μm 处做隧道切口，隧道直径是 5.8mm×7.1mm。根据角膜膨隆类型和验光数据，植入两片 120/200μm 的基质环。术后 6 周，患者左眼主觉验光结果：+1.00/−2.25×40，最佳矫正视力为 20/63（图 77.3 和图 77.4）。

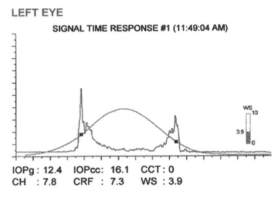

图 77.2　ORA 检查显示角膜滞后量(CH)偏低。

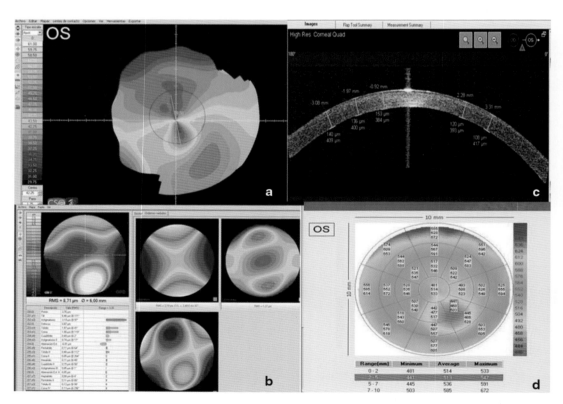

图 77.1　(a)角膜地形图示角膜膨隆。(b)像差数据显示彗差较大。(c,d)Visante OCT 显示角膜瓣厚度和角膜厚度。

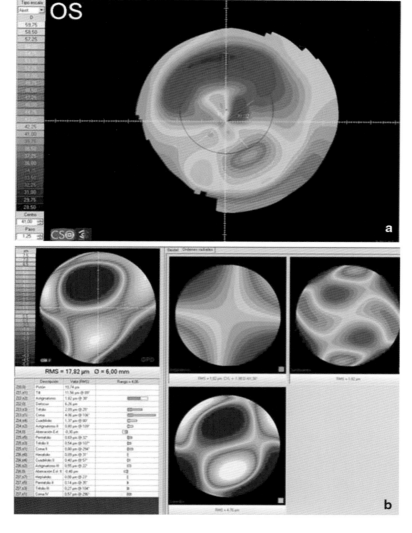

图 77.3　(a)首次植入术后的角膜地形图显示上方区域平坦,锥顶移向中央。(b)像差数值增高。

需要解决的主要问题

与像差数值高有关的视力低下可见于 Ⅰ级和Ⅱ级圆锥角膜或术前彗差<3μm 的患者[5]。视力低下的另一个原因与基质环的位置和厚度有关[6]。

辅助检查

左眼的角膜曲率值是 39/41.67@129。角膜地形图示上方区域变平坦,锥体移向中央。像差明显增加,角膜像差 RMS 值为 17.82μm,彗差 RMS 值为 4.76μm。

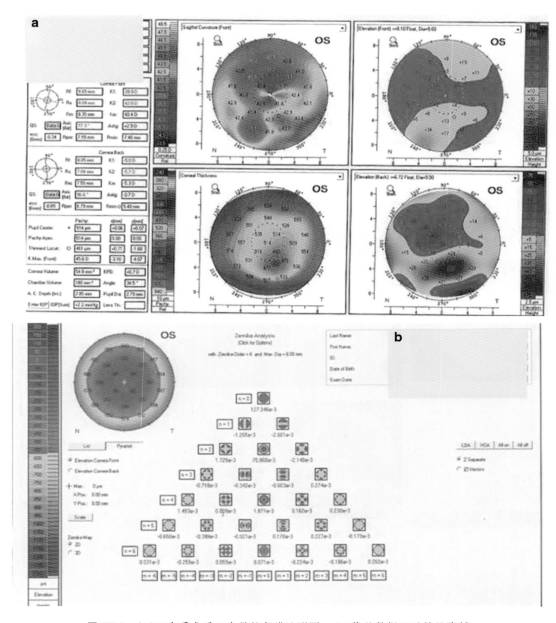

图 77.4 (a)二次手术后 3 个月的角膜地形图。(b)像差数据显示彗差降低。

手术/药物干预

取出上方基质环,用 120/250μm 环置换下方基质环。

结果

术后 1 年,患者主觉验光是+1.00/−2.00×45,最佳矫正视力为 20/25。角膜曲率值是

39/42@110。锥体在角膜中央区,彗差 RMS
值为 0.7μm 。

小结

对于膨隆性角膜病变患者,角膜基质环
植入术是一个不错的选择。手术医生选择合
适的患者,合适的对称或非对称性植入的方
式,以及合适的植入环厚度能够提升术后的
视力[7]。

(张佳 陈世豪 译校)

参考文献

1. Randleman JB, Russell B, Ward MA, Thompson KP, Stulting RD (2003) Risk factors and prognosis for corneal ectasia after LASIK. Ophthalmology 110: 267–275
2. Lyle WA, Jin GJC (2001) Laser in situ keratomileusis with the VISX Star laser for myopia over −10.0 diopters. J Cataract Refract Surg 27:1812–1822
3. Pallikaris IG, Kymionis GD, Astyrakakis NI (2001) Corneal ectasia induced by laser in situ keratomileusis. J Cataract Refract Surg 27:1796–1802
4. Argento C, Cosentino MJ, Tytiun A, Rapetti G, Zarate J (2001) Corneal ectasia after laser in situ keratomileusis. J Cataract Refract Surg 27:1440–1448
5. Alió JL, Shabayek MH (2006) Corneal higher order aberrations: a method to grade keratoconus. J Refract Surg 22:539–545
6. Alió JL, Shabayek MH (2006) Intracorneal asymmetrical rings for keratoconus: where should the thicker segment be implanted? J Refract Surg 22:307–309
7. Alió JL, Shabayek MH, Belda JI et al (2006) Analysis of results related to good and bad outcome of INTACS implantation for correction of keratoconus. J Cataract Refract Surg 32:756–761

病例 **78**

INTACS 患者行 PRK 后的屈光异常，角膜基质环的可逆性，屈光度和角膜地形图的改变

Jorge L. Alió，Dominika Wróbel，Alessandro Abbouda

目录

该病例与屈光手术的相关性 ············· 318

病例背景 ························· 318

需要解决的主要问题 ················ 320

辅助检查 ························· 320

手术/药物干预 ···················· 320

结果 ···························· 320

小结 ···························· 321

参考文献 ························· 322

J.L. Alió, MD, PhD (✉)
Department of Refractive Surgery,
Vissum Corporación Oftalmológica,
Alicante, Spain
e-mail: jlalio@vissum.com

D. Wróbel, MD
Glaucoma Diagnostic and Microsurgery Department,
Medical University of Lublin, Lublin, Poland

R&D Department, Vissum Corporacion,
Alicante, Spain
e-mail: ddudzinska@interia.pl

A. Abbouda, MD
Department of Refractive Surgery,
Vissum Corporación Oftalmológica, Alicante, Spain

Department of Ophthalmology-Policlinico Umberto I
of Rome, University of Rome "Sapienza", Viale del
Policlinico, 155, 00186 Roma, Italy

R&D Department, Vissum Corporación
Oftalmológica, 03016, Alicante, Spain
e-mail: a.abbouda@gmail.com

该病例与屈光手术的相关性

Fleming 和 Reynolds 在 20 世纪 70 年代末首次提出用 ICRS 矫正不同程度的近视[1,2]。ICRS 也常用于矫正角膜膨隆性病变且效果喜人，角膜膨隆性病变包括圆锥角膜、边缘性角膜变性和 LASIK 术后角膜膨隆[3]。

ICRS 植入对角膜薄的圆锥角膜患者来说是一个不错的矫正方法[4]，但此技术不能避免欠矫/过矫或屈光回退的情况发生。植入术也可能会影响之后的屈光手术效果。

病例背景

患者女性，45 岁，因行屈光手术前评估而就诊。患者曾佩戴硬性角膜接触镜多年。主觉验光结果：右眼 −3.50，左眼 −3.75，双眼最佳矫正视力均为 20/20，眼压均为 12mmHg，裂隙灯和眼底检查均正常。角膜地形图显示中央区域陡峭，形态不规则。角膜曲率值：右眼 44.1/44.37@135，左眼 43.6/44.36@94。右眼圆锥角膜预测指数（KPI）：右

眼 31%，左眼 32%。右眼表面不对称指数（surface asymmetry index，SAI）：右眼 0.74，左眼 0.59。顶点角膜曲率值（apical keratometry，AK）：右眼 46.39，左眼 46.51。对称指数（symmetry index，SI）：右眼 1.34，左眼 1.25。高阶像差（hish order of aberration，HOA）的 RMS 值：右眼 2.12μm，左眼 1.93μm。彗差：右眼 0.57μm，左眼 0.62μm（图 78.1）。角膜厚度：右眼 430μm，左眼 440μm。角膜滞后量（corneal hysteresis，CH）：右眼 7.6mmHg，左眼 7.3mmHg。角膜阻力因子（corneal resistance factor，CRF）：右眼 6.5mmHg，左眼 6.1mmHg。

综合上述检查结果，再考虑到患者角膜薄，有圆锥角膜进展的风险，我们选择 ICRS 植入术来矫正患者的近视。患者双眼接受 ICRS 植入术，术中未发生并发症。术后予妥布霉素地塞米松滴眼液（TobraDex；Alcon），4 次/天，1 滴/次。1 个月后，患者裸眼视力：右眼 20/125，左眼 20/200。裂隙灯检查无异常。术后 6 个月，患者仍有欠矫散光，双眼裸眼视力均为 20/63。主觉验光结果：右眼−2.00/−1.50×130，左眼−1.50D。双眼最佳矫正视力均为 20/20。双眼角膜地形图显示，ICRS 的植入使角膜中央区域变平坦。角膜曲率值：右眼 41.55/43.66@66，左眼 41.7/43.73@93。KPI：右眼 9%，左眼 13%。SAI：右眼 0.25，左眼 0.77。AK：右眼 71.87，左眼 131.10。SI：右眼 1.48，左眼 2.22。HOA 的 RMS 值：右眼 3.29μm，左眼 4.71μm。彗差：右眼 0.48μm，

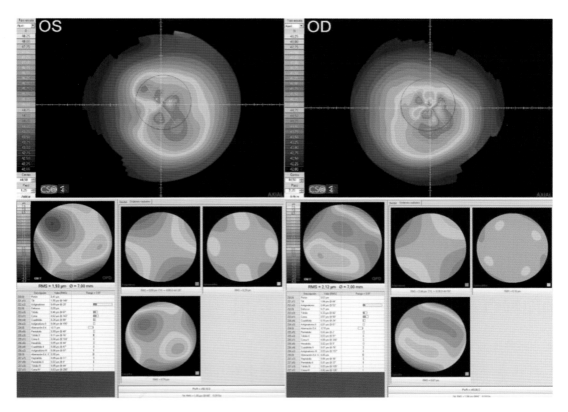

图 78.1　ICRS 植入术前的角膜地形图。

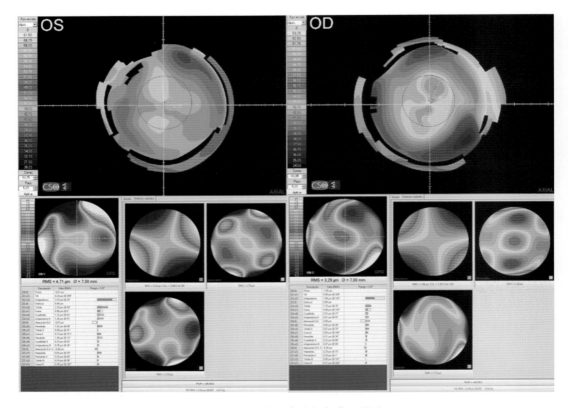

图 78.2　ICRS 植入术后的角膜地形图。

左眼 0.56μm（图 78.2）。患者对手术结果不满意，我们建议取出 ICRS。

需要解决的主要问题

我们所面临的是一例想要提高视力的角膜薄的圆锥角膜患者。屈光漂移或像差增加可能导致手术结果不理想。

辅助检查

测量裸眼视力、最佳矫正视力、角膜厚度、瞳孔直径、角膜地形图、角膜像差，CH、CRF、像差、KPI、SAI、AK、SI 和彗差值。

手术/药物干预

用飞秒激光（IntraLase）制作基质隧道，将 0.45mm ICRS 植入双眼。右眼角膜切口位置在陡峭子午线 140°，左眼在 180°。后又取出双眼 ICRS。

结果

ICRS 取出后 3 个月，患者裸眼视力：右眼 20/20，左眼 20/25。左眼主觉验光结果：

−0.50/−1.00×20，最佳矫正视力为 20/20。双眼眼压均为 10mmHg。角膜曲率值：右眼 42.61/42.9@35，左眼 41.73/42.08@103。角膜地形图显示形态不规则。KPI：右眼 22%，左眼 42%。SAI：右眼 1.18，左眼 0.91。AK：右眼 45.83，左眼 48.1。SI：右眼 1.87，左眼 1.95。HOA 的 RMS 值：右眼 3.17μm，左眼 3.63μm。彗差值：右眼 0.63μm，左眼 0.68μm（图 78.3）。裂隙灯检查显示角膜透明，ICRS 隧道切口闭合，荧光素染色阴性。术后用药包括地塞米松滴眼液（Maxidex® Alcon）4 次/天，人工泪液 5 次/天。

小结

由于角膜基质环的可逆性和可交换性[5,6]，对于角膜薄且有圆锥角膜进展高风险的患者来说，角膜基质环手术是矫正近视的良策。在本病例中，由于患者角膜薄而不适合厚的基质环，因此我们没有置换角膜基质环。本病例提示我们，ICRS 植入术不适用于角膜形态极不规则的患者。ICRS 植入圆锥角膜引起角膜形态的变化，可能会造成不稳定或术源性的屈光不正。

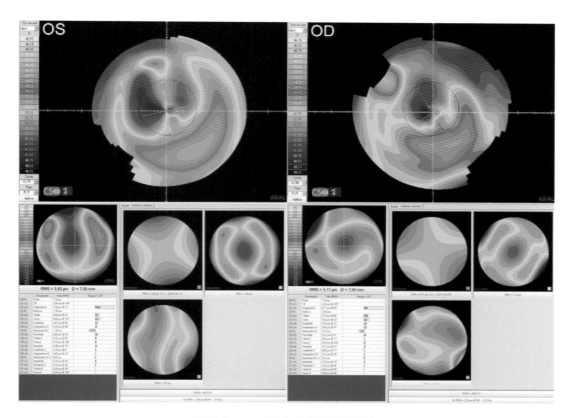

图 78.3　ICRS 取出后的角膜地形图。

（张佳　陈世豪　译校）

参考文献

1. Hofling-Lima AL, Branco BC, Romano AC et al (2004) Corneal infections after implantation of ICRS. Cornea 23:547–549
2. Rau M, Dausch D (2003) Intrastromal corneal ring implantation for the correction of myopia: 12-month follow-up. J Cataract Refract Surg 29:322–328
3. Alio' JL, Shabayek MH (2006) Intracorneal implants. In: Kohen T, Koch D (eds) Essentials in ophthalmology—cataract and refractive surgery II. Springer, Berlin/Heidelberg/New York, pp 159–169
4. Vega-Estrada A, Alio JL, Brenner LF, Javaloy J, Plaza Puche AB, Barraquer RI, Teus MA, Murta J, Henriques J, Uceda-Montanes A (2013) Outcome analysis of intracorneal ring segments for the treatment of keratoconus based on visual, refractive, and aberrometric impairment. Am J Ophthalmol 155: 575–584.e1
5. Chan SM, Khan HN (2002) Reversibility and exchangeability of intrastromal corneal ring segments. J Cataract Refract Surg 28:676–681
6. Shabayek MH, Alió JL (2007) Intrastromal corneal ring segment implantation by femtosecond laser for keratoconus correction. Ophthalmology 114: 1643–1652

第7章

有晶状体眼人工晶状体的并发症

亲爱的读者：

在过去的二十年中,有晶状体眼人工晶状体(PIOL)植入术已被证明是矫正高度近视、远视和散光且满足患者需求的一种安全、可靠的方法。但是,需要认识到 PIOL 植入术的并发症可能比角膜屈光手术的并发症更为严重和更难处理。

本章内容涉及了不同类型的 PIOL 术中和术后的并发症。例如:Artisan 人工晶状体脱位、房角支撑型 PIOL 移位、ICL 和瞳孔阻滞。眼科手术医生需了解这种手术的并发症,并且能够处理不同类型 PIOL 的并发症。

为深入阅读,我们推荐这系列丛书的首本书籍:J. L. Alió 和 D. Azar 所著的 *Management of Complications in Refractive Surgery*(《屈光手术并发症的处理》),其中第 13 章:Phakic Intraocular Lens Complications(人工晶状体的并发症)(第 226~262 页)。

专题包括:如何处理 PIOL 脱位(病例 79);医源性晶状体前囊膜破裂的处理(病例 80);随着年龄增长,前房深度变浅,PIOL 和角膜内皮之间的安全距离减少,如何处理这种情况?(病例 81)。其他病例包括:PIOL 分离的处理(病例 82);复位房角支撑型 PIOL(病例 83);睫状沟解剖对 ICL 手术的重要性(病例 84);ICL 术后发生双眼瞳孔阻滞的处理(病例 85);用背负式 IOL 来矫正 RK 术后的残余屈光不正的病例(病例 86)。

学习课程

病例 79:Artisan 人工晶状体脱位

虹膜支撑型人工晶状体的脱位可能是术后的一个远期并发症。如何处理?

病例 80:PIOL 植入术中虹膜和晶状体的损伤

一旦术中发生晶状体前囊膜破裂,应避免激进的操作。

案例 81:房角支撑型 PIOL

前房深度随着年龄变浅,PIOL 和角膜内皮间的安全距离减少, 如何处理?

病例 82:两片(Kelman Duet)式 PIOL 光学区脱位

外伤时 Kelman Duet PIOL 的光学区和襻分离,如果立即手术复位,角膜内皮几乎不会有损伤。

病例 83:房角支撑型 PIOL 在眼外伤后移位

房角支撑型 PIOL 旋转可能是术后的远期并发症。对可能频繁遭受钝挫伤的患者,应避免植入这种人工晶状体。

病例 84:STAAR Toric ICL 旋转移位

ICL 轴向的正确定位对术后获得理想视觉效果很重要, 睫状沟解剖对 ICL 手术很重要。

病例 85:ICL 植入术和术后双眼瞳孔阻滞

如果虹膜周切术未切除虹膜全层,PICL 植入后有可能发生瞳孔阻滞。

病例 86:PIOL 并发症:屈光性晶状体置换术和背负式人工晶状体

为什么背负式 IOL 是矫正 RK 术后残余屈光不正的最佳选择?

Artisan 人工晶状体脱位

Jorge L. Alió, Alessandro Abbouda

目录

该病例与屈光手术的相关性 ············ 325

病例背景 ······················· 325

需要解决的主要问题 ··············· 326

辅助检查 ······················· 326

手术/药物干预 ··················· 326

结果 ·························· 326

小结 ·························· 326

参考文献 ······················· 326

J.L. Alió, MD, PhD (✉)
Department of Refractive Surgery,
Vissum Corporación Oftalmológica,
Alicante, Spain
e-mail: jlalio@vissum.com

A. Abbouda, MD
Department of Refractive Surgery,
Vissum Corporación Oftalmológica, Alicante, Spain

Department of Ophthalmology-Policlinico Umberto I
of Rome, University of Rome "Sapienza", Viale del
Policlinico, 155, 00186 Roma, Italy

R&D Department, Vissum Corporación
Oftalmológica, 03016, Alicante, Spain
e-mail: a.abbouda@gmail.com

该病例与屈光手术的相关性

PIOL 脱位是一种虹膜支撑型 PIOL 可能发生的远期并发症[1]。这可能是由人工晶状体脚襻夹持的虹膜组织过少或者夹持处的虹膜萎缩引起的[2,3]。

病例背景

患者男性,30 岁,双眼有散光,20 岁时双眼植入了 Toric Artisan 人工晶状体。术前验光结果:右眼+6.75/−3.00×5,左眼+6.75/−3.00×175。Artisan 人工晶状体分别放置在右眼 5° 和左眼 175° 方向。术后恢复顺利。术后 2 周,患者双眼的最佳矫正视力都是 20/20。2 年后,患者因左眼视物模糊来我院就诊,最佳矫正视力:右眼 20/20,左眼 20/100。裂隙灯检查发现左眼结膜充血、下方角膜缘水肿和人工晶状体脱位。左侧脚襻完全松脱,人工晶状体位于下方与角膜内皮接触。

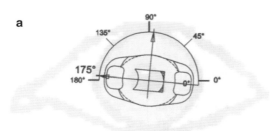

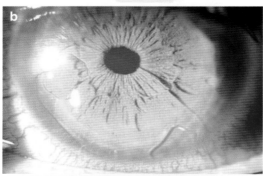

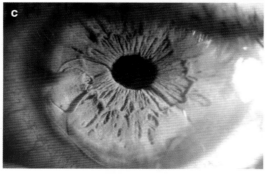

图 79.1 （a）计划植入眼内位置。(b,c)人工晶状体脱位情况。

需要解决的主要问题

自发的人工晶状体脱位非常罕见。为了避免角膜内皮失代偿必须尽快复位。

辅助检查

使用 Konan 5500（Konan Camera Research Institute Inc.，日本，兵库县）分析角膜内皮细胞计数（corneal endothelial cell，ECC）。

第一次术前 ECC：右眼 3283 个/mm²，左眼 3418 个/mm²。人工晶状体脱位当天 ECC：右眼 2841 个/mm²，左眼 2811 个/mm²。

手术/药物干预

脱位当天对人工晶状体进行了重新复位，按照标准流程将左侧脚襻夹持虹膜组织固定。

结果

2 周后，患者的双眼最佳矫正视力都是 20/20，患者很满意。10 年后 ECC：右眼 2404 个/mm²，左眼 1876 个/mm²，之后没有发现 ECC 进一步下降。

小结

随着时间推移，虹膜支撑型 PIOL 可能脱位。虽然立即手术复位能阻止角膜内皮的进一步损伤[1-3]，然而 10 年后该眼的角膜内皮数量仍然减少。

（苏炎峰 朱双倩 译校）

参考文献

1. Marinho A (2008) Chapter 13.2. Complications of iris supported phakic IOLs. In: Alio JL, Azar D (eds) Management of complications in refractive surgery. Springer, Berlin/Heidelberg, pp 238–244
2. Budo C (2004) Complications. In: Budo C (ed) The ARTISAN lens. Highlights of Ophthalmology International, El Dorado
3. Marinho A, Salgado R (2005) Complications of phakic IOLs. In: Garg A, Alió J, Marinho A et al (eds) Lens-based refractive surgery (phakic IOLs). Jaypee Brothers, New Delhi

PIOL 植入术中虹膜和晶状体的损伤

Jorge L. Alió, Alessandro Abbouda

目录

该病例与屈光手术的相关性 ············ 327

病例背景 ························· 327

手术/药物干预 ···················· 327

需要解决的主要问题 ·················· 328

辅助检查 ······················· 328

结果 ·························· 328

小结 ·························· 328

参考文献 ······················· 328

Electronic supplementary material The online version of this chapter (10.1007/978-3-642-55238-0_80) contains supplementary material, which is available to authorized users.

J.L. Alió, MD, PhD (✉)
Department of Refractive Surgery,
Vissum Corporación Oftalmológica,
Alicante, Spain
e-mail: jlalio@vissum.com

A. Abbouda, MD
Department of Refractive Surgery,
Vissum Corporación Oftalmológica, Alicante, Spain

Department of Ophthalmology-Policlinico Umberto I of Rome, University of Rome "Sapienza", Viale del Policlinico, 155, 00186 Roma, Italy

R&D Department, Vissum Corporación Oftalmológica, 03016, Alicante, Spain
e-mail: a.abbouda@gmail.com

该病例与屈光手术的相关性

在行有晶状体眼人工晶状体（PIOL）植入术时，屈光手术医生应该处理好并发症，包括虹膜和晶状体的意外损伤。

病例背景

患者男性，48 岁，因行屈光手术前评估就诊。主觉验光结果：右眼 $-17.00/-1.25\times50$，左眼 $-16.00/-2.00\times70$。最佳矫正视力：右眼 20/20，左眼 20/25。术前中央角膜厚度：右眼 526μm，左眼 519μm。角膜曲率值：右眼 44.9/46@120，左眼 45/46.4@150。角膜地形图和角膜像差正常。角膜内皮细胞计数：右眼 3257 个/mm²，左眼 2865 个/mm²。用 Visante OCT 测量前房深度：右眼 3.12mm，左眼 3.16mm 我们决定行虹膜支撑型 PIOL 植入术。

手术/药物干预

我们自 12 点钟位置开始做一个 6mm 大的鼻侧小切口，前房注入黏弹剂。使用特殊的植入镊从上方切口（Worst-Fechner 或 Budo 植入镊)将 Artisan 人工晶体推入前房,调整到水平居中位, 在拟夹持部位用虹膜钩钩起虹膜,呈桥状嵌入脚襻内。然后冲洗干净黏弹剂,缝合切口。左眼手术时,我们拟用 2.4mm 手术刀在角膜缘做一个 1mm 的松解切口。由于刀很钝,不小心切到了虹膜和晶状体前囊膜。

需要解决的主要问题

PIOL 手术中虹膜和晶状体前囊膜损伤是非常罕见的并发症。为处理这种并发症,一种方法是在术后随访期间要避免散瞳,用虹膜修复囊膜伤口直到虹膜后粘连可见。这样房水不会渗透到晶状体内,能够防止发展成膨胀性白内障。

辅助检查

随访时行裂隙灯检查和最佳矫正视力检查。对患者进行解释和指导也很重要。

结果

术后 3 个月,患者左眼的最佳矫正视力是 20/20,主觉验光为+0.75/−0.75×120。裂隙灯检查显示晶状体局限性的混浊(图 80.1)。6 个月后,混浊区没有改变(图 80.2)。

小结

当手术中发生这样的并发症时,不要过于担心以致做出错误的决定,这点非常重要。对于该病例,一些医生会选择行晶状体置换术以解决晶状体前囊损伤的问题。但晶状体摘除是非常激进的,我们必须考虑到高度近视患者晶状体摘除后发生视网膜脱离的风险[1]。相反,我们建议利用虹膜自身来修复伤口。

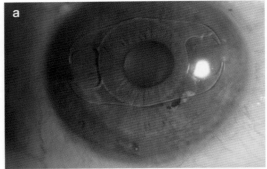
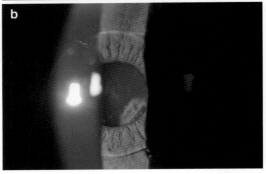

图 80.1　裂隙灯检查显示术后 3 个月(a)和 6 个月(b)的情况。

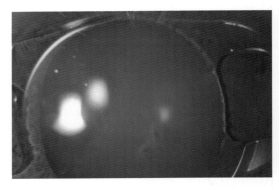

图 80.2　裂隙灯检查显示术后 6 个月的表现。晶状体的混浊没有变化。

(苏炎峰　朱双倩　译校)

参考文献

1. Alió JL (2011) Lens surgery (cataract and refractive lens exchange) and retinal detachment risk in myopes: still an issue? Br J Ophthalmol 95:301–303

房角支撑型 PIOL

Alessandro Abbouda, Jorge L. Alió

目录

该病例与屈光手术的相关性 ············ 329

病例背景 ························· 329

需要解决的主要问题 ·················· 330

辅助检查 ························· 330

手术/药物干预 ···················· 330

结果 ··························· 331

小结 ··························· 331

参考文献 ························· 332

Electronic supplementary material The online version of this chapter (10.1007/978-3-642-55238-0_81) contains supplementary material, which is available to authorized users.

A. Abbouda, MD (✉)
Department of Refractive Surgery,
Vissum Corporación Oftalmológica, Alicante, Spain

Department of Ophthalmology-Policlinico
Umberto I of Rome, University of Rome "Sapienza",
Viale del Policlinico, 155, 00186 Roma, Italy

R&D Department, Vissum Corporación
Oftalmológica, 03016, Alicante, Spain
e-mail: a.abbouda@gmail.com

J.L. Alió, MD, PhD
Department of Refractive Surgery,
Vissum Corporación Oftalmológica,
Alicante, Spain
e-mail: jlalio@vissum.com

该病例与屈光手术的相关性

在过去 20 多年间,有晶状体眼人工晶状体(PIOL)植入术已被证实是一种安全可靠的屈光矫正方式,可以矫正高度近视、远视和散光,并且适应证很广泛[1-3]。已经有多篇文章报道了 PIOL 植入术的远期并发症[4,5]。据报道[5],植入 PIOL 后,每年内皮细胞丢失(endothelial cell loss,ECL)1.78%。

随着年龄增长,前房形态改变和房角支撑型 PIOL 与角膜内皮距离的改变一定要引起重视。该病例描述的是一例年龄较大的患者长期随访中的并发症情况。由于 PIOL 应用广泛,屈光手术医生应具备处理并发症的能力。

病例背景

患者女性,62 岁,双眼高度近视,24 岁时植入 ZB5M0 型 PIOL。患者因左眼视力下降 2 周来诊。主觉验光结果:右眼−1.00D,左眼−4.50D,最佳矫正视力:右眼 20/20,左眼 20/50。裂隙灯检查发现与人工晶状体脚襻相对应处的角膜水肿(图 81.1)。眼压:右眼 18mmHg,左眼 21mmHg。并且左眼确诊为核性白内障。角膜内皮细胞计数:右眼 1289 个/mm²,左眼 666 个/mm²(图 81.2a)。

需要解决的主要问题

为了避免角膜内皮细胞数量的进一步下降,我们拟行 PIOL(人工晶状体切为两半)取出术和白内障手术。

辅助检查

我们认为 Visante OCT 检查非常有用。前房深度测量发现人工晶状体和角膜内皮的距离明显减少(图 81.3a)。安全值定义为 1.5mm。本病例左眼颞侧和鼻侧的距

图 81.1　裂隙灯检查示角膜水肿。

离分别是 1.3mm 和 1.4mm,晶状体厚度增加了 1090μm。

手术/药物干预

在球周麻醉下在颞上方做一 5.5mm 巩

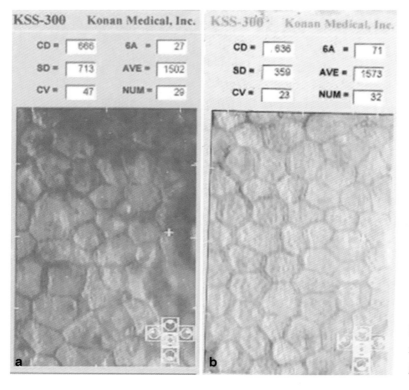

图 81.2　术前(a)以及白内障术后 3 个月(b)的角膜内皮细胞计数。

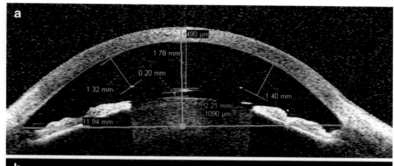

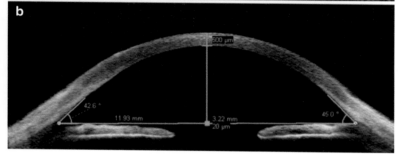

图 81.3　术前(a)和术后(b)的 Visante OCT 图像以及前房参数。

膜隧道切口,行白内障手术。在房角支撑型 PIOL 的前后表面注入弥散型黏弹剂,用 McPherson 镊子夹住人工晶状体光学区小心移出眼外,没有扩大切口。采用低能量小切口白内障手术(mirco incisional cataract surgery, MICS)来减少手术创伤。有效超声时间(effective phaco time, EPT)仅为 0.02 秒。平均超声能量为 1%。囊袋内植入 4D 后房型 3 片式疏水性丙烯酸酯人工晶状体(AcrySof MA60, Alcon)。

结果

术后 3 个月,患者的左眼验光结果:-0.75×5=20/20。角膜内皮细胞计数是 636 个/mm²(图 81.2b)。OCT 测量的前房深度是 3.22mm(图 81.3b)。

小结

因为晶状体大小随着年龄而改变,建议 40 岁以上的患者进行全面的术后检查。我们也意识到分析前房和房角深度变化的重要性,仅通过 PIOL 和角膜内皮之间的安全距离来建议 PIOL 的取出是不全面的。近期的一篇文章[6]建议 30 年前植入的 ZB5m PIOL 都应该取出,因为对于术前等效球镜为-25D 的患者,ECC 将少于 600 个/mm²;或者术前等效球镜为-20D 的患者在术后 40 年应该取出。并且,对于术前等效球镜为-20D 的患者,在人工晶状体植入后 20 年和术前等效球镜为-25D 的患者在植入术后 15 年,人工晶状体和角膜内皮间的 1.5mm 的安全距离将不再适用。

(苏炎峰　朱双倩　译校)

参考文献

1. Tahzib NG, Nuijts RM, Wu WY, Budo CJ (2007) Long-term study of Artisan phakic intraocular lens implantation for the correction of moderate to high myopia: 10-year follow-up results. Ophthalmology 114:1133–1142
2. Budo C, Hessloehl JC, Izak M et al (2000) Multicenter study of the Artisan phakic intraocular lens. J Cataract Refract Surg 26:1163–1171
3. Dick HB, Alio J, Bianchetti M et al (2003) Toric phakic intraocular lens: European multicenter study. Ophthalmology 110:150–162
4. Javaloy J, Alió JL, Iradier MT, Abdelrahman AM, Javaloy T, Borrás F (2007) Outcomes of ZB5M angle-supported anterior chamber phakic intraocular lenses at 12 years. J Refract Surg 23:147–158
5. Alio JL, Abbouda A, Huseyinly S, Peña-Garcia P (2013) Follow up study of over 15 years of an angle supported phakic intraocular lens model (ZB5M) for high myopia: outcomes and complications. JAMA Ophthalmol 131(12):1541–1546. doi: 10.1001/jamaophthalmol.2013.5595
6. Alio JL, Abbouda A, Peña-Garcia P (2013) Anterior segment optical coherence tomography of long term phakic angle supported intraocular lenses. Am J ophthalmol 156(5):894–901.e2 doi: 10.1016/j.ajo.2013.06.018. Epub 2013 Aug 12.

两片(Kelman Duet)式 PIOL 光学区脱位

Jorge L. Alió, Alessandro Abbouda

目录

该病例与屈光手术的相关性 ············ 333

病例背景 ························ 333

需要解决的主要问题 ················ 334

辅助检查 ························ 334

手术/药物干预 ··················· 334

结果 ··························· 334

小结 ··························· 334

参考文献 ························ 334

J.L. Alió, MD, PhD (✉)
Department of Refractive Surgery,
Vissum Corporación Oftalmológica,
Alicante, Spain
e-mail: jlalio@vissum.com

A. Abbouda, MD
Department of Refractive Surgery,
Vissum Corporación Oftalmológica, Alicante, Spain

Department of Ophthalmology-Policlinico Umberto I
of Rome, University of Rome "Sapienza", Viale del
Policlinico, 155, 00186 Roma, Italy

R&D Department, Vissum Corporación
Oftalmológica, 03016, Alicante, Spain
e-mail: a.abbouda@gmail.com

该病例与屈光手术的相关性

该病例描述了一个不常见的并发症:患者植入了一种非常特殊的房角支撑型 PIOL:Kelman Duet PIOL(Tekia Inc.,加利福尼亚州,尔湾市),它由两部分组成,可以通过一个小切口植入。这个类型的人工晶状体的主要优点是人工晶状体的襻与光学区可以更换[1,2],使用 Kelman Duet PIOL 的屈光手术医生应该了解其相关并发症,包括人工晶状体的襻与光学区分离。

病例背景

患者男性,40 岁,既往双眼近视伴散光,曾在 35 岁时植入 Kelman Duet PIOL(Tekia Inc.,加利福尼亚州,尔湾市)。手术前的屈光状态:右眼−17.00/−2.00×110,左眼−13.50/−2.00×130。右眼植入−17D,左眼植入−14D,术后恢复顺利。术后 2 周,患者的最佳矫正视力:右眼 20/32,左眼 20/20。5 年后,患者偶然被棒棒糖打到,诉右眼视物模糊。右眼的最佳矫正视力是指数。裂隙灯检查发现光学区从襻上脱落,位于下方角巩膜缘并接触角膜内皮(图 82.1)。

需要解决的主要问题

为了避免角膜内皮的失代偿,必须行复位手术。

辅助检查

我们使用 Konan 5500 分析仪(Konan Camera Research Institute Inc,日本,兵库县)来测量角膜内皮细胞计数。第一次手术前右眼内皮细胞计数是 2183 个/mm²,人工晶状体脱位当天是 1992 个/mm²。

手术/药物干预

人工晶状体脱位当天即被复位,在 3 点钟位置做第一个切口,钩子钩住光学区近端的卡耳并固定在襻的卡口上,在 9 点钟位置做第二个切口,第二个钩子将另一侧光学区的卡耳固定在另一侧襻的卡口上。

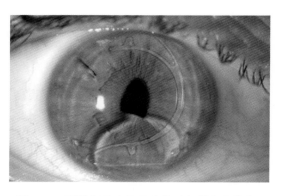

图 82.1 裂隙灯检查显示光学区与襻完全分离。

结果

复位术后 2 周,患者的最佳矫正视力为 20/20。裂隙灯检查显示人工晶状体位置正常(图 82.2)。患者对手术结果感到满意。术后 5 年,内皮细胞计数是 1876 个/mm²,未观察到进一步的内皮细胞丢失。

小结

Kelman Duet PIOL 的光学区可能由于外伤与襻分离,立即行手术复位能阻止角膜内皮细胞的损害。

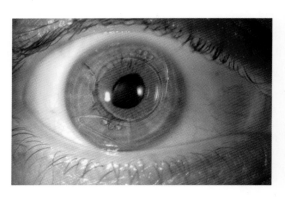

图 82.2 末次随访裂隙灯检查显示人工晶状体位置正常。

(朱双倩 郑林燕 译校)

参考文献

1. Alió JL, Piñero D, Bernabeu G, Galal A, Vargas JM, Ismail MM (2007) The Kelman Duet phakic intraocular lens: 1-year results. J Refract Surg 23:868–879
2. Alió JL, Kelman C (2003) The Duet-Kelman lens: a new exchangeable angle-supported phakic intraocular lens. J Refract Surg 19:488–495

房角支撑型 PIOL 在眼外伤后移位

Jorge L. Alió, Jaime Javaloy, Alessandro Abbouda

目录

该病例与屈光手术的相关性 ············ 335

病例背景 ········ 335

需要解决的主要问题 ··············· 336

辅助检查 ··············· 336

手术/药物干预 ··············· 336

结果 ··············· 336

小结 ··············· 336

参考文献 ··············· 337

Electronic supplementary material The online version of this chapter (10.1007/978-3-642-55238-0_83) contains supplementary material, which is available to authorized users.

J.L. Alió, MD, PhD (✉)
Department of Refractive Surgery,
Vissum Corporación Oftalmológica,
Alicante, Spain
e-mail: jlalio@vissum.com

J. Javaloy, MD, PhD
Department of Anterior Segment and Refractive Surgery,
Vissum Corporacion Oftalmológica, Alicante, Spain
e-mail: jjavaloy@coma.es

A. Abbouda, MD
Department of Refractive Surgery,
Vissum Corporación Oftalmológica, Alicante, Spain

Department of Ophthalmology-Policlinico Umberto I of Rome, University of Rome "Sapienza", Viale del Policlinico, 155, 00186 Roma, Italy

R&D Department, Vissum Corporación Oftalmológica, 03016, Alicante, Spain
e-mail: a.abbouda@gmail.com

该病例与屈光手术的相关性

房角支撑型 PIOL 旋转是 PIOL 植入术后的一种潜在的长期并发症[1]。旋转可以发生于任何一种类型的房角支撑型 PIOL，尤其在眼部外伤后。因 Kelman Duet 前房型人工晶状体为三脚襻支撑型，所以会发生逆时针旋转[2]。

病例背景

患者女性，40 岁，既往双眼近视伴散光，曾于 32 岁时双眼植入 Kelman Duet 房角支撑型 PIOL。术前主觉验光：右眼−14.00/−0.75×60，左眼−14.5/−2.00×115；角膜曲率值：右眼 43.2/43.8@84，左眼 43.5/44.2@11。双眼最佳矫正视力均为 20/20。双眼角膜中央厚度均为 470μm。角膜内皮细胞计数：右眼 2283 个/mm²，左眼 2045 个/mm²。采用 Visante OCT 对前房进行测量，前房深度：右眼 3.13mm，左眼 2.98mm；前房到角距离：右眼 11.43mm，左眼 11.34mm。双眼植入−14.0D 的 Kelman Duet 人工晶状体，左眼同时行角膜松解切开术。植入的 PIOL 直径为 12mm。术后恢复稳定。术后 18 个月,患者因右眼钝挫伤后视物模糊来我院就诊。其最佳矫正视力:右眼 20/32,左眼 20/20;裂隙灯检查示右眼人工晶状体逆时针旋转,人工晶状体的一只襻进入上方虹膜周切口内,另两个支撑部分移位到了前房(图 83.1)。我们将人工晶状体复位居中,将襻从睫状沟移出,使晶状体向两点钟方向旋转。手术很顺利,术后视力快速恢复,结果令人满意。术后 3 年,患者因同样的症状来院就诊,诉右眼在 3 日前受过外伤。裂隙灯检查显示同样的人工晶状体移位。

需要解决的主要问题

少数病例由于人工晶状体直径选择不当造成人工晶状体光学区偏心。偏心会导致襻在房角的支撑力不平衡[3]。本病例中人工晶状体的尺寸是合适的,主要是外伤导致了晶状体的移位。

辅助检查

测量角膜内皮细胞计数能够排查频繁的眼外伤是否造成角膜内皮细胞的损伤和丢失。右眼角膜内皮细胞计数为 2045 个/mm²,所以我们决定将人工晶状体复位而不是取出。

手术/药物的干预

局麻后,在 10 点钟位角巩缘处做切口,前房注入 0.1mL 的乙酰胆碱后注入眼用黏弹剂。用人工晶状体调位钩将襻从睫状沟移出,使人工晶状体顺时针方向旋转。

结果

术后 3 天,患者的主觉验光为 -0.50× 70,最佳矫正视力为 20/20。裂隙灯检查示人工晶状体居中,襻复位(图 83.2)。

小结

植入房角支撑型 PIOL 的患者要避免眼部外伤,正确的处理能避免严重的并发症比如角膜内皮失代偿。对于可能频繁遭受钝挫伤的患者,应尽可能获得患者的详细病史以避免发生植入物相关的并发症。

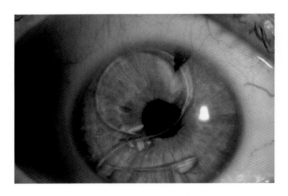

图 83.1 首次手术 18 个月后,裂隙灯检查发现 IOL 移位。

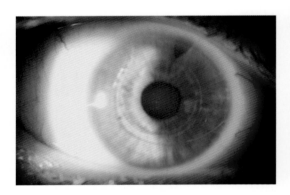

图 83.2 术后裂隙灯检查显示 IOL 居中。

(郑林燕 苏炎峰 译校)

参考文献

1. Mutuologlu O, Alio' JL (2008) Chapter 13.1: Anterior chamber angle supported complications prevention and treatment. In: Alio JL, Azar D (eds) Management of complications in refractive surgery. Springer, Berlin/Heidelberg, pp 226–236

2. Assia EI, Blotnick CA, Powers TP, Legler UF, Apple DJ (1994) Clinicopathologic study of ocular trauma in eyes with intraocular lenses. Am J Ophthalmol 117: 30–36

3. Lovisolo CF, Fabio M, Reinstein DZ, Timothy A (2012) Chapter-04 proper patient assessment, selection and preparation. In: Alio' JL, Perez-Santonja JJ (eds) Refractive surgery with Phakic IOL, Fundamentals and clinical practice. Jaypee, Panama, pp 126–146

病例 **84**

STAAR Toric ICL 旋转移位

Jaime Javaloy，Alessandro Abbouda

目录

该病例与屈光手术的相关性 ············ 338

病例背景 ························· 338

需要解决的主要问题 ············· 339

辅助检查 ························· 339

手术/药物干预 ·················· 339

结果 ··························· 339

小结 ··························· 340

参考文献 ······················· 340

J. Javaloy, MD, PhD (✉)
Anterior Segment and Refractive Surgery Department,
Vissum Corporación Oftalmológica, Alicante, Spain
e-mail: jjavaloy@coma.es

A. Abbouda, MD
Department of Refractive Surgery,
Vissum Corporación Oftalmológica, Alicante, Spain

Department of Ophthalmology-Policlinico
Umberto I of Rome, University of Rome "Sapienza",
Viale del Policlinico, 155, 00186 Roma, Italy

R&D Department, Vissum Corporación
Oftalmológica, 03016, Alicante, Spain
e-mail: a.abbouda@gmail.com

该病例与屈光手术的相关性

Toric 后房型人工晶状体(TICL; STAAR Surgical Co.,加利福尼亚州,蒙诺维亚)是一种后房型睫状沟支撑的用于矫正近视、远视或散光的 PIOL[1,2]。屈光手术医生须准确放置晶状体的轴向才能达到预期的结果。

病例背景

患者女性,26 岁, 双眼近视伴散光,因行屈光手术前评估就诊。主觉验光结果:右眼−5.75/−4.00×10,左眼−6.25/−4.00×170。双眼最佳矫正视力均为 20/20。角膜中央厚度:右眼 552μm,左眼 530μm。角膜曲率值:右眼 42.28/44.38@93,左眼 42.69/44.86@93。瞳孔直径在间视(mesopic)环境下为 6mm。角膜地形图显示非对称领结型。为避免 LASIK 术后角膜膨隆的风险,并且获得最佳视觉质量,我们决定植入后房型 PIOL。角膜内皮细胞计数:右眼 3534 个/mm²,左眼 3344 个/mm²;采用 Visante OCT 对前房进行测量 (图 84.1)。前房深度:右眼 3.34mm,左眼 3.51mm;前房

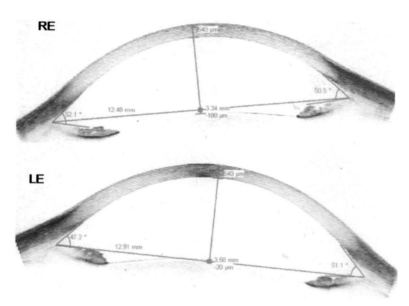

图 84.1　Visante OCT 测量左眼和右眼的前房参数。

角宽度:右眼 12.48mm,左眼 12.91mm。TICL 计算软件选择的右眼人工晶状体度数为 –11.00/+4.00×93,直径 13.2mm;左眼度数为 –11.50/+4.50×99,直径 13.2mm。计算软件指示植入右眼的人工晶状体轴向在顺时针 7°方向,左眼在顺时针 19°方向。植入术后 2 天,患者对手术效果不满意。主觉验光结果:右眼 +1.50/–3.50×10,左眼 +0.75/–2.50×20。双眼最佳矫正视力均为 1.0。裂隙灯检查示人工晶状体发生了旋转,双眼均旋转到了顺时针 30°方向,并进行重新调位。然而,2 周后患者又出现左眼视物模糊。裂隙灯检查示人工晶状体又旋转到了顺时针 30°方向,进行人工晶状体调位后当天电脑验光示正视眼,第二天人工晶状体又旋转到了 30°。

需要解决的主要问题

我们需知道为什么左眼植入的人工晶状体会反复发生旋转,即使植入的 IOL 的尺寸是按照 STAAR 公司计算软件得出的。

辅助检查

最有帮助的是通过 Visante OCT 和 IOL master 重复测量前房角宽度。两种测量仪器所得数据相近。

手术/药物的干预

我们决定更换一个直径大一些的人工晶状体。TICL 计算软件选择了一个度数为 –11.50/+4.00×8、直径为 13.7mm 的人工晶状体,植入轴向在顺时针 2°方向。

结果

最后一次手术后 2 个月,患者双眼的裸眼视力为 20/20,人工晶状体上的标记显示散光轴向位于预期的方位(图 84.2)。

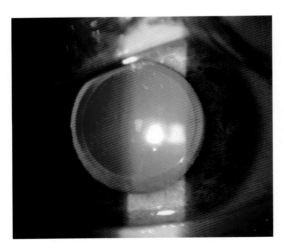

图 84.2　裂隙灯检查发现，人工晶状体散光轴向位置正确。

小结

　　近期有报道[3]显示睫状沟直径是预测术后拱高的最重要参数。睫状沟植入 PIOL 的最难点是准确评估睫状沟直径。新型仪器如 IOLmaster 和 Visante OCT 能帮助确定 PIOL 的尺寸。在该病例中，我们不得不采用经验算法去预测直径。Reinstein 等人[3]用 Artemis 2，一种高频数字超声测量仪（ArcScan Inc.）测量睫状沟直径。频繁的人工晶状体旋转与睫状沟直径估计不足有关，唯一的选择为更换人工晶状体。

（郑林燕　苏炎峰　译校）

参考文献

1. Sanders DR, Schneider D, Martin R, Brown D, Dulaney D, Vukich J, Slade S, Schallhorn S (2007) Toric Implantable Collamer Lens for moderate to high myopic astigmatism. Ophthalmology 114:54–61
2. Park SC, Kwun YK, Chung ES, Ahn K, Chung TY (2009) Postoperative astigmatism and axis stability after implantation of the STAAR Toric Implantable Collamer Lens. J Refract Surg 25:403–409
3. Reinstein DZ, Lovisolo CF, Archer TJ, Gobbe M (2013) Comparison of postoperative vault height predictability using white-to-white or sulcus diameter-based sizing for the visian implantable collamer lens. J Refract Surg 29:30–35

ICL 植入术和术后双眼瞳孔阻滞

Jaime Javaloy，Alessandro Abbouda

目录

该病例与屈光手术的相关性 ………… 341

病例背景 ……………………… 341

需要解决的主要问题 ……………… 342

辅助检查 ……………………… 342

手术/药物干预 ……………… 342

结果 ……………………… 343

小结 ……………………… 343

参考文献 ……………… 343

J. Javaloy, MD, PhD (✉)
Department of Anterior Segment and Refractive
Surgery, Vissum Corporacion Alicante, Alacant, Spain
e-mail: jjavaloy@coma.es

A. Abbouda, MD
Department of Refractive Surgery,
Vissum Corporación Oftalmológica, Alicante, Spain

Department of Ophthalmology-Policlinico
Umberto I of Rome, University of Rome "Sapienza",
Viale del Policlinico, 155, 00186 Roma, Italy

R&D Department, Vissum Corporación
Oftalmológica, 03016, Alicante, Spain
e-mail: a.abbouda@gmail.com

该病例与屈光手术的相关性

屈光手术医生应意识到植入 ICL 后发生瞳孔阻滞的风险。如果术前行 Nd:YAG 激光虹膜周切术，手术医生一定要确保虹膜周切口完全通畅。ICL(STAAR Surgical)是一种睫状沟支撑型 PIOL，用于矫正近视、远视和近视合并散光[1,2]。ICL 设计为前拱形以避免接触晶状体。这种前拱的设计有造成瞳孔阻滞的风险，所以 ICL 手术医生需要预防性地行虹膜周切术。如果虹膜周切口不通畅，瞳孔阻滞性房角关闭就有可能发生。若发生瞳孔阻滞，可补打激光使虹膜周切口通畅[3,4]。新型 ICL 中央带有小孔，在没有虹膜周切口的情况下也能保证房水循环通畅。

病例背景

患者女性，38 岁，双眼近视伴散光，因行屈光手术术前评估就诊。主觉验光结果：右眼 −8.75/−1.25×95，左眼 −11.00/−1.00×180。双眼最佳矫正视力均为 20/20；角膜中央厚度：右眼 491μm，左眼 509μm。角膜曲率值：

右眼 44.78/45.38@13, 左眼 45.36/45.36@180。角膜地形图显示非对称性散光伴圆锥角膜预测指数(KPI)升高。为避免 LASIK 术后发生角膜膨隆的风险，我们决定植入后房型 PIOL。角膜内皮细胞计数：右眼 2646 个/mm², 左眼 2208 个/mm²。采用 Visante OCT 对前房进行测量(图 85.1)，前房深度：右眼 3.3mm, 左眼 3.3mm；前房角宽度：右眼 11.6mm, 左眼 11.8mm。TICL 计算软件选择的右眼人工晶状体度数为−8.50/−1.25×90, 直径 12.6mm；左眼度数为−10.50/−1.00×180, 直径 12.6mm。植入的人工晶状体型号为 ICM, STAAR。手术在局麻下顺利进行，术前双眼在七点钟位置行激光虹膜周切术。

术后第 1 天，患者诉头痛、恶心及左眼视力差。左眼眼压为 32mmHg。裂隙灯检查

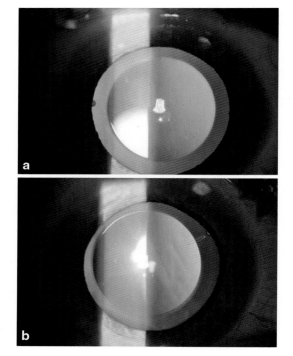

图 85.1 裂隙灯检查显示双眼虹膜周切口完全通畅，拱高正常。

示前房浅及虹膜周切口部分未穿通。我们将在后文描述这次高眼压的成功处理。右眼在术后第 1 天时瞳孔仍有药物性散大，眼压为 8mmHg, 然而在第 2 天眼压升高到 30mmHg。裂隙灯检查示右眼术后第 2 天的表现与左眼术后第 1 天的表现类似。

需要解决的主要问题

ICL 植入术后前房浅至房角关闭至少有三个可能的原因：①恶性青光眼：晶状体前移使 ICL 与晶状体前囊之间的间隙减小甚至消失，前房浅。②瞳孔阻滞：虹膜周切口不通畅导致：前房浅，人工晶状体拱高增大。③由于 ICL 直径过大，直接挤压房角，使房角关闭。

辅助检查

行裂隙灯检查、OCT、眼压检查。散瞳并观察 12~24 小时能区别这三种情况[4]。如果散瞳能快速地加深前房及降低眼压，那么即发生了瞳孔阻滞；相反，如果因 ICL 直径过大，则散瞳前房不会加深。随着在后房的黏弹剂被清除，后房黏弹剂阻滞能在 12~24 小时后自行缓解。前节 OCT 有助于诊断。如果晶状体和 ICL 之间没有间隙则为恶性青光眼。如果晶状体和 ICL 之间的间隙很大则为瞳孔阻滞。ICL 拱高过大往往伴发虹膜明显前移。

手术/药物干预

裂隙灯检查示虹膜周切口不畅，所有虹膜周切术用高能量的 Nd:YAG 激光完成。YAG 激光聚焦在色素上皮上。单脉冲能量

设置为 3.0mJ 足够击穿色素上皮层。色素上皮层一旦被击穿，后房的房水立刻进入前房，周边前房立即加深，ICL 拱高立即恢复正常。嘱患者口服乙酰唑胺，应用酒石酸溴莫尼定眼水/马来酸噻吗洛尔滴眼液点眼，2 次/天。

结果

术后 3 个月,患者双眼裸眼视力均为 20/20。裂隙灯检查示眼前节结构正常(图 85.1)。

小结

瞳孔阻滞和白内障形成是所有 PIOL 植入术的潜在并发症。行虹膜周切术时，如果虹膜未完全穿通，在后房型 PIOL 植入术后会发生瞳孔阻滞[4]。该病例中,术后最初 24 小时内持续散大的瞳孔阻止了眼压的升高。后房型 PIOL 眼发生瞳孔阻滞区别于恶性青光眼的主要临床特点为没有晶状体的前移。

(郑林燕 苏炎峰 译校)

参考文献

1. Sanders DR, Vukich JA, Doney K, Gaston M, Implantable Contact Lens in Treatment of Myopia Study Group (2003) U.S. Food and Drug Administration clinical trial of the Implantable Contact Lens for moderate to high myopia. Ophthalmology 110:255–266
2. Huang D, Schallhorn SC, Sugar A, Farjo AA, Majmudar PA, Trattler WB, Tanzer DJ (2009) Phakic intraocular lens implantation for the correction of myopia: a report by the American Academy of Ophthalmology. Ophthalmology 116:2244–2258
3. Apel A, Stephensen D (2007) Surgical management of acute angleclosure glaucoma after toric ICL implantation. J Cataract Refract Surg 33:1672
4. Bylsma SS, Zalta AH, Foley E, Osher RH (2002) Phakic posterior chamber intraocular lens pupillary block. J Cataract Refract Surg 28:2222–2228

病例 **86**

PIOL 并发症：屈光性晶状体置换术和背负式人工晶状体

Jorge L. Alió，Dominika Wróbel，Alessandro Abbouda

目录

该病例与屈光手术的相关性 ············ 344
病例背景 ························ 344
需要解决的主要问题 ·················· 346
辅助检查 ·························· 346
手术/药物干预 ····················· 346
结果 ···························· 346
小结 ···························· 346
参考文献 ························· 346

J.L. Alió, MD, PhD (✉)
Department of Refractive Surgery,
Vissum Corporación Oftalmológica,
Alicante, Spain
e-mail: jlalio@vissum.com

D. Wróbel, MD
Glaucoma Diagnostic and Microsurgery Department,
Medical University of Lublin, Lublin, Poland

R&D Department, Vissum Corporacion,
Alicante, Spain
e-mail: ddudzinska@interia.pl

A. Abbouda, MD
Department of Refractive Surgery,
Vissum Corporación Oftalmológica, Alicante, Spain

Department of Ophthalmology-Policlinico
Umberto I of Rome, University of Rome "Sapienza",
Viale del Policlinico, 155, 00186 Roma, Italy

R&D Department, Vissum Corporación
Oftalmológica, 03016, Alicante, Spain
e-mail: a.abbouda@gmail.com

该病例与屈光手术的相关性

放射性角膜切开术(RK)矫正近视患者时可能发生严重的远视漂移，这可以通过远视 LASIK 进行矫正。而且，那些实施了角膜屈光手术的患者在白内障手术后会出现非预期的远视。了解白内障术后发生远视性漂移的机制对选择可靠的公式准确计算 IOL 度数非常重要。

屈光手术医生应该知道有三种方法能够矫正残余的屈光不正。第一种为角膜屈光手术；然而这种方法在我们的病例中不适用，因为角膜地形图不正常伴高阶像差。另一种方法为 IOL 的置换，虽然此方法存在相应的并发症。第三种可能的方法为植入背负式人工晶状体(piggyback IOL)，这种方法在矫正残余屈光不正方面比较可靠并且操作相对简单[1-5]。

病例背景

患者女性,62 岁，欲行屈光手术及白内

障手术。

患者 14 年前曾行双眼 RK 矫正高度近视,术前右眼-8.00D,左眼-6.00D。随后进行了远视 LASIK 手术矫正远视漂移(图 86.1)。

屈光手术后,患者的视力仅在短期内得到了提高。在 2009 年,该患者前来就诊,诉视力下降。

主觉验光结果:右眼+2.50,左眼-1.00×160。最佳矫正视力:右眼 20/32,左眼 20/25。裸眼视力:右眼 20/63,左眼 20/50。裂隙灯检查见 16 条角膜深切口,角膜瓣边缘无角膜上皮缺损,层间透明,角膜瓣对位良好。双眼存在白内障,眼底检查正常。双眼眼压均为12mmHg。

角膜地形图显示右眼角膜不规则及角膜表面平坦(角膜曲率值:35.74/36.78@22),左眼角膜表面平坦(角膜曲率值:35.67/36.25@104)。总角膜像差比较高,RMS 值为 5.02μm。双眼均存在三叶草像差和彗差。角膜厚度:右眼518μm,左眼 508μm。

术后 1 年,患者接受白内障手术(右眼和左眼手术间隔 1 个月),植入 Oculentis LS-312MF15 人工晶状体。

用 Aramberri double-K 校正公式计算人工晶状体度数,右眼植入+22.0D 人工晶状体,左眼植入+19.0D。术后应用环丙沙星滴眼液(Oftacilox® Alcon)点眼,3 次/天,使用7 天;地塞米松滴眼液(Maxidex® Alcon)点眼,3 次/天,使用 15 天。术后检查右眼正常。裂隙灯检查未见异常,人工晶状体居中,眼压正常。

术后 3 个月,裂隙灯检查未见异常,角膜无改变,人工晶状体居中。双眼眼压均为12mmHg。最佳矫正视力:右眼+1.00D=20/25,左眼+2.00/-1.25×15=20/20。

术后 6 个月,屈光状态稳定。验光结果:右眼+0.75/-0.50×65,左眼+2.00-1.00×15。裸眼视力:右眼 20/32,左眼 20/50。最佳矫正远视力:右眼 20/32,左眼 20/20。裂隙灯、眼压、眼底检查均正常。

患者表示不满意。因此,对其进行了波前像差及角膜地形图检查。双眼角膜地形图检查与上次检查结果无差别。ORK 波前像差分析示总像差 RMS 值为 1.72μm,高阶像差(HOA)为 1.37μm。

该患者不存在植入背负式 IOL 的禁忌证(无色素播散,无青光眼,无假性剥脱综合

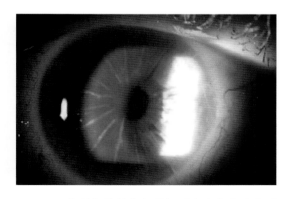

图 86.1　患者行放射状角膜切开术和白内障术后的眼前节照片。

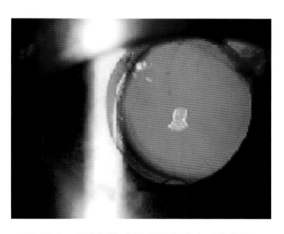

图 86.2　裂隙灯检查显示背负式人工晶状体。

征,无眼外伤)。晶状体度数计算软件(使用 Holladay 公式)选择左眼植入晶状体的度数为 +2.0D,在睫状沟植入 Alcon AcrySof MA60MA(图 86.2),手术顺利。术后用药同前次。术后恢复正常。

需要解决的主要问题

RK 术后远视漂移常见,其是一种不稳定的矫正方法。

随着时间推移,角膜会发生变化,使得最终的解决方法比较棘手。我们遇到的主要问题为如何解决屈光手术术后患者对残余屈光不正不满意的问题。

辅助检查

最佳矫正视力、裸眼视力、主觉验光及睫状肌麻痹验光、裂隙灯检查、压平眼压测量、眼底检查、角膜地形图、角膜厚度、IOL 生物测量及 ORK 波前像差检查。

手术/药物干预

患者在 1999 年曾行双眼 RK 手术,术后因远视漂移行 LASIK 手术。随着双眼白内障的出现,又行白内障手术,术中在后房植入 Oculentis LS-312MF15 人工晶状体。根据病史进行 IOL 度数计算。术后 6 个月,患者左眼再次植入背负式人工晶状体(Alcon AcrySof MA60MA)矫正残余屈光不正。

结果

术后 1 年,患者左眼主觉验光结果:+0.50D。左眼最佳矫正远视力为 20/20。术后检查正常,裂隙灯检查未见异常。

小结

屈光手术后行白内障手术,术后的屈光不正度数预测一直是个难题。近视患者行 RK 的成功率没有保障,很多研究显示 RK 可能导致严重的远视漂移。远视 LASIK 可以用来矫正 RK 引起的远视。背负式 IOL 植入是矫正屈光手术及白内障术后残余屈光不正的最好选择。背负式 IOL 植入风险最小,手术预测性好,术后视力恢复快。

(郑林燕 苏炎峰 译校)

参考文献

1. Habor-Wilner Z, Sachs D (2005) Refractive results with secondary piggyback implantation to correct pseudophakic refractive errors. J Cataract Refract Surg 31:2101–2103
2. DeMill DL, Hsu M (2011) Evaluation of the American Society of Cataract and Refractive Surgery intraocular lens calculator for eyes with prior radial keratotomy. Clin Ophthalmol 5:1243–1247
3. Francesconi CM, Nosé RAM (2000) Hyperopic laser-assisted in situ keratomileusis for radial keratotomy induced hyperopia the annual meeting of the American Academy of Ophthalmology, Dallas
4. Gayton JL, Sanders V, Van Der Karr M et al (1999) Piggybacking intraocular implants to correct pseudophakic refractive error. Ophthalmology 106: 56–59
5. Rubenstein JB (2012) Piggyback IOLs for residual refractive error after cataract surgery. Cataract Refract Surg Today. http://bmctoday.net/crstoday/2012/08/article.asp?f=piggyback-iols-for-residual-refractive-error-after-cataract-surgery

第 **8** 章 角膜胶原交联术的并发症

亲爱的读者：

在过去的几年里，角膜胶原交联术(CXL)因能够有效加固角膜并减缓膨隆性角膜病变进展而在全世界广泛应用。CXL能够阻止圆锥角膜进展，提示该技术可应用于儿童患者，但是这种应用还存在争议。

虽然CXL的远期并发症尚未得到广泛研究，但是几种短期并发症已有报道，包括术后角膜感染/溃疡和基质haze。除了治疗原发性圆锥角膜外，CXL还可以治疗LASIK术后的医源性角膜膨隆、角膜融解或作为角膜基质环植入术的辅助治疗。因为交联术可以提高角膜抵抗酶降解的能力，一些研究者也提出了CXL在治疗角膜感染中的辅助作用。

在本章中，我们列举了一些CXL的并发症和局限性，包括haze、感染、棘阿米巴性角膜炎、上皮愈合延迟以及在儿童患者中的应用。评估CXL的短期和远期疗效非常重要，能够帮助我们为患者选择最佳治疗方案。

专题包括：一种处理CXL术后haze的新方法(病例87)；CXL术后感染的处理(病例88)。其他病例包括：CXL术后实施表面屈光手术的时机(病例89)；CXL在感染性角膜炎治疗中的新应用(病例90)。最后几个病例关注了：CXL术后上皮愈合延迟的处理(病例91)；CXL在进展性圆锥角膜患儿中的应用(病例92)。

学习课程

病例87：传统角膜胶原交联术后haze

快速经上皮交联术是治疗传统交联术后角膜haze的新方法，CXL术后的haze多位于角膜基质，而PRK术后的haze为靠近上皮面的纤维增殖。

病例88：角膜胶原交联术后感染性角膜炎

这一病例说明核黄素-UVA介导的CXL后有发生感染性角膜炎的风险，强调了在手术中采取无菌操作的重要性。

病例89：圆锥角膜ICRS和角膜胶原交联术后PRK治疗的局限性

CXL术后何时才能实施表面屈光手术？

病例 90:PACK-CXL 治疗 PRK 术后棘阿米巴性角膜炎

CXL 在感染性角膜炎治疗中的创新性应用前景广阔。

病例 91:角膜胶原交联术后上皮愈合延迟

CXL 术后上皮愈合延迟的处理。E-PRP 是一种很好的治疗选择。

病例 92:CXL 治疗儿童患者

CXL 应用于儿童患者可以避免其在弱视形成年龄时期的视力下降,并延迟角膜移植的需求。

传统角膜胶原交联术后 haze

Roberto Pinelli

目录

该病例与屈光手术的相关性 ············ 349

病例背景 ······························· 349

需要解决的主要问题 ··················· 350

术前检查参数 ························· 350

辅助检查 ····························· 350

手术/药物干预 ······················· 350

结果 ································· 350

小结 ································· 351

参考文献 ····························· 353

该病例与屈光手术的相关性

准分子激光角膜屈光手术引起的角膜 haze[1]通常采用丝裂霉素 C 配合 PTK 治疗。但在该病例中,我们决定行保留上皮的角膜胶原交联术 (corneal collagen cross-linking, CXL)后再治疗 haze,理由如下:

• 由于圆锥角膜表面本身不规则,且刮去上皮后存在上皮不规则再生的风险 [2],去除上皮的 PTK 治疗可能并不适用于圆锥角膜病例。

• 与角膜屈光手术后 haze 不同,本病例行去上皮 CXL 后的 haze 特点为角膜基质混浊而角膜上皮表面规则。

• 未受损的角膜上皮能够耐受渗透性的变化[3]。

病例背景

患者因视物模糊、变形来我院就诊。患者于 1 年前在外院诊断为左眼圆锥角膜,行传统去上皮 CXL 术。患者自觉症状开始于传统 CXL 术后。

R. Pinelli, MD
ILMO Istituto Laser Microchirurgia Oculare,
Brescia, Italy
e-mail: pinelli@ilmo.it

需要解决的主要问题

行术前评估,裂隙灯检查可见左眼角膜 haze(图 87.1)。我们认为这是传统 CXL 治疗的术后并发症。

术前检查参数

左眼:裸眼视力 20/100;最佳矫正视力为 20/50,验光度数为−1.00/2.25×165。

辅助检查

传统的去上皮 CXL 术是圆锥角膜的标准治疗方法[4]。但考虑到患者左眼首次治疗后角膜厚度为 440μm,传统去除 haze 的方法需要再次去除角膜上皮并使用丝裂霉素 C (0.01mg/mL,60 秒)并不是最佳治疗方法。

为了减少光晕,提高视觉质量,保留上皮的快速交联术是合适的选择。其快速、非侵入、无痛等特点尤其受到患者欢迎。

其他方法均不能像保留上皮 CXL 一样减少 haze、提高最佳矫正视力、增加角膜透

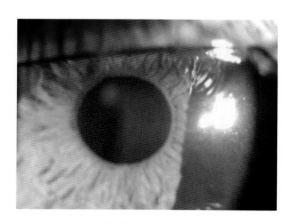

图 87.1　术前裂隙灯检查可见角膜 haze。

明性。

手术/药物干预

快速保留上皮交联治疗是采用 ParaCel 渗透性核黄素溶液联合高强度 UVA 的一种交联方法。ParaCel 是由 Avedro 公司(马萨诸塞州,沃尔塞姆)生产的基于角膜上皮细胞渗透特性的,能够穿过角膜上皮的渗透性核黄素溶液。KXL 系统由同一公司生产,能够产生高强度紫外光线照射角膜。

保留上皮快速交联流程如下:

• 不含防腐剂的丙美卡因(proparacaine)滴眼液点眼。

• ParaCel 滴眼液 2 滴。

• 吸收 4 分钟,在此期间应用 ParaCel 滴眼液点眼,每 30 秒一次。

• 用 KXL 设备行 UVA 照射,强度为 45mW/cm² 时间为 2 分 40 秒,期间应用 ParaCel 滴眼液点眼,每 20 秒一次。

• 照射期间酌情点丙美卡因滴眼液 1~2 次。

• 人工泪液充分冲洗术眼。

结果

术后 1 个月,确认下列数据:

左眼:裸眼视力 20/80,最佳矫正视力 20/40,验光度数−1.00/−2.25×172。

裂隙灯检查证实角膜 haze 减轻,且角膜曲率值减小(图 87.2),因此术后最佳矫正视力和角膜透明性有所提高。

术后 6 个月,评估数据如下:

左眼裸眼视力 20/80,最佳矫正视力 20/32,验光度数−1.50/−1.50×170。

裂隙灯检查显示角膜透明性进一步提

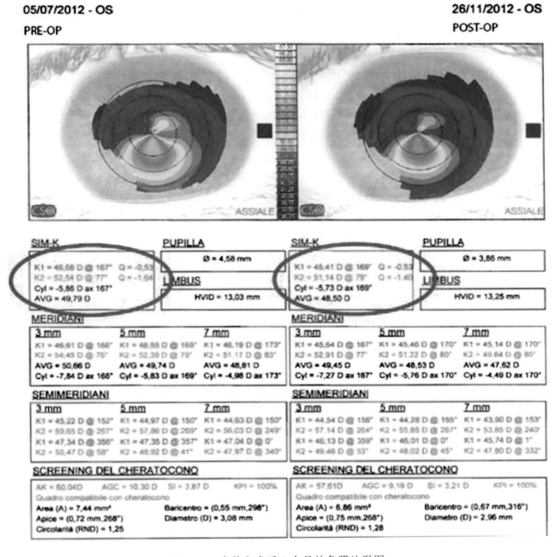

图 87.2　术前和术后 1 个月的角膜地形图。

高（图 87.3），角膜曲率值减小（图 87.4），最佳矫正视力提高。

小结

本病例结果显示，保留上皮快速交联术是治疗传统 CXL 术后角膜 haze 的可选方法[5]。CXL 术后的 haze 更多位于角膜基质，而 PRK 术后的 haze 是靠近上皮面的纤维增殖。保留上皮交联治疗 haze 有效的关键是核黄素通过角膜上皮进入基质，交联后 haze 减少可能是由于角膜胶原纤维重构，排列更为平行，从而提高角膜透明性。术后 haze 减少、角膜透明性提高、最佳矫正视力和裸眼视力提高都是积极的结果，但该治疗方法有待更多数据研究和支持。

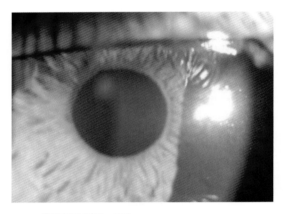

图 87.3　术后 6 个月的裂隙灯检查。

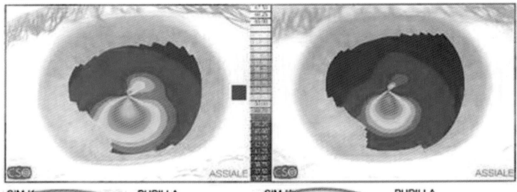

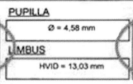

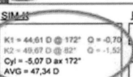

05/07/2012 - OS
PRE-OP

10/04/2013 - OS
POST-OP 6 months

图 87.4　术前和术后 6 个月角膜地形图。

（李旖旎　张佳　译校）

参考文献

1. Porges Y et al (2003) Phototerapeutic keratectomy with mytomicin C for corneal haze following photore-fractive keratectomy for myopia. J Refract Surg 19: 40–43
2. Hersh PS et al (1996) Excimer laser phototerapeutic keratectomy. Ophthalmology 103:1210–1222
3. Raiskup F, Pinelli R, Spoerl H (2012) Riboflavin osmolar modification for transepithelial corneal cross-linking. Curr Eye Res 37:234–238
4. Kanellopoulos AJ (2009) Collagen cross-linking in early keratoconus with riboflavin in a femtosecond laser-created pocket: initial clinical results. J Refract Surg 25:1034–1037
5. Boxer Wachler BS, Pinelli R, Ertan A, Chan CC (2010) Safety and efficacy of transepithelial crosslinking (C3-R/CXL) [letter]. J Cataract Refract Surg 36:186–818; author reply 188–189

病例 **88**

角膜胶原交联术后感染性角膜炎

Alberto Atrola

目录

该病例与屈光手术的相关性 ············ 354

病例背景 ························· 354

需要解决的主要问题 ··············· 355

辅助检查 ······················· 355

手术/药物干预 ·················· 355

结果 ·························· 356

小结 ·························· 356

参考文献 ······················· 356

A. Artola, MD, PhD
Department of Surgery, Oftalmar Medimar
Hospital Internacional, Universidad Miguel
Hernández De Elche, Elche, Spain
e-mail: alberto.artola@umh.es; albertoartola@coma.es

该病例与屈光手术的相关性

核黄素–UVA 角膜胶原交联术是一种微创治疗方法,但屈光手术医生需要知道术中去除角膜上皮可能成为细菌性角膜炎的诱因。

病例背景

患者女性,29 岁,因进展期圆锥角膜于 2008 年 2 月至我院就诊。既往体健,但无法耐受角膜接触镜。框架眼镜最佳矫正视力:右眼 20/25,左眼 20/32,主觉验光:右眼–0.25/–0.25×125,左眼–1.00×120。裂隙灯检查右眼无明显异常,左眼可见 Vogt 线。双眼眼压均为 12mmHg。眼底镜检查双眼眼底无明显异常。超声测厚(DGH-500 测厚仪,DGH Technology)测右眼角膜厚度为 450μm,左眼 430μm。角膜地形图提示双眼圆锥角膜(水平子午线上下方歪曲的非对称领结状,鼻下方陡峭)。角膜地形图显示左眼中央角膜曲率值为 47D,上下方不对称指数(inferiorsuperior dioptric asymmetry,I-S)为 2.3D。根据以上检查及 Krumeich 分级，诊断右眼圆锥角膜 1 级，左眼圆锥角膜 2 级。

计划为该患者行右眼核黄素-UVA 诱导的 CXL 和左眼角膜基质环植入术。根据赫尔辛基宣言向患者充分解释手术风险。患者于 2008 年 3 月行左眼角膜基质环(Ferrara ring，Mediphacos)植入术，角膜基质隧道由飞秒激光(IntraLaser 公司)制作，手术顺利。术后 3 个月，患者左眼裸眼视力为 20/20，主觉验光为 −0.25×130，裂隙灯检查角膜透明，无炎症反应。

2008 年 4 月，患者行右眼核黄素-UVA CXL 术。手术在无菌环境中进行。术前用 0.4% 奥布卡因行局部麻醉，每 10 分钟点眼一次，共点 2 次。患者仰卧，在手术显微镜下用直径 8.5mm 角膜记号器在上皮表面做标记，用钝性上皮刮刀刮除标记范围内角膜上皮。应用 0.1% 核黄素和 20% 右旋糖酐(Ricrolin)混合溶液点眼 4 次，约 10 分钟。裂隙灯检查确认核黄素渗透角膜并进入前房。核黄素继续点眼 2~4 次后，用直径 8.0mm 的紫外线灯照射中央角膜。照射期间，继续用 0.1% 核黄素溶液点眼，每 5 分钟 1 次。紫外线光源(波长 370nm)是由单个紫外线二极管构成的固体装置(Vega X linker，Compagnia Strumenti Oftalmici)。该紫外线光源距离角膜 50mm，聚焦于角膜顶点的辐射度为 3mW/cm²，照射时间为 30 分钟。

术毕，术眼用 20mL 平衡盐溶液冲洗角膜表面，环丙沙星滴眼液(Oftacilox，2 滴/次)和环戊通滴眼液(Ciclopléjico，2 滴/次)点眼，佩戴软性角膜接触镜(Focus NIGHT & DAY，CIBA VISION)。术后口服对乙酰氨基酚-可待因(500/30mg)，3 次/天，使用 2 天；环戊通滴眼液点眼，3 次/天，使用 2 天；环丙沙星滴眼液点眼，4 次/天，使用 5 天。术后 2 天首次随访，患者诉右眼畏光且视物模糊。裂隙灯检查见睫状充血，上方中周部角膜见 4 个边界清晰的白色浸润灶，周边见小卫星灶，基质混浊浸润(图 88.1)。由于角膜上皮修复，角膜浸润灶及中央角膜区可见上皮缺损。前房反应轻微。

需要解决的主要问题

我们面临的问题是 CXL 术后发生感染性角膜炎的早期诊断和治疗。

辅助检查

取角膜样本置于显微镜载玻片上行革兰染色；分别用血琼脂、巧克力琼脂、麦康凯(MacConkey)琼脂和巯基乙酸盐肉汤培养基进行细菌培养；用沙氏(Sabouraud)琼脂培养基进行真菌培养。

手术/药物干预

涂片未发现微生物，但是仍然从当天

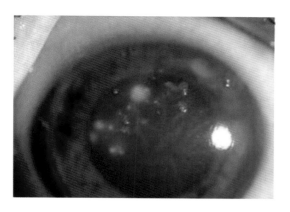

图 88.1　裂隙灯照片显示右眼核黄素 CXL 术后 4 天角膜上方中周部见 4 个边界清晰的灰白色基质浸润灶，周边见卫星灶。

开始给予头孢唑啉（50mg/mL）和妥布霉素（15mg/mL）滴眼液局部强化治疗，1 次/小时。随后，细菌培养 48 小时显示表皮葡萄球菌阳性。微生物种类是根据其形态、染色特点、能够产生过氧化氢酶、不能产生凝固酶及其对新霉素的药物敏感性来鉴定。鉴别出微生物 24 小时后，药物敏感试验（Kirby-Baer disk-diffusion method）显示该微生物对妥布霉素/庆大霉素、氟喹诺酮和万古霉素敏感，对头孢唑啉耐药。治疗方案改为 0.3%氧氟沙星（Exocin）和妥布霉素（15mg/mL）滴眼液局部强化治疗，1 次/小时，使用 2 天，然后减量为 2 小时一次，使用 5 天。

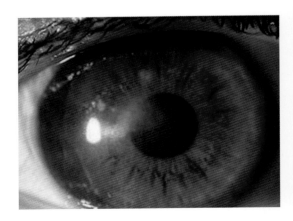

图 88.2 术后 5 个月，裂隙灯检查见右眼角膜上方中周部轻度 haze。

结果

患者情况迅速好转，眼部炎症及角膜浸润减轻，局部抗生素减为 4 次/天，再用 2 周。抗生素药敏试验 1 周后，局部加用 0.1% 氟米龙滴眼液，3 次/天。CXL 术后 1 个月，眼部检查见角膜上方中周部轻度角膜白斑，其周边角膜基质 haze。局部应用氟米龙 2 次/天，继续使用 1 个月。CXL 术后 5 个月，右眼裸眼视力 20/32，框架眼镜最佳矫正视力 20/22，术后主觉验光为+1.00/−2.50×40。裂隙灯检查见上方中周部轻度 haze（图 88.2），中央角膜厚度为 405μm。

小结

本病例说明核黄素–UVA CXL 治疗圆锥角膜术后有发生感染性角膜炎的风险，也强调了在手术中采取无菌操作的重要性。术后污染、使用角膜接触镜、恢复时间长和紫外线的致畸作用导致局部机体防御能力下降等均是术后感染的危险因素。术后密切观察和局部使用抗生素对选择该治疗方法的圆锥角膜患者尤为重要，可以达到最佳的治疗效果。

（李旖旎 张佳 译校）

参考文献

1. Perez-Santonja JJ, Artola A, Javaloy J, Alio JL, Abad JL (2009) Microbial keratitis after corneal collagen crosslinking. J Cataract Refract Surg 35:1138–1140

2. Colin J, Velou S (2003) Current surgical options for keratoconus. J Cataract Refract Surg 29:379–386

3. Wollensak G, Spoerl E, Seiler T (2003) Riboflavin/ultraviolet-A-induced collagen crosslinking for the treatment of keratoconus. Am J Ophthalmol 135:620–627

4. Caporossi A, Baiocchi S, Mazzotta C, Traversi C, Caporossi T (2006) Parasurgical therapy for keratoconus by riboflavin-ultraviolet type A rays induced cross-linking of corneal collagen; preliminary refractive results in an Italian study. J Cataract Refract Surg 32:837–845

5. Raiskup-Wolf F, Hoyer A, Spoerl E, Pillunat LE (2008) Collagen crosslinking with riboflavin and ultraviolet-A light in keratoconus: long-term results. J Cataract Refract Surg 34:796–801

圆锥角膜 ICRS 和角膜胶原交联术后 PRK 治疗的局限性

Kaitlyn Wallace，Dimitri Azar

目录

该病例与屈光手术的相关性 ············ 357

病例背景 ···················· 357

需要解决的主要问题 ·············· 358

辅助检查 ···················· 358

手术/药物干预 ················ 358

结果 ······················ 360

小结 ······················ 360

参考文献 ···················· 361

K. Wallace (✉)
UIC Department of Ophthalmology and Visual Sciences, Illinois Eye and Ear Infirmary, Chicago, IL, USA
e-mail: kaitlyn.m.wallace@gmail.com

D. Azar, MD, MBA
Department of Ophthalmology, Pharmacology and Bioengineering, College of Medicine, University of Illinois at Chicago, Chicago, IL, USA
e-mail: dazar@uic.edu

该病例与屈光手术的相关性

角膜胶原交联术(CXL)是延缓圆锥角膜患者角膜膨隆进展的新方法[1]。目前,正在进行的关于 CXL 和圆锥角膜的临床研究超过 40 项。根据目前估计,10%~15% 的圆锥角膜患者需要接受穿透性角膜移植术(penetrating keratoplasty,PKP)治疗[2],很多患者希望通过 CXL 这类手术减小将来行 PKP 的可能性。有人建议可以用 PRK 矫正 CXL 术后的屈光不正。

本病例是一个复杂的临床病例,患者,女性,曾行角膜基质环(ICRS)植入和 CXL 术治疗圆锥角膜。患者左眼行 PRK 术,但术后屈光状态不稳定。屈光手术医生需要注意 CXL 术后数年可能需要行表面屈光手术。

正如本病例所示,CXL 治疗圆锥角膜并不能使角膜形态在 PRK 术后仍足够稳定。

病例背景

患者女性,37 岁,高校教师,因角膜接触镜佩戴不舒适及视物模糊就诊。患者曾于31岁时被诊断为圆锥角膜。9个月前,她在外院行双眼角膜基质环植入和CXL术。主觉验光:右眼-6.25/+6.75×5,左眼-3.25/+5.50×170。双眼矫正Snellen视力均为20/40。尽管之前曾行CXL,患者仍然感觉不适逐渐加重,散光显著。如图89.1所示,患者右眼有显著的不规则散光。因此她接受了右眼角膜移植术。术后角膜接触镜配适良好,戴镜Snellen视力为20/20。右眼PKP术后18个月,患者左眼尝试了多次的角膜接触镜试戴片佩戴,但都有不适感。

需要解决的主要问题

考虑到患者有左眼圆锥角膜病史,并有ICRS植入术和CXL手术史,需要为其制订最佳治疗方案。可以选择ICRS或PRK。

辅助检查

患者左眼角膜接触镜脱镜2周的角膜地形图(图89.2)显示角膜最薄点厚度为361μm,超声测量为464μm。患者波前像差分析显示左眼高散光为-9.24/+4.23×55。考虑到患者左眼有CXL和ICRS手术史,可能她的角膜已经足够稳定可以接受表面切削术。而且,患者已经了解若PRK术后角膜不稳定,需要行PKP治疗。权衡利弊后,患者决定接受PRK治疗。

手术/药物干预

PRK手术方案(矫正-4.79/+3.13×26)目标是患者左眼近视欠矫。手术顺利,图89.3显示术后1个月的角膜地形图。术后2

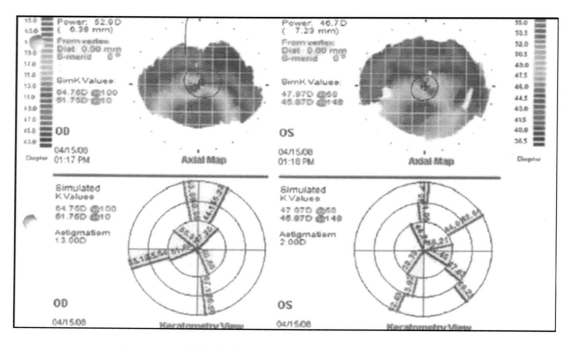

图89.1 双眼圆锥角膜患者行ICRS和CXL术后的角膜地形图。

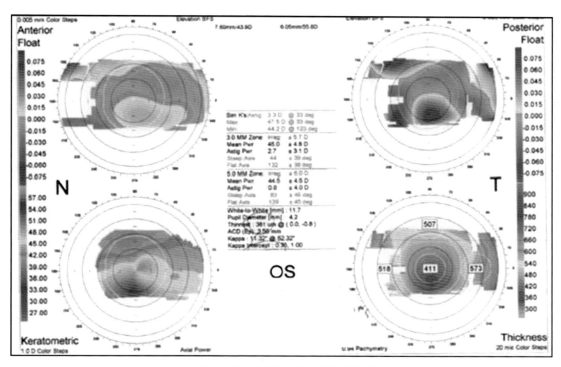

图 89.2　左眼 PRK 术前的角膜地形图。

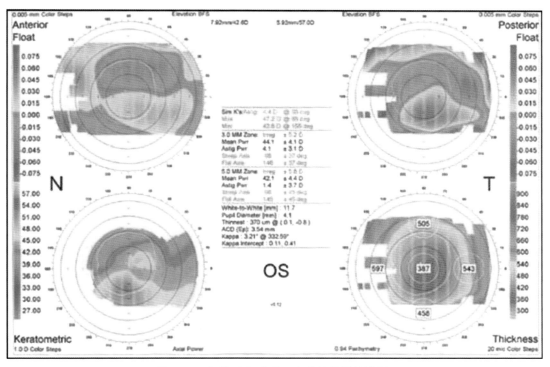

图 89.3　左眼 PRK 术后 1 个月的角膜地形图。

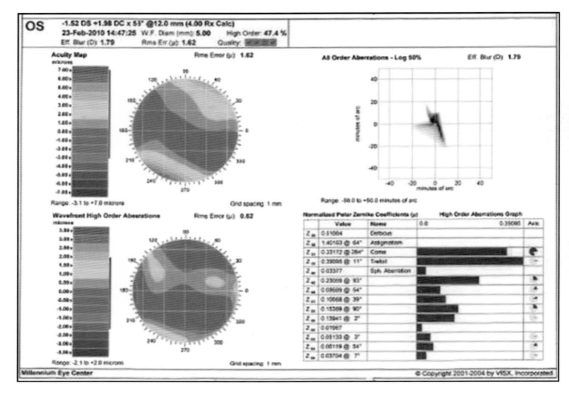

图 89.4　左眼二次 PRK 术前的波前像差。

个月,左眼主觉验光为–2.00/+2.00×66。患者仍不满意左眼佩戴角膜接触镜后的效果,希望行二次 PRK 手术。距离第一次 PRK 术后 4 个月,患者接受了波前像差引导的 PRK 术,矫正度数为–1.52/+1.98×56 (图 89.4)。

结果

患者左眼二次 PRK 术后 1 个月复查角膜地形图显示散光轴向在 90°(图 89.5)。此时主觉验光为 –1.25/+0.75×95。患者仍诉左眼不适,且对左眼视觉质量不满意(虽然屈光度数减少)。最终,患者接受了左眼 ICRS 取出术,2 个月后行左眼 PKP。

小结

本病例患者的左眼为圆锥角膜进展期,接受 ICRS 和 CXL 术后,理论上她的角膜经过 CXL 加固后足以承受 PRK。然而,这次 CXL 并不能成功地使患者的角膜在 PRK 之后保持稳定,需要二次手术。虽然患者的视力和屈光状态有所改善,但视觉质量下降,需要 PKP 治疗。如果左眼 PRK 术前再次行 CXL 治疗,PRK 的成功率可能会提高。

一些纵向病例研究显示了 CXL 治疗圆锥角膜的结果。Viswanathan 和 Males 发现,平均随访 14.38±9.36 个月,与对照眼相比,CXL 术后最大角膜曲率显著平坦(0.96±

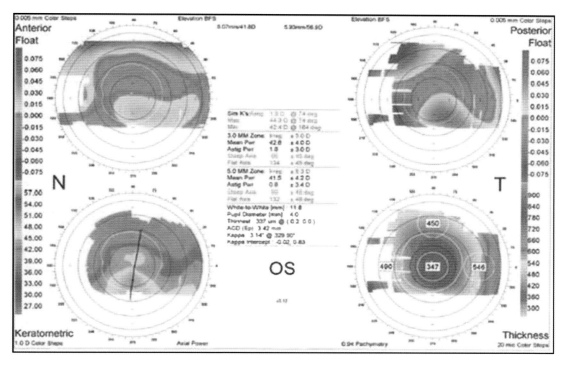

图 89.5　左眼二次 PRK 术后 1 个月的角膜地形图。

2.33D, *P*=0.005), 视力显著提高 (0.05±0.13 log MAR, *P*=0.04)[3]。Asri 等人报道了来自法国两个转诊中心的病例研究。术后 12 个月, 42 只 (68.8%) 圆锥角膜眼停止进展, 13 只眼 (21.3%) 的最大曲率值下降超过 2.0D[4]。Brooks 等人发现患者 CXL 术前和术后 1 年症状问卷显示术后各种视觉症状和异物感有所改善[5]。

　　大多数研究随访至术后 18 个月以内, 且为回顾性病例研究。与之不同的是, 来自 Sienna 的交叉研究报道了一项公开的非随机对照 II 期临床研究, 该研究显示了 44 只圆锥角膜眼行 CXL 治疗的结果, 随访至少 48 个月。该研究观察到超过 85% 的病例术后平均角膜曲率值减少了 2D, 角膜形态更为对称, 彗差减小。Snellen 视力表平均最佳矫正视力提高 1.9 行。术后 24 个月, 对侧眼接受治疗,

超过 65% 的圆锥角膜眼平均进展了 1.5D[6]。

　　尽管这些长期研究结果令人满意, 但仍然需要更多长期研究的数据。本病的例独特之处为患者在行 PRK 治疗之前已行 CXL 有数年之久, 最终需要行 PKP。尽管与 PKP 相比, CXL 治疗圆锥角膜的严重不良反应少, CXL 并不能排除将来需要其他治疗的可能性。

（李旖旎　张佳　译校）

参考文献

1. A service of the U.S. National Institutes of Health ClinicalTrials.gov. 17 Nov 2012. http://www.clinicaltrials.gov/. Search: "keratoconus" AND "crosslinking"
2. Richoz O, Schultz JS, Pajic B, Coskunseven E, Hafezi F (2012) Crosslinking for recurrent keratoconus. Ophthalmology 119:878–878.e2
3. Viswanathan D, Males J (2013) Prospective longitudi-

nal study of corneal collagen crosslinking in progressive keratoconus. Clin Experiment Ophthalmol 41(6): 531–536

4. Asri D, Touboul D, Fournie P, Malet F, Garra C, Gallois A, Malecaze F, Colin J (2011) Corneal collagen crosslinking in progressive keratoconus: multicenter results from the French National Reference Center for Keratoconus. J Cataract Refract Surg 37:2137–2143

5. Brooks NO, Greenstein S, Fry K, Hersh PS (2012) Patient subjective visual function after corneal collagen crosslinking for keratoconus and corneal ectasia. J Cataract Refract Surg 38:615–619

6. Caporossi A, Mazzotta C, Baiocchi S, Caporossi T (2010) Long-term results of riboflavin ultraviolet a corneal collagen cross-linking for keratoconus in Italy: the Siena eye cross study. Am J Ophthalmol 149:585–593

PACK-CXL 治疗 PRK 术后棘阿米巴性角膜炎

Alessandro Abbouda，Jorge L. Alió

目录

该病例与屈光手术的相关性 ············ 363

病例背景 ························· 363

需要解决的主要问题 ················ 364

辅助检查 ························· 364

手术/药物干预 ····················· 364

结果 ···························· 364

小结 ···························· 365

参考文献 ························· 365

A. Abbouda, MD (✉)
Department of Refractive Surgery,
Vissum Corporación Oftalmológica, Alicante, Spain

Department of Ophthalmology-Policlinico Umberto I
of Rome, University of Rome "Sapienza",
Viale del Policlinico, 155, 00186 Roma, Italy

R&D Department, Vissum Corporación
Oftalmológica, 03016, Alicante, Spain
e-mail: a.abbouda@gmail.com

J.L. Alió, MD, PhD
Department of Refractive Surgery,
Vissum Corporación Oftalmológica,
Alicante, Spain
e-mail: jlalio@vissum.com

该病例与屈光手术的相关性

角膜炎预后非常差，并且会导致严重的视力下降。本例患者 PRK 术后发生棘阿米巴性角膜炎，应用光敏核黄素角膜胶原交联术（collagen cross-Linking with photoactivated riboflavin，PACK-CXL）治疗效果良好。

病例背景

患者男性，19 岁，2 个月前接受 PRK，术前主觉验光为 –4.00D。患者有频繁佩戴角膜接触镜史。因右眼畏光、疼痛 3 天就诊。右眼最佳矫正视力为 20/80。裂隙灯检查见结膜充血，中央区角膜基质多个白色浸润灶以及中度前房反应（图 90.1）。根据这些表现，怀疑为棘阿米巴性角膜炎。取角膜上皮刮片送眼病理实验室检查。予患者 0.02 % 氯己定（chlorhexidine，CHX）点眼，1 次/小时；0.02% 聚亚己基双胍（polyhexamethylene biguanide，PHMB）点眼，4 次/天。术后随访，角膜混浊加重，角巩缘附近形成白色混浊。

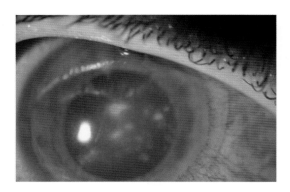

图 90.1 患者就诊时行裂隙灯检查,显示角膜基质白色浸润。

由于持续致密的基质浸润和角膜水肿（图90.2）,患者视力下降到 20/100。角膜上皮刮片检查证实为棘阿米巴感染。

需要解决的主要问题

角膜基质棘阿米巴迅速扩散,局部治疗所需时间长,且效果不理想。必须考虑为这位年轻患者寻找适合的保守治疗方法。

辅助检查

我们决定为该患者行 PACK-CXL 治疗。

紫外线照射核黄素产生的自由基和过氧化氢氧化作用能够成功地消灭棘阿米巴包囊[2]。

术前需要检查角膜厚度。超声测量角膜厚度为 435μm,提示手术安全。

手术/药物干预

角膜表面麻醉后,去除直径为 9mm、包括所有浸润灶部位的角膜上皮。开睑器开睑,应用 0.1% 核黄素溶液点眼,每 2 分钟 1 次,应用 30 分钟。裂隙灯(钴蓝光)检查确定核黄素渗透角膜,进入前房。紫外线照射,辐照度为 3mW/cm²,照射时间为 30 分钟。照射期间,用 0.1% 核黄素湿润角膜,每 2 分钟 1 次。术毕,予绷带型角膜接触镜。嘱应用 0.02 % CHX 滴眼液点眼,1 次/小时,使用 1 周;而后减量为 1 次/2 小时,使用 4 周;再减量为 4 次/天,使用 4 个月。

结果

术后 6 个月,患者复查情况良好。右眼视力为 20/20。裂隙灯检查见中央区角膜基

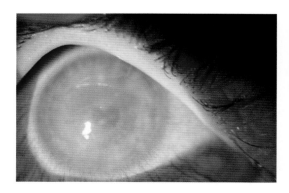

图 90.2 局部治疗 1 周后,裂隙灯检查见角膜基质浸润加重,角膜水肿。

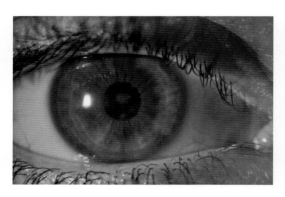

图 90.3 CXL 后 6 个月,裂隙灯检查见角膜水肿完全消退,可见基质瘢痕。

质轻度混浊(图 90.3)。

小结

根据目前的研究[1-6]，CXL 是治疗感染性角膜炎的新方法。为了使 CXL 成为细菌性或感染性角膜炎的治疗方法，还需要更深入的研究，以确定 CXL 能否有效消除微生物。行急性角膜移植手术前应该考虑 CXL 治疗。

(李旖旎　张佳　译校)

参考文献

1. Alio JL, Abbouda A, Valle DD, Del Castillo JM, Fernandez JAL (2013) Corneal cross linking and infectious keratitis: a systematic review with a meta-analysis of reported cases. J Ophthalmic Inflamm Infect 3:47

2. Khan YA, Kashiwabuchi RT, Martins SA, Castro-Combs JM, Kalyani S, Stanley P, Flikier D, Behrens A (2011) Riboflavin and ultraviolet light a therapy as an adjuvant treatment for medically refractive acanthamoeba keratitis: report of 3 cases. Ophthalmology 118:324–331

3. Anwar HM, El-Danasoury AM, Hashem AN (2011) Corneal collagen crosslinking in the treatment of infectious keratitis. Clin Ophthalmol 5:1277–1280

4. Makdoumi K, Mortensen J, Sorkhabi O, Malmvall BE, Crafoord S (2012) UVA-riboflavin photochemical therapy of bacterial keratitis: a pilot study. Graefes Arch Clin Exp Ophthalmol 50:95

5. Price MO, Tenkman LR, Schrier A, Fairchild KM, Trokel SL, Price FW Jr (2012) Photoactivated riboflavin treatment of infectious keratitis using collagen cross-linking technology. J Refract Surg 28:706–713

6. Said DG, Elalfy MS, Gatzioufas Z, El-Zakzouk ES, Hassan MA, Saif MY, Zaki AA, Dua HS, Hafezi F (2014) Collagen cross-linking with photoactivated riboflavin (PACK-CXL) for the treatment of advanced infectious keratitis with corneal melting. Ophthalmology.;121(7):1377–82. doi: 10.1016/j.ophtha.2014.01.011. Epub 2014 Feb 25

CXL 后上皮愈合延迟

Alfredo Vega Estrada

目录

该病例与屈光手术的相关性 ············ 366
病例背景 ······························ 366
需要解决的主要问题 ·················· 367
辅助检查 ······························ 367
手术/药物干预 ························· 367
结果 ·································· 367
小结 ·································· 368
参考文献 ······························ 368
文献目录 ······························ 368

A. Vega Estrada, MD, MSc
Department of Keratoconus,
Vissum Corporacion Oftalmológica,
Alicante, Spain

Universidad Miguel Hernandez,
Alicante, Spain
e-mail: alfredovega@vissum.com

该病例与屈光手术的相关性

虽然伤口愈合延迟并不是角膜胶原交联术后的常见并发症,但一旦出现可能造成患者视觉功能恶化,引起感染性角膜炎和角膜瘢痕等并发症。由于其并发症危害大,眼科医生需要注意及时发现并治疗这一病理状况。

病例背景

患者男性,22 岁,因圆锥角膜曾接受角膜基质环(ICRS)植入术。ICRS 植入术后 1 年,角膜地形图显示陡峭曲率值增加超过 1D,矫正远视力下降 1 行,提示圆锥角膜进展。为了阻止圆锥角膜进展,我们决定为该患者行去上皮紫外线/核黄素角膜胶原交联术(CXL)。手术过程顺利。术后局部予环丙沙星、不含防腐剂的地塞米松滴眼液和人工泪液,术眼佩戴绷带型角膜接触镜。术后 24 小时眼科检查正常。术后 5 天眼科检查见中央角膜约 2mm 范围上皮缺损(图 91.1)。增加人工泪液用量至每天 6~8 次, 嘱 48 小时

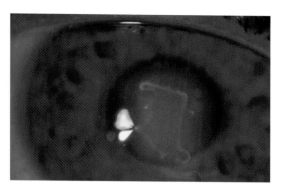

图 91.1　CXL 术后 5 天,裂隙灯检查见角膜上皮缺损处荧光素染色。

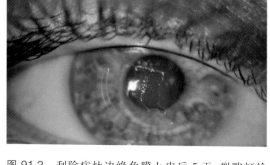

图 91.2　刮除病灶边缘角膜上皮后 5 天,裂隙灯检查见角膜上皮缺损稍有好转。

后复查。2 天后(术后 1 周),患者诉异物感。裂隙灯检查见角膜上皮缺损仍然存在,无明显改变。

需要解决的主要问题

我们面临的问题是去上皮紫外线/核黄素 CXL 术后角膜上皮缺损、愈合延迟。为了获得成功的屈光结果,防止感染性角膜炎和角膜瘢痕等并发症,需要采取合适的治疗措施。

辅助检查

随访时复查验光、最佳矫正视力、角膜地形图,荧光素染色裂隙灯照片。

手术/药物干预

CXL 术后 1 周,机械刮除病灶边缘角膜上皮以促进伤口愈合,并嘱停用不含防腐剂的地塞米松滴眼液。上皮刮除后 5 天复查,角膜上皮缺损仍然存在,稍有减小

(约 1.5 mm)(图 91.2)。给予局部富血小板血浆(platelet-rich plasma,PRP)治疗,每天 6 次。

结果

PRP 治疗开始后 1 周,患者无明显症状,角膜上皮完全愈合(图 91.3)。嘱患者继续局部 PRP 点眼 5 天。距离第一次术后 1 个月,患者验光结果为 −0.50/−1.00× 30,矫正视力为 20/25。裂隙灯检查未见上皮缺损

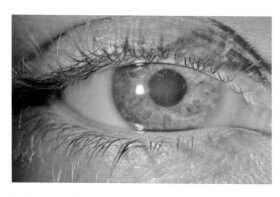

图 91.3　局部富血小板血浆治疗 1 周后的裂隙灯照片。角膜上皮缺损完全愈合。

或角膜瘢痕。

小结

通过处理这个病例我们学习到 3 点。第一，对于接受了新手术方法的患者，如去上皮紫外线/核黄素角膜胶原交联术，需要密切随访。第二，必须识别并发症的临床体征，以快速开始恰当的治疗，避免对视功能和眼部造成危害。第三，认识到治疗角膜上皮缺损的新的有效的治疗方法的重要性，如富血小板血浆的应用[1]。

（李旖旎　张佳　译校）

参考文献

1. Alio JL, Abad M, Artola A, Rodriguez-Prats JL, Pastor S, Ruiz-Colecha J (2007) Use of autologous platelet-rich plasma in the treatment of dormant corneal ulcers. Ophthalmology 114:1286–1293.e1

文献目录

Touboul D, Efron N, Smadja D, Praud D, Malet F, Colin J (2012) Corneal confocal microscopy following conventional, transepithelial, and accelerated corneal collagen cross-linking procedures for keratoconus. J Refract Surg 28:769–776

Koppen C, Vryghem JC, Gobin L, Tassignon MJ (2009) Keratitis and corneal scarring after UVA/riboflavin cross-linking for keratoconus. J Refract Surg 25:S819–S823

Alio JL, Arnalich-Montiel F, Rodriguez AE (2012) The role of "Eye Platelet Rich Plasma" (E-PRP) for wound healing in ophthalmology. Curr Pharm Biotechnol 13:1257–1265

CXL 治疗儿童患者

Alessandro Abbouda，Alfredo Vega Estrada

目录

该病例与屈光手术的相关性 ············ 369

病例背景 ·················· 369

需要解决的主要问题 ·········· 370

辅助检查 ·················· 370

手术/药物干预 ·············· 370

结果 ····················· 371

小结 ····················· 371

参考文献 ·················· 372

A. Abbouda, MD (✉)
Department of Refractive Surgery,
Vissum Corporación Oftalmológica, Alicante, Spain

Department of Ophthalmology-Policlinico Umberto I
of Rome, University of Rome "Sapienza",
Viale del Policlinico, 155, 00186 Roma, Italy

R&D Department, Vissum Corporación
Oftalmológica, 03016, Alicante, Spain
e-mail: a.abbouda@gmail.com

A. Vega Estrada, MD, MSc
Department of Keratoconus, Vissum Corporacion
Oftalmologica, Alicante, Spain

Universidad Miguel Hernandez, Alicante, Spain
e-mail: alfredovega@vissum.com

该病例与屈光手术的相关性

应用现代角膜地形图诊断圆锥角膜通常在成年以后进行，然而角膜膨隆发生得更早，对儿童患者未能及时做出诊断。有报道[1-6]证实儿童患者行 CXL 术的有效性和安全性，呼吁屈光手术医生考虑为儿童患者行该治疗。

病例背景

患儿 7 岁，诉白天在学校的活动中视物困难。主觉验光：右眼+3.50/−5.00×180，左眼+4.00/−5.00×170。双眼最佳矫正视力均为 20/25。右眼角膜曲率值为 42.18/47@94。顶点角膜曲率值为 47.5，KPI 为 25%。左眼角膜曲率值为 42.5/47.2@79，顶点角膜曲率值为 47.5，KPI 为 28%。角膜地形图显示不规则散光，上下方不对称，主要曲率轴歪斜(图 92.1a,b)。诊断为圆锥角膜。1 年后，主觉验光：右眼+3.50/−5.50×5，左眼+3.50/−5.50×170。双眼最佳矫正视力均为 20/32。右眼角膜曲率值为 42.9/47.7@98，顶点角膜曲率值为 48,KPI 为 26%。左眼角膜曲率值为 42.5/47.1@82，顶点角膜曲率值为 47.9,KPI 为 31%。角膜地形图与前一次检查接近（图 92.1 c,d）。2 年后随访,患儿的主觉验光:右眼 +3.50/−5.00×180,左眼 +4.00/−5.00×170。最佳矫正视力:右眼 20/30,左眼 20/50。右眼角膜曲率值为 43.5/48.2@100，顶点角膜曲率值为 48,KPI 为 25%。左眼角膜曲率值为 43.1/48.3@80,顶点角膜曲率值为 48,KPI 为 39%。角膜地形图显示非对称性顺轨散光（图 92.2a,b）。角膜像差显示双眼彗差均为 0.66μm。我们决定行左眼 CXL 术。

需要解决的主要问题

考虑到圆锥角膜的进展,何时为儿童行 CXL 最合适?

辅助检查

验光、最佳矫正视力、角膜地形图和像差。

手术/药物干预

角膜表面麻醉后，去除直径为 9mm 的

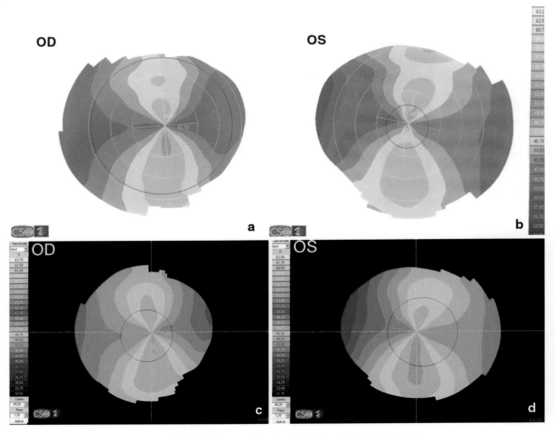

图 92.1　首次就诊(a,b)和 1 年后随访(c,d)的角膜地形图。

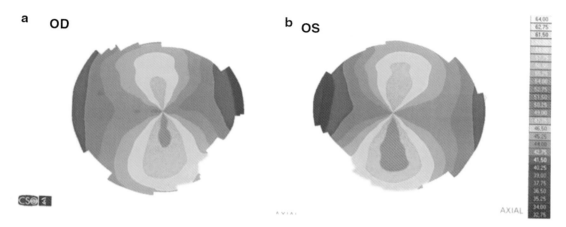

图 92.2　2 年后随访的角膜地形图。

角膜上皮。置入开睑器,应用 0.1 % 核黄素滴眼液点眼,1 次/2 分钟,使用 30 分钟。裂隙灯(钴蓝光)下观察核黄素渗透角膜,进入前房。然后用紫外线照射角膜,辐照度为 $3mW/cm^2$,照射 30 分钟。照射期间,用 0.1 % 核黄素滴眼液湿润角膜,1 次/2 分钟。术毕佩戴角膜接触镜。术后局部予氧氟沙星滴眼液和地塞米松滴眼液治疗。

结果

术后 3 年,患者主觉验光:左眼+1.25/–2.50×

15,最佳矫正视力为 20/25。角膜曲率值为 42.4/47.6@80。顶点角膜曲率值为 48,KPI 为 38%。角膜地形图与之前检查相似(图 92.3)。角膜像差显示彗差值为 0.4μm。

小结

虽然传统的 CXL 仅仅用来治疗儿童和成人患者的进展性圆锥角膜,最近的研究[1-6]建议一旦患儿确诊为圆锥角膜即行 CXL 治疗。一些学者[3]建议若患儿一眼患有严重圆锥角膜,另一只眼无需等到膨隆进展就可以

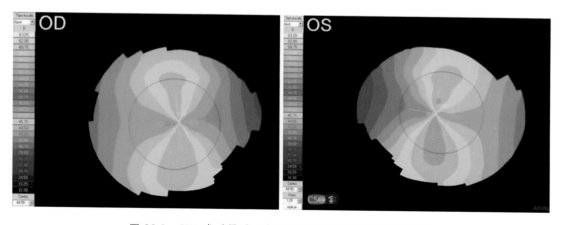

图 92.3　CXL 术后最后一次随访(术后 3 年)的角膜地形图。

行 CXL。在弱视形成年龄段早期治疗可以防止视力下降，减少角膜移植的需求。CXL 阻止儿童患者疾病进展的效果可能不如成年患者持久，因此需要更长期的随访。本例患者术后视力佳，提示 CXL 治疗儿童患者的结果令人满意。

（李旖旎　张佳　译校）

参考文献

1. Zotta PG, Moschou KA, Diakonis VF, Kymionis GD, Almaliotis DD, Karamitsos AP, Karampatakis VE (2012) Corneal collagen cross-linking for progressive keratoconus in pediatric patients: a feasibility study. J Refract Surg 28:793–799

2. Buzzonetti L, Petrocelli G (2012) Transepithelial corneal cross-linking in pediatric patients: early results. J Refract Surg 28:763–767

3. Arora R, Gupta D, Goyal JL, Jain P (2012) Results of corneal collagen cross-linking in pediatric patients. J Refract Surg 28:759–762

4. Chatzis N, Hafezi F (2012) Progression of keratoconus and efficacy of pediatric corneal collagen cross-linking in children and adolescents. J Refract Surg 28(11):753–758

5. Magli A, Forte R, Tortori A, Capasso L, Marsico G, Piozzi E (2013) Epithelium-off corneal collagen cross-linking versus transepithelial cross-linking for pediatric keratoconus. Cornea 32:597–601

6. Caporossi A, Mazzotta C, Baiocchi S, Caporossi T, Denaro R, Balestrazzi A (2012) Riboflavin-UVA-induced corneal collagen cross-linking in pediatric patients. Cornea 31:227–231

第9章 屈光性角膜切开术的并发症

亲爱的读者：

行屈光性角膜切开术的患者存在并发症和术后早期远视的风险，所以对白内障手术医生来说该手术是有难度的。

精确的 IOL 度数计算较为困难，需要精确测量角膜屈光力。此外，还可能出现与角膜屈光手术相关的并发症，如 RK 切口的破裂，尤其在超声乳化手术或 LASIK 二次手术时容易发生。

在本章，我们通过不同的病例说明了一些 RK 术后的并发症，其中有和白内障手术相关的病例，希望能够提高与 RK 相关的风险意识。

为深入理解，我们推荐这系列丛书的首本书籍：J. L. Alió 和 D. Azar 所著的 *Management of Complications in Refractive Surgery*（《屈光手术并发症的处理》），其中第十五章：Complications of Radial Keratotomy（放射状角膜切开术的并发症）（第 285~289 页）。

专题包括：如何处理 RK 术后的远视漂移（病例 93）；RK 术后高度不规则散光及其处理（病例 94）；白内障手术增加 RK 术后远视漂移（病例 95）；如何在弧形板层角膜切开术后行 LASIK 术（病例 96）。

学习课程

病例 93：RK 术后远视漂移的处理

术中使用 0.02% 丝裂霉素 C 的经上皮 PRK 矫正 RK 术后的远视漂移。

病例 94：散光性角膜切开术偏差的矫正

应用经上皮 PRK 矫正术源性高度不规则散光。这种术式能有效治疗上皮厚度不均匀的病例。

病例 95：RK 后患者行白内障手术的散光性并发症

白内障术中眼压的变化是如何造成 RK 术后患者近视散光漂移的。该病例是通过经上皮 PRK 处理的。

病例 96：弧形角膜板层切开术后的 LASIK 手术

飞秒激光制作一个新的更厚的角膜瓣能有效矫正弧形角膜板层切开术后的远视漂移。

RK 术后远视漂移的处理

Massimo Camellin，Diego Ponzin，Samuel Arba-Mosquera

目录

该病例与屈光手术的相关性 ············ 375

病例背景 ························· 375

需要解决的主要问题 ················· 376

辅助检查 ························· 376

手术/药物干预 ···················· 376

结果 ··························· 376

小结 ··························· 376

参考文献 ························· 383

M. Camellin, MD (⊠)
SEKAL Rovigo Microsurgery, Rovigo, Italy
e-mail: cammas@tin.it

D. Ponzin
The Veneto Eye Bank Foundation, Venice, Italy
e-mail: diego.ponzin@fbov.it

S. Arba-Mosquera
SCHWIND Eye-Tech-Solutions, Kleinostheim,
Germany
e-mail: samuel.arba.mosquera@eye-tech.net

该病例与屈光手术的相关性

对于接受过 RK 的眼睛,IOL 度数的计算较为复杂。致使此种情况出现的原因主要有两种:由于光学区的高度非球面性而导致角膜折射率的变化以及角膜折射后光线方向的变化,屈光手术医生应该具备控制 RK 矫正远视漂移后出现并发症的能力[1-3]。

病例背景

患者女性,47 岁,在 20 年前接受了双眼 RK 手术,右眼术前有 -6.50D 的近视,接受了 6 个方向的放射状角膜切开。左眼术前有 -3.50D 的近视,接受了 4 个方向的放射状切开。患者就诊时的屈光状态及视力:右眼 +3.00/+0.25@170(8/10,20/25),左眼 +1.75D(8/10,20/25)。患者诉近视力逐渐下降,这是远视和逐渐加深的老视导致的,光学区过小导致夜间视物有光晕。患者也有早期白内障,希望今后可以手术治疗。

依照我们的临床经验来看，远视漂移的等效球镜度数可以达到+3.00/+4.00D，罕见病例会出现角膜裂开，不再变扁平。针对这一类情况，需要有合适的理论指导加以解决。

需要解决的主要问题

我们计划通过降低远视度数来提高远视力和近视力。此外，通过扩大光学区来减少光晕的出现，使得 IOL 的计算更为准确。

辅助检查

角膜波前像差检查表现出较为明显的球差。功能性光学区域（球差小于 0.25D）的直径为 3.75mm（图 93.1 至图 93.3）。

手术/药物干预

将角膜地形图数据转换为角膜 SCHWIND 像差数据，并将这些数据导入激光系统。AMARIS 准分子激光系统拥有六维眼球跟踪系统，所以能精确地和人眼角膜地形图数据相匹配。

手术采取经上皮法即通过激光切削去除角膜上皮。这种非接触的 PRK 手术方式的显著优势是根据激光程序优化上皮及基质切削范围，使之与所分析的角膜区域完全匹配。

使用吸血海绵蘸取 0.02% MMC 覆盖切削面 2 分钟（二次手术的常规处理）。术后佩戴角膜接触镜 4 天，使用庆大霉素滴眼液 7 天，2 次/天，使用激素类滴眼液（氯倍他松）2 次/天，连续使用 1 个月（图 93.4 和图 93.5）。

结果

术后效果非常理想，球差有明显减小。右眼术后的屈光状态和视力为+0.75/−0.75@15（8/10，20/25），光学区扩大至 8.6mm，没有出现 haze。

在瞳孔直径设为 5mm 时，同样的模拟结果显示仅有少量差异。不过，术后的高阶像差（除彗差和球差外）较术前有明显下降。

小结

RK 手术眼发展为远视的风险高，由于光学区较小（较大的球差）导致夜视力下降。这些问题目前可以采用个性化的手术方式加以解决。角膜地形图和像差之间的转换基于对角膜表面形态的分析，所以手术最好是要根据所测得的角膜形态与最终的理想形态的差异进行设计。如果对 RK 术后的患者行 LASIK 手术，原有的 RK 手术切口会影响角膜瓣制作的完整性，从而导致误差。

MMC 可显著降低 RK 术后行角膜表面切削术后发生 haze 的风险。

经上皮 PRK 可以减轻高阶像差分析中所发现的所有角膜不规则性（图 93.6）。

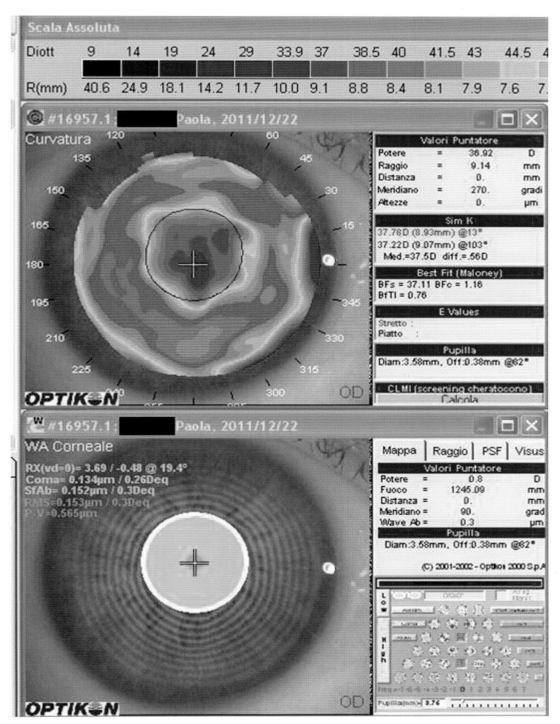

图 93.1 RK 术后患者的角膜地形图及角膜波前像差图。光学区要求球差必须小于 0.25D，这决定了光学区直径的大小。该病例中，光学区直径为 3.75mm。Scheimpflug 相机分析对测量角膜厚度、手术切口的位置和深度有很重要的意义。

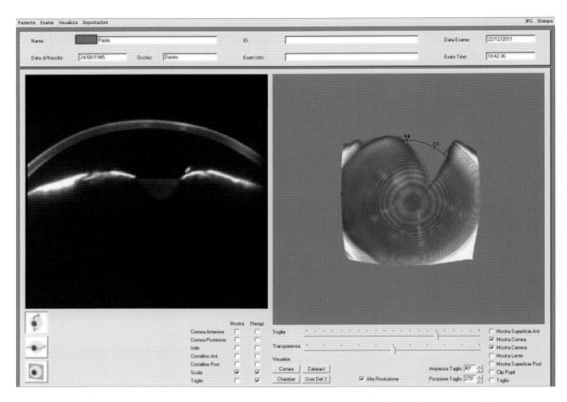

图 93.2　Pentacam 的 Scheimpflug 角膜地形图显示 RK 术后角膜的 6 条手术切口瘢痕。

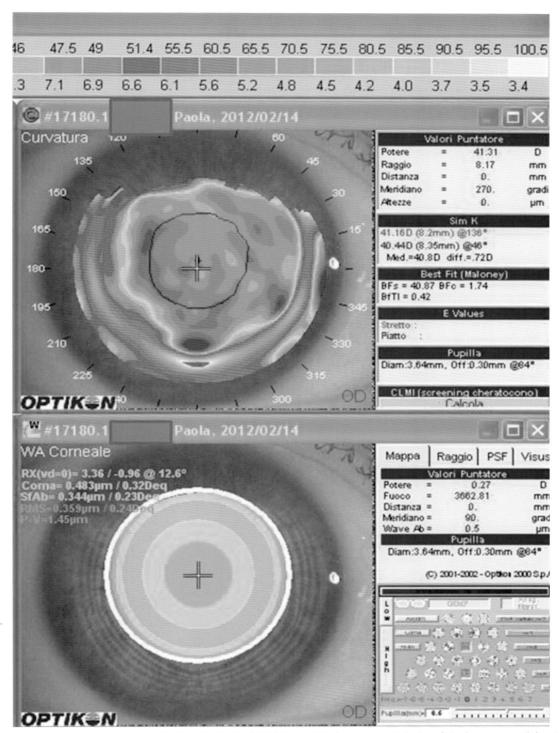

图 93.3　经上皮模式切削后的角膜地形图和角膜波阵图 。球差小于 0.25D 的光学区直径为 8.6 mm。我们可以通过角膜波前像差分析来模拟最佳矫正视力,发现在直径为 7mm 的区域内术前和术后波前像差图有很大区别。

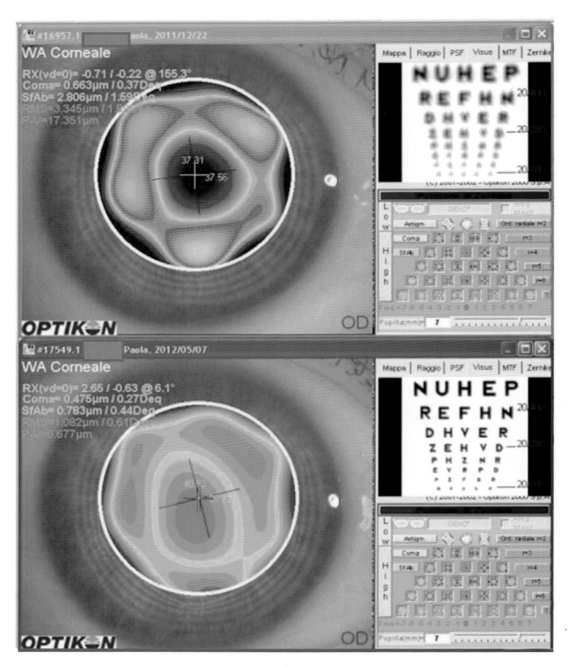

图 93.4　角膜波前像差图显示了在暗环境下,瞳孔直径为 7mm 时术前和术后有明显的不同。

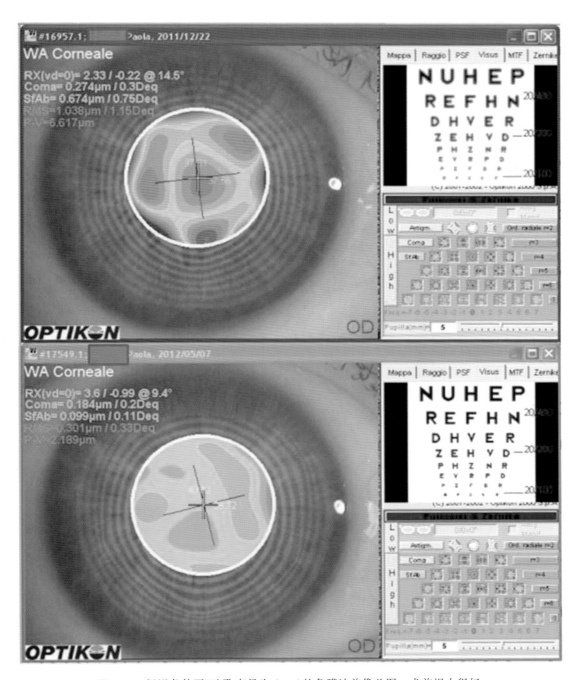

图 93.5　间视条件下(瞳孔直径为 5mm)的角膜波前像差图。术前视力很好。

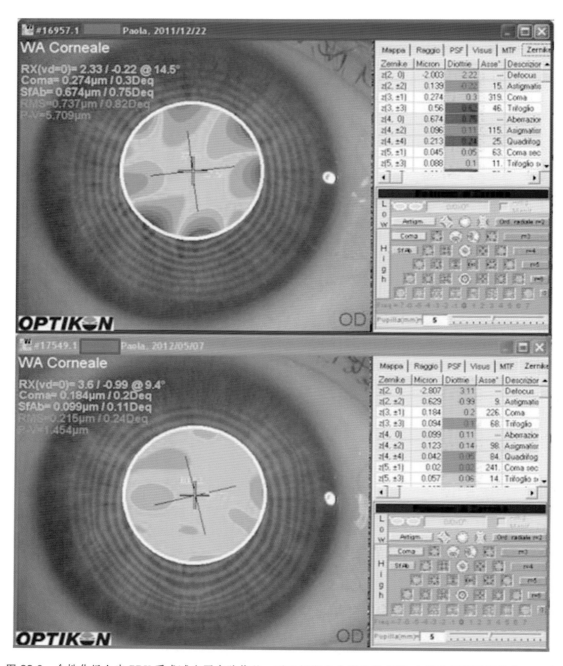

图 93.6 个性化经上皮 PRK 手术减少了高阶像差。对于早期白内障患者来说，个性化切削可以提高 IOL 度数计算的准确性。

（包芳军 周雯 译校）

参考文献

1. Camellin M, Calossi A (2006) A new formula for intraocular lens power calculation after refractive corneal surgery. J Refract Surg 22:187–199
2. Camellin M, Savini G, Hoffer KJ, Carbonelli M, Barboni P (2012) Scheimpflug camera measurement of anterior and posterior corneal curvature in eyes with previous radial keratotomy. J Refract Surg 28:275–279
3. Camellin M, Mosquera SA (2011) Aspheric optical zones: the effective optical zone with the Schwind Amaris. J Refract Surg 27:135–146

病例 94

散光性角膜切开术偏差的矫正

Massimo Camellin, Diego Ponzin, Samuel Arba-Mosquera

目录

该病例与屈光手术的相关性 ············ 384

病例背景 ························· 385

需要解决的主要问题 ·················· 386

辅助检查 ························· 386

手术/药物干预 ····················· 386

结果 ··························· 388

小结 ··························· 388

参考文献 ························· 389

M. Camellin, MD (✉)
SEKAL Rovigo Microsurgery, Rovigo, Italy
e-mail: cammas@tin.it

D. Ponzin
The Veneto Eye Bank Foundation, Venice, Italy
e-mail: diego.ponzin@fbov.it

S. Arba-Mosquera
SCHWIND Eye-Tech-Solutions, Kleinostheim,
Germany

该病例与屈光手术的相关性

这是一个放射状角膜切开术(RK)后发生高度不规则散光的病例。患者的右眼角膜有4个放射状切口和2个弧形切口用来矫正近视性散光,左眼则有4个放射状切口和4个弧形切口。如此设计手术方案与术中的错误操作有关。手术医生在切开两个弧形切口后才意识到弄错了轴向,于是重新在正确轴向上切开两个弧形切口。

由此导致的并发症有所不同。右眼出现了典型的散光性过矫(类似向远视方向偏移),由于下方切口过度扩张产生了较明显的彗差。而左眼则在相同轴向上出现比术前还大的残余散光以及四叶草像差。新的切口中和了错误轴向切口的效应。角膜波前像差引导的准分子激光手术可以矫正之前RK手术错误操作导致的不规则散光。因此妥善处理手术误差和不规则散光,对于屈光手术医生来说是必要的(图94.1和图94.2)。

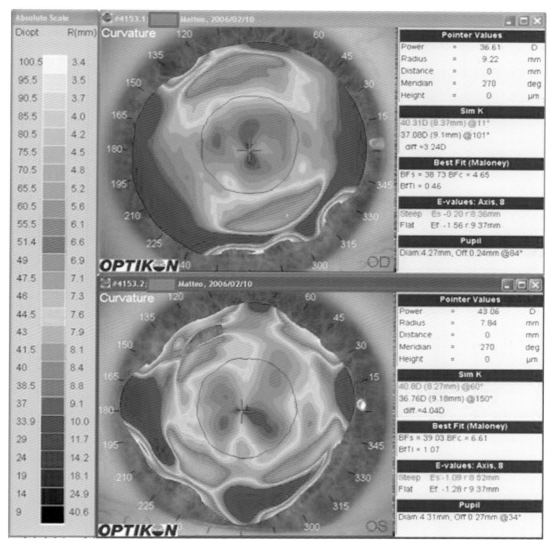

图 94.1　患者右眼和左眼的角膜地形图分析(切线图)。右眼由于弧形切口产生的过矫、左眼光学区的四叶草形态都非常明显。

病例背景

患者男性,20 岁,9 年前曾行角膜切开术,右眼有 4 个 RK 切口和 2 个弧形角膜切开术(AK)切口,左眼则有 4 个 RK 切口和 4 个 AK 切口。术前屈光状态和视力:右眼−3.75/−4.00×5(10/10,20/20),左眼−2.75/−4.00×160(10/10,20/20)。术后 9 年来我诊室就诊,屈光状态和视力：右眼 −3.00/−4.00×95(8/10,20/25),左眼 −1.00/−7.00×170(6~7/10,20/30)。

我们考虑,由于患者接受手术时年纪较小,屈光状态尚不稳定,虽然曾行手术,就诊

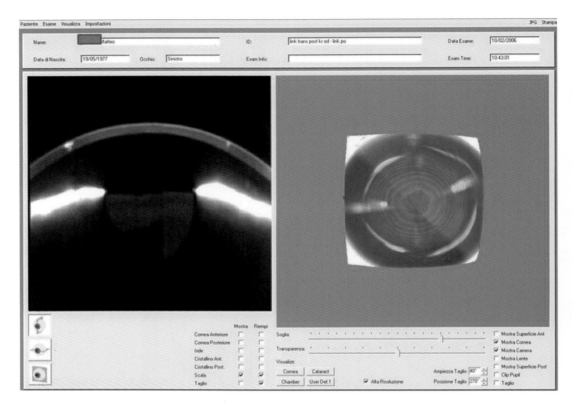

图 94.2　Pentacam 角膜地形图显示左眼切口的位置(4 个放射状切口和 4 个弧形切口)。

时仍为近视。

需要解决的主要问题

双眼存在近视性不规则散光,右眼存在彗差,左眼存在四叶草像差。再次手术是为了减少低阶和高阶像差。

辅助检查

角膜地形图是分析角膜形状最常见的检查。我们选择一种近距离的测量设备 Keratron Scout (Optikon 2000,意大利,罗马),能够测量到角膜的极周边部。

常规检查包括裂隙灯检查,Pentacam 眼前节分析仪(Oculus,德国)的角膜地形图在显示瘢痕方面非常有用。

角膜波前像差仪用于测量存在的像差,分析该患者存在右眼彗差和左眼四叶草像差。

手术/药物干预

将角膜地形图数据转换为角膜波前像差数据,并将这些数据导入激光系统。应用 SCHWIND ESIRIS 准分子激光仪进行切削。手术分为两步,先行经上皮的个性化屈光性切削,再行深度为 50μm 的 PTK(图 94.3 和图 94.4)。

这种非接触的 PRK 手术方式根据激光

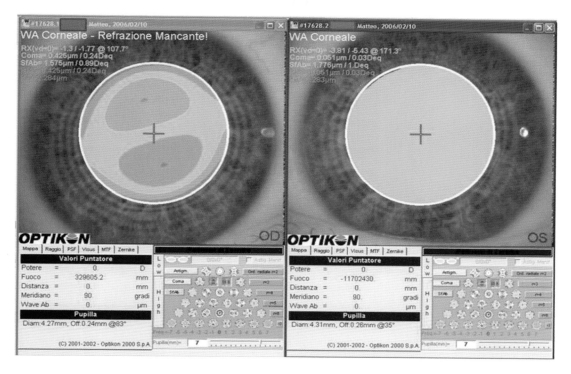

图 94.3 双眼角膜波前像差分析显示只有右眼出现不规则彗差。

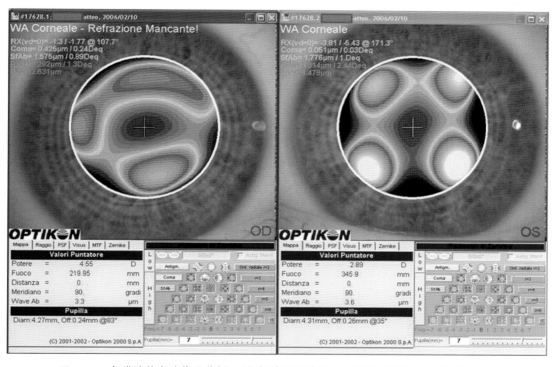

图 94.4 角膜波前高阶像差分析(不包括彗差和球差)。左眼出现明显的四叶草像差。

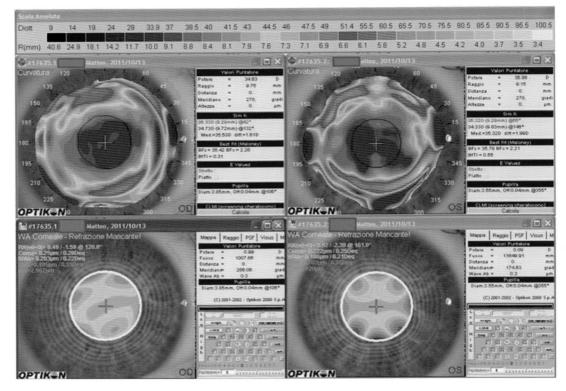

图 94.5　角膜地形图显示双眼光学区扩大,所有像差均明显减少。

程序优化上皮及基质切削范围,使之与所分析的角膜区域完全匹配。使用吸血海绵蘸取0.02%MMC 覆盖切削表面 2 分钟(二次手术的常规处理),术后佩戴角膜接触镜 4 天。使用庆大霉素滴眼液 7 天,2 次/天;使用激素类滴眼液(氯倍他松)2 次/天,连续使用 1 个月。

结果

术后恢复正常,双眼均无 haze 出现。术后屈光状态和视力:右眼 −1.25/−1.00×125(8/10,20/25),左眼 −0.50/−1.75×170(9/10,20/25)。术后 6 年情况稳定(图 94.5)。

小结

RK 联合 AK 往往导致散光过矫。地形图-像差的转换模式使"远视漂移"的矫正成为可能。该病例在术后随访 6 年中保持良好的稳定性。MMC 可以阻止 RK 术后 haze 的发生。

经上皮 PRK 手术在改善角膜不规则方面较为有效,可能是因为这些患者的角膜瘢痕或者其他不规则导致了角膜上皮厚度不均匀[1,2]。

(包芳军　周雯　译校)

参考文献

1. Camellin M, Mattioli R, Tripoli NK (2012) Topo-aberrometry with keratron onda. Corneal topography. Slack Incorporated, Thorofare, pp 184–190

2. Camellin M, Mosquera SA (2010) Simultaneous aspheric wavefront-guided transepithelial photorefractive keratectomy and phototherapeutic keratectomy to correct aberrations and refractive errors after corneal surgery. J Cataract Refract Surg 36:1173–1180

病例 95

RK 后患者行白内障手术的散光性并发症

Massimo Camellin，Diego Ponzin，Samuel Arba-Mosquera

目录

该病例与屈光手术的相关性 ············· 390

病例背景 ······················· 390

需要解决的主要问题 ················ 391

辅助检查 ······················· 391

手术/药物干预 ···················· 392

结果 ··························· 392

小结 ··························· 392

参考文献 ······················· 395

M. Camellin, MD (✉)
SEKAL Rovigo Microsurgery, Rovigo, Italy
e-mail: cammas@tin.it

D. Ponzin
The Veneto Eye Bank Foundation, Venice, Italy
e-mail: diego.ponzin@fbov.it

S. Arba-Mosquera
SCHWIND Eye-Tech-Solutions, Kleinostheim,
Germany

该病例与屈光手术的相关性

　　角膜弧形切开术是过去常见的屈光手术方式，如今随着飞秒技术的发展又有了新的应用。但角膜切开术效果不稳定，容易发生散光过矫。等待过矫度数稳定后，可行个性化的激光切削术。

　　角膜切开术后角膜曲率不稳定。无论是放射状角膜切开术(RK)还是弧形角膜切开术(AK)后，眼压升高可能增加角膜曲率值。此外，即便是在术后多年，微小的创伤也可能导致角膜切口的开裂。

　　白内障手术操作过程中，眼压出现明显波动。术后常见远视漂移并于 1 个月后逐渐恢复(度数下降)。但 AK 术后角膜对高眼压更为敏感，本病例就是在白内障术后出现散光增加，且保持稳定[1]。

病例背景

　　患者男性，44 岁，因先天性散光于 1992 年行右眼 AK 手术(双切口)，2004 年行右眼白内障手术,RK 术前右眼屈光状态及 AK 术前视力：-2.50/+5.00×135 (6/10,20/30),AK 术后屈光状态及视力：-0.25/+0.50×135 (6/10,20/30)。

　　白内障术后,右眼屈光状态及视力：-1.00/-3.00×115(6~7/10,20/30)。白内障手术使得原有的角膜切口效果增强,屈光度数发生变化,形成近视性散光。患者诉远近视力不佳,并拒绝戴镜。

需要解决的主要问题

　　AK 术后角膜切口开裂，造成不规则散光,难以用标准的激光消融术矫正。

　　缝合切口,待数月后瘢痕愈合稳定也是一种可行的方法,但依然会残留部分散光。

辅助检查

　　角膜地形图及波前像差检查非常必要。本病例使用 Scheimpflug 设备观察角膜切口的形态(图 95.1 和图 95.2)。

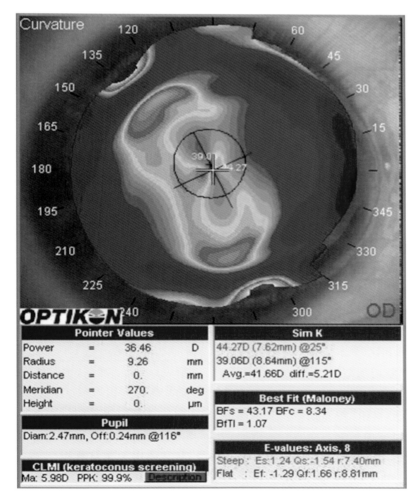

图 95.1　切线角膜地形图显示角膜的两个弧形切口均过度膨隆。

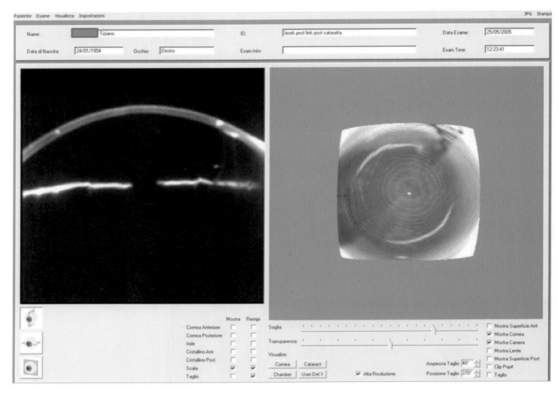

图 95.2　应用 Scheimpflug 设备的角膜地形图。

手术/药物干预

将角膜地形图数据转化成角膜像差数据,并将这些数据导入激光系统[2]。

SCHWIND AMARIS 准分子激光系统拥有六轴眼球跟踪系统,所以能精确地与人眼角膜地形图数据相匹配(图 95.3)。

手术采取经上皮法即通过激光切削去除角膜上皮。这种非接触的 PRK 手术方式根据激光程序优化上皮及基质切削范围,使之与所分析的角膜区域完全匹配。

使用三角海绵蘸取 0.02%MMC 覆盖切削表面 2 分钟(二次手术常规处理),术后佩戴角膜接触镜 4 天,局部使用庆大霉素滴眼液 7 天,使用激素类眼水(氯倍他松,2 次/天,连续使用 1 个月)。

结果

术后恢复顺利,未出现 haze,术后随访 3 年稳定性佳。右眼屈光状态及视力:-0.25/-0.50×180(6~7/10,20/30)(图 95.4 至图 95.6)。

小结

为 AK 术后患者实施白内障手术时要非常谨慎,因为眼压波动对角膜切口的影响会增加。角膜地形图转化为角膜像差速度较快且精确性高,非常适用于这类患者。

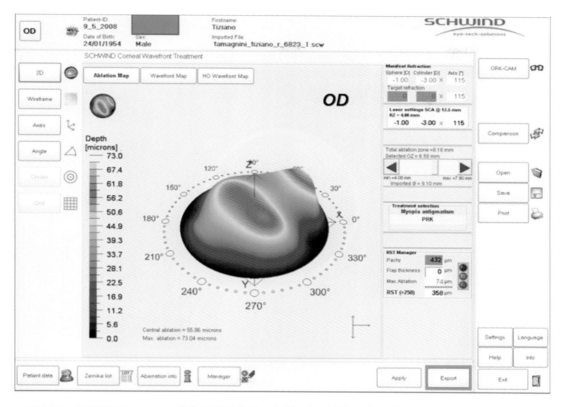

图 95.3 SCHWIND AMARIS 软件界面的截图。切削区与弧形切口相对应,深度不同,下方切削更深。

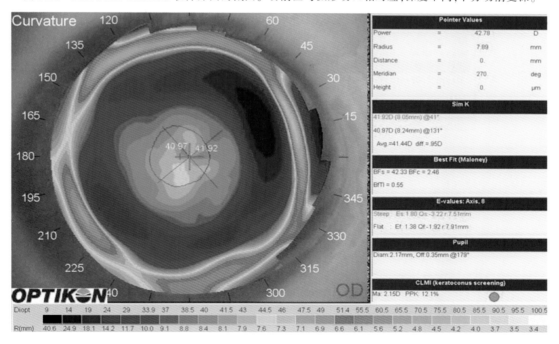

图 95.4 术后的角膜地形图,呈典型的远视切削后形态,未见原角膜切口痕迹。

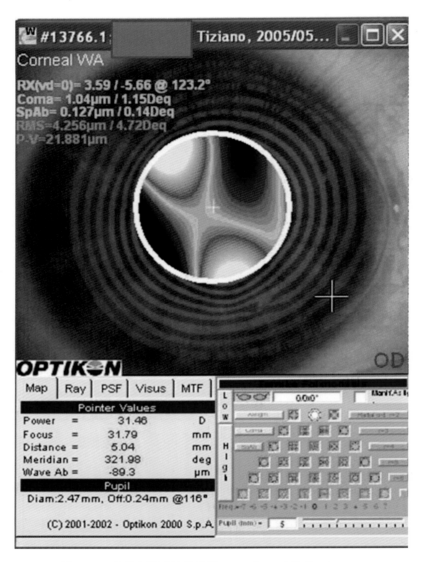

图 95.5　术前角膜波前像差图,5mm 内 RMS 值为 4.25μm。

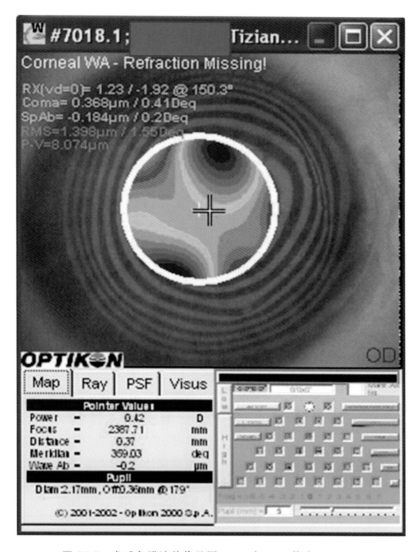

图 95.6　术后角膜波前像差图, 5mm 内 RMS 值为 1.39μm。

（包芳军　周雯　译校）

参考文献

1. Camellin M, Mosquera SA (2012) Aspheric refractive correction of irregular astigmatism. In: Astigmatism optics, physiology and management. In Tech, Croatia, pp 103–124

2. Camellin M, Mosquera SA (2010) Simultaneous aspheric wavefront-guided transepithelial photorefractive keratectomy and phototherapeutic keratectomy to correct aberrations and refractive errors after corneal surgery. J Cataract Refract Surg 36:1173–1180

病例 **96**

弧形角膜板层切开术后的LASIK手术

Jorge L. Alió，Alessandro Abbouda

目录

该病例与屈光手术的相关性 ············· 396

病例背景 ····················· 396

需要解决的主要问题 ················· 397

辅助检查 ····················· 397

手术/药物干预 ··················· 397

结果 ······················· 397

小结 ······················· 398

参考文献 ····················· 398

J.L. Alió, MD, PhD (✉)
Department of Refractive Surgery,
Vissum Corporación Oftalmológica,
Alicante, Spain
e-mail: jlalio@vissum.com

A. Abbouda, MD
Department of Refractive Surgery,
Vissum Corporación Oftalmológica, Alicante, Spain

Department of Ophthalmology-Policlinico Umberto I
of Rome, University of Rome "Sapienza",
Viale del Policlinico, 155, 00186 Roma, Italy

R&D Department, Vissum Corporación
Oftalmológica, 03016, Alicante, Spain
e-mail: a.abbouda@gmail.com

该病例与屈光手术的相关性

如果手术医生需要于 RK 术后或弧形角膜板层切开术(arcuate lamellar keratotomy,ALK)后(本病例属于后者)进行二次手术时,应该知道会有角膜瓣粘连、角膜瓣撕裂和损坏的风险。

病例背景

患者男性,48 岁,就诊时主诉双眼视物模糊。患者数年前曾行双眼屈光手术,术式不详。主觉验光结果:右眼为+2.00D,左眼 +0.25/−0.25×40,双眼最佳矫正视力均为 20/20。角膜地形图显示散光切削后形态(图 96.1a)。角膜曲率值:右眼 44.10/44.60@98,左眼 44.88/44.91@73。超声测量角膜厚度:右眼 450μm,左眼 423μm。裂隙灯检查发现双眼居中的角膜瓣和 ALK 手术痕迹。患者非常希望能够摘除眼镜。

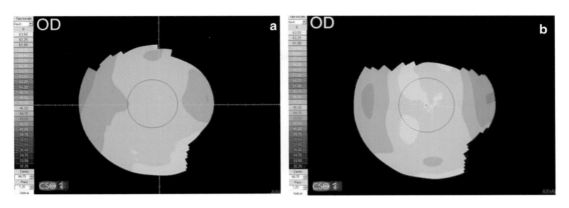

图 96.1　右眼角膜地形图:(a)术前和(b)最后一次随访时。

需要解决的主要问题

我们需要决定适合该患者的二次手术方式,是 PRK 还是 LASIK。一方面,PRK 似乎比 LASIK 安全;另一方面,对于 RK 或者 ALK 术后眼,PRK 术后产生 haze 的可能性是 LASIK 的 5~10 倍,并且术后屈光结果预测性会降低至少 20%[1,2]。虽然角膜瓣看起来是由飞秒激光制作的,但是我们无法确定它是用微型角膜刀还是飞秒激光制作的。根据右眼需要矫正的屈光不正度数以及角膜瓣、剩余基质床的情况,我们决定在右眼做一个更厚的角膜瓣并进行远视切削。

辅助检查

主觉验光、最佳矫正视力、角膜地形图、像差、超声测量角膜厚度。

手术/药物干预

使用高能量双格栅的参数在 180μm 深度制作角膜瓣,用 Sinskey 钩在 1 点钟位置打开角膜瓣边缘。分离角膜瓣过程中,当拉钩接近 ALK 手术切口的边缘时,我们发现此处粘连较强。拉钩在角膜瓣下缓慢移动直到分离所有粘连,然后进行准分子激光切削,剩余步骤及术后护理与常规 LASIK 手术相同。

结果

15 天后,患者右眼主觉验光结果为 20/20,角膜地形图示中央区变陡峭。角膜曲率值为 44.71/44.91@86(图 96.1b)。裂隙灯检查显示角膜瓣正常及既往 ALK 痕迹(图 96.2)。

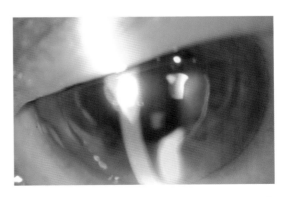

图 96.2　LASIK 术后裂隙灯检查示 ALK 痕迹和较大的角膜瓣,颞侧可见角膜瓣边缘。

小结

　　仔细的术前评估可以帮助避免一些并发症,比如重新打开切口导致术后角膜瓣下上皮植入。应告知患者可以选择的全部手术方式。在本病例中,虽然手术过程比较困难,但使用飞秒激光制作一个新的更厚的角膜瓣有效地矫正了 ALK 术后的屈光不正[3]。

（包芳军　周雯　译校）

参考文献

1. Azar T, Tuli S, Benson RA, Hardten DR (1998) Photorefractive keratectomy for residual myopia after radial keratotomy. J Cataract Refract Surg 24:303–311
2. Gimbel HV, Sun R, Chin PK, van Westenbrugge J (1997) Excimer laser photorefractive keratectomy for residual myopia after radial keratotomy. Can J Ophthalmol 32:25–30
3. Forseto AS, Nosé RA, Francesconi CM, Nosé W (1999) Laser in situ keratomileusis for undercorrection after radial keratotomy. J Refract Surg 15:424–428

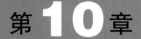

第**10**章　屈光手术后视神经病变和视网膜并发症

亲爱的读者：

在本书的最后一章，我们介绍与屈光手术过程相关的几种严重并发症。虽然其发生率低，但可能会引起临床纠纷和法医学诉讼。

我们列举了一些 LASIK 术后的病例，如脉络膜新生血管、角膜瓣移位、NIAON、黄斑裂孔和视网膜脱离。告知患者，尤其是高度近视患者，与某些屈光手术过程相关的玻璃体视网膜受压和黄斑疾病的风险是十分重要的。我们报道了与这些并发症相关的病例及其处理方法。

为深入理解，我们推荐这系列丛书的首本书籍：J. L. Alió 和 D. Azar 所著的 *Management of Complications in Refractive Surgery*（《屈光手术并发症的处理》），其中第八章：Optical Neuropathy and Retinal Complications After Refractive Surgery（屈光手术后视神经病变和视网膜并发症）（第 155~165 页）。

专题包括：LASIK 术后的脉络膜新生血管（病例 97）；玻璃体切割术中罕见的角膜瓣移位（病例 98）；LASIK 术后的 NIAON（病例 99）；LASIK 术后的黄斑病变及玻璃体牵拉的作用（病例 100）；LASIK 术后视网膜脱离的危险因素（病例 101）。

学习课程

病例 97：LASIK 术后的脉络膜新生血管

对于有漆裂纹的高度近视眼，LASIK 术后炎症反应会增加 VEGF 水平从而导致 CNV 发展吗？

病例 98：玻璃体切割术中的 LASIK 角膜瓣移位

玻璃体切割术中角膜上皮刮除后出现角膜瓣移位。

病例 99：LASIK 术后非动脉炎性前部缺血性视神经病变

LASIK 术中眼压的升高可能会影响视盘的血供，或压迫神经节细胞/神经纤维层造成视盘凹陷和神经纤维损伤，进而引起视觉损害。

病例 100:LASIK 术后黄斑裂孔

眼前-后节的压迫及负压吸引时眼球壁的扩张可能是形成周边视网膜裂孔或黄斑病变的机制之一。

病例 101:LASIK 术后视网膜脱离

屈光手术医生应在 LASIK 术前和术后评估患者周边视网膜情况，预防或治疗有视网膜脱离风险的病变。

LASIK 术后的脉络膜新生血管

J. Fernando Arevalo

目录

该病例与屈光手术的相关性 ············ 401

病例背景 ························· 401

需要解决的主要问题 ················· 401

辅助检查 ························· 402

手术/药物干预 ····················· 402

结果 ····························· 402

小结 ····························· 402

参考文献 ························· 403

J.F. Arevalo, MD, FACS
Vitreoretinal Division, The King Khaled Eye
Specialist Hospital, Riyadh, Saudi Arabia

Department of Ophthalmology,
Wilmer Eye Institute, The Johns Hopkins University,
Baltimore, MD, USA
e-mail: arevalojf@jhmi.edu

该病例与屈光手术的相关性

有 LASIK 手术史的高度近视患者存在漆裂纹进展的风险,尽管不常见,但仍需警惕。尤其是对于接受 LASIK 手术以矫正有晶状体眼人工晶状体植入术后残余度数的高度近视视网膜病变患者,该风险更高[1]。

病例背景

患者女性,52 岁,曾于 1999 年 1 月行 LASIK 手术矫正双眼近视(右眼−8.00D,左眼−13.00D)。24 个月后,患者诉左眼视力逐渐下降,当时的最佳矫正视力:右眼 20/40(SE−2.75D),左眼 10/200(SE−5.75D)。行眼底荧光血管造影(fluorescein angiography,FA)后诊断为脉络膜新生血管(choroidal neovascularization,CNV)(图 97.1a)。

需要解决的主要问题

漆裂纹形态小,在高度近视眼底较难发现,故常常被漏诊。病理性近视眼的 CNV 及黄斑萎缩往往导致视力明显下降。Bruch 膜一旦破裂，CNV 会进一步发展。手术医生必须认识到早期治疗相对更有效。

辅助检查

FA 和 OCT 是诊断和随访 CNV 的最佳检查。在我们报道此病例时，唯一可行的诊断方法是 FA。

手术/药物干预

患者曾于 1999 年行 LASIK 手术。当时诊断 CNV 后使用维替泊芬对患者进行了两次间隔 6 个月的光动力治疗（photodynamic therapy，PDT）（目前的 CNV 治疗已进展为抗 VEGF 治疗）。

结果

第二次 PDT 治疗后，CNV 完全封闭，视网膜下纤维化。6 个月后随访，患者的最佳矫正视力为 20/200（图 97.1b）。

小结

CNV 与近视本身有关，在高度近视患者中的发生率为 4%~11%，近视患者发生漆裂纹伴 CNV 的概率高达 82%[2]。理论上，Bruch 膜破裂将导致视网膜下的新生血管进展。负压吸引环覆盖到角膜缘后 4mm，负压吸引时眼压升至 60mmHg 以上，这可能牵拉和挤压眼后段；此外，准分子激光冲击波力量会传递到眼内。这些作用机制可能进一步打开 Bruch 膜的间隙[1]，导致视力的不可逆性下降，因此采取预防措施很重要。术中负压吸引致眼压升高后，高度近视合并黄斑区漆裂纹的患者发生黄斑出血或 CNV 的风险很高，存在视网膜血管样条纹或脉络膜创伤的患者也有同类风险[3]。因此，高度近视伴漆裂纹可归入 LASIK 手术的禁忌证，应改选其他屈光手术方式。

目前，使用抗新生血管药物[贝伐单抗（Avastin®）、雷珠单抗（Lucentis®）（Genen-

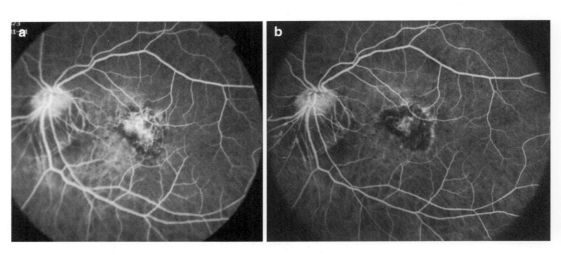

图 97.1　(a)荧光造影检查确诊为 CNV。(b)第二次 PDT 治疗后，CNV 完全封闭，视网膜下纤维化，6 个月后患者的最佳矫正视力为 20/200。

tech,美国加利福尼亚州,旧金山)和阿柏西普(艾力亚)(Regeneron,美国纽约,塔里敦;Bayer HealthCare,德国柏林)]治疗高度近视 CNV。近期的一些研究表明,玻璃体腔注射抗 VEGF 药物可长期改善近视 CNV 患者的视力[4,5]。在第一次注射后,再根据最佳矫正视力和 OCT 结果决定后续治疗。贝伐单抗和雷珠单抗在疗效(视觉改善)和疗程次数上都较为相近,近期一项研究显示,二者两年内平均注射次数均为 3.8 次[4]。

(高蓉蓉 黄锦海 译校)

参考文献

1. Ruiz-Moreno JM, Montero J, Alio JL (2003) Lacquer crack formation after LASIK. Ophthalmology 110:1669–1671
2. Amat-Peral P, Lugo F, Montero JA, de la Vega C, Arévalo JF, Alió Y, Sanz JL (2008) Photodynamic therapy with verteporfin in choroidal neovascularization after refractive surgery. Arch Soc Esp Oftalmol 83:539–544
3. Arevalo JF (2008) Posterior segment complications after laser-assisted in situ keratomileusis. Curr Opin Ophthalmol 19:177–184
4. Lai TY, Luk FO, Lee GK, Lam DS (2012) Long-term outcome of intravitreal anti-vascular endothelial growth factor therapy with bevacizumab or ranibizumab as primary treatment for subfoveal myopic choroidal neovascularization. Eye (Lond) 26:1004–1011
5. Neo HY, Neelam K, Yip CC, Quah HM, Au Eong KG (2013) Choroidal neovascularization following laser in situ keratomileusis for high myopia: a case series. Int Ophthalmol 33:27–34

玻璃体切割术中的 LASIK 角膜瓣移位

J. Fernando Arevalo

目录

该病例与屈光手术的相关性 ············ 404

病例背景 ···································· 404

需要解决的主要问题 ·················· 405

辅助检查 ································· 405

手术/药物干预 ························ 405

结果 ····································· 405

小结 ····································· 405

参考文献 ······························· 405

J.F. Arevalo, MD, FACS
Vitreoretinal Division, The King Khaled
Eye Specialist Hospital, Riyadh, Saudi Arabia

Department of Ophthalmology, Wilmer Eye Institute,
The Johns Hopkins University, Baltimore, MD, USA
e-mail: arevalojf@jhmi.edu

该病例与屈光手术的相关

玻璃体切割术及巩膜扣带术中行角膜上皮刮除后所发生的 LASIK 术后角膜瓣移位是一种严重的并发症。因此,在 LASIK 术前发现及治疗可能引起以上情况的眼后极部病变,如视网膜前膜、玻璃体黄斑牵拉综合征等,对于屈光手术医生来说极其重要。此外,糖尿病视网膜病变患者将来可能会行玻璃体视网膜手术,因此也是 LASIK 手术的相对禁忌证。如果患者在 LASIK 术后出现了眼后极部病变,屈光手术医生应就其屈光手术史与玻璃体手术医生进行沟通。

病例背景

本病例中,患者在 LASIK 术后 69 个月行玻璃体切割术时,刮除角膜上皮的过程中角膜瓣发生移位(图 98.1)。相似的情况也曾有过报道[1-3],报道中的患者行玻璃体手术的时间在 LASIK 术后 4~12 个月。

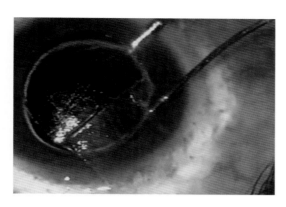

图 98.1 患者在 LASIK 术后 69 个月接受玻璃体切割术时,角膜瓣在角膜上皮刮除的过程中发生了移位。

需要解决的主要问题

眼后极部手术过程中行角膜上皮刮除后,可能出现的情况包括角膜瓣脱落、角膜上皮植入、角膜层间碎屑和角膜瓣皱褶。若角膜瓣受到损伤,可能影响最终的屈光状态。

辅助检查

这种情况可以通过临床检查进行诊断。眼前节 OCT、超声生物显微镜(ultrasonic biological microscope,UBM)、Orbscan 或 Pentacam 等辅助检查也可以记录这一并发症[4]。

手术/药物干预

治疗移位的角膜瓣包括以下步骤:角膜瓣复位、修补,局部类固醇点眼。难治性病例可能需要缝线固定。如果存在角膜瓣皱褶,佩戴绷带式角膜接触镜可能有助于治疗。如果皱褶持续存在,则需掀瓣并将其复位。

结果

行角膜瓣复位、玻璃体手术后佩戴绷带型角膜接触镜并予类固醇滴眼液点眼的患者恢复良好。

小结

当玻璃体视网膜手术医生治疗有 LASIK 手术史的患者时,应注意避免刮除角膜上皮。当其不可避免时,建议自鼻侧向颞侧操作(多数情况下角膜瓣的蒂位于鼻侧)。对于将来可能需要玻璃体视网膜手术的患者,包括糖尿病视网膜病变和玻璃体黄斑牵引综合征患者屈光手术医生要尽量避免对其行 LASIK。术前行后极部 OCT 检查对于排除玻璃体黄斑粘连很有必要。如果术后眼后极部并发症进展,屈光手术医生应提醒玻璃体手术医生患者的 LASIK 手术史。

(高蓉蓉 黄锦海 译校)

参考文献

1. Chaudhry NA, Smiddy WE (1998) Displacement of corneal cap during vitrectomy in a post-LASIK eye. Retina 18:554–555
2. Tosi GM, Tilanus MA, Eggink C, Mittica V (2005) Flap displacement during vitrectomy 24 months after in situ keratomileusis. Retina 25:1101–1103
3. López-Guajardo L, Drake-Rodríguez P, Paz-Moreno J, Teus-Guezala M, Pareja-Esteban J (2007) Possibility of flap displacement during retinal surgery. Retina 27:393–394
4. Mannino G, Perdicchi A, Medori EM, Recupero SM (2007) Ultrabiomicroscopy (UBM) in flap dislocation following LASIK: a case report. Eur J Ophthalmol 17:259–261

LASIK 术后非动脉炎性前部缺血性视神经病变

J. Fernando Arevalo

目录

该病例与屈光手术的相关性 ············ 406

病例背景 ······························· 406

需要解决的主要问题 ··················· 407

辅助检查 ······························· 407

手术/药物干预 ························· 408

结果 ··································· 408

小结 ··································· 408

参考文献 ······························· 408

J.F. Arevalo, MD, FACS
Vitreoretinal Division, The King Khaled Eye
Specialist Hospital, Riyadh, Saudi Arabia

Department of Ophthalmology, Wilmer Eye Institute,
The Johns Hopkins University, Baltimore, MD, USA
e-mail: arevalojf@jhmi.edu

该病例与屈光手术相关性

尽管极为罕见,但非动脉炎性前部缺血性视神经病变(Non-arteritic anterior ischemic optic neutropathy,NAION)是其中一种严重威胁视力的 LASIK 术后并发症。LASIK 术中存在无法预测和控制的眼压升高,可能造成视神经病变的进展,并导致不可逆且无法治疗的视力下降甚至失明。虽然有所争议,但使用全身性糖皮质激素有助于改善部分患者的视觉功能,应于疾病极早期给予治疗。如果医生未能意识到此并发症,将贻误治疗。合理的诊断能够让术者及时采取干预措施来避免视神经的损害。

病例背景

患者男性,39 岁,双眼 LASIK 术后视力下降 1 天。患者诉 LASIK 术后即双眼视物模糊。无与视神经病变相关的用药史。双眼视力 20/20,色觉正常,视杯扩大,右眼相对性

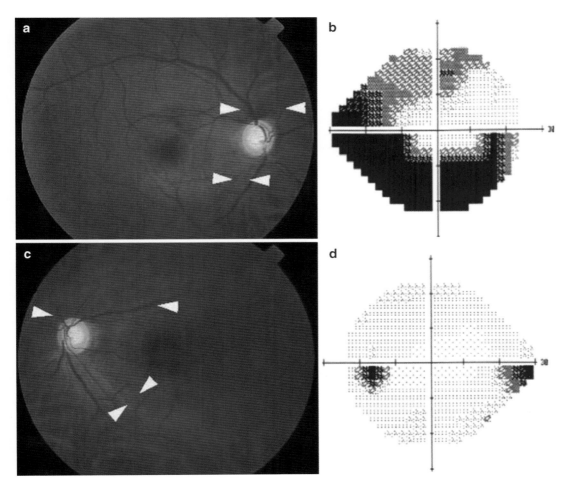

图 99.1　(a)右眼 50°范围眼底相片显示视盘上极部视网膜神经纤维层(RNFL)弥漫性缺失,视盘下极部 RNFL 早期楔形缺损(箭头所示)。(b)右眼视野检查显示与视盘改变和 RNFL 缺失相对应的密集的下方神经 纤维束型暗点及中等量的上方神经纤维束型暗点。(c)左眼 50°范围眼底相片示视盘上极部 RNFL 弥漫性缺 失,颞下方 RNFL 楔形缺损,与盘沿下缘的切迹相对应(箭头所示)。(d)左眼视野检查示早期下方神经纤维束 型暗点,与上方 RNFL 缺失相对应。(Modified and reprinted from Cameron et al.[1], with permission from the American Academy of Ophthalmology)

传入性瞳孔障碍(relative afferent pupillary defect,RAPD)(图 99.1)。

需解决的主要问题

视野缺损和视力下降是首要问题。这种 情况并没有真正有效的治疗方法,所以采取

预防措施显得尤为重要。

辅助检查

LASIK 术后发生视神经病变之初,患者 可表现出术后视力及色觉下降、RAPD、不同 程度的视盘水肿及视神经相关视野缺损。发

生 NAION 2~3 个月后出现视杯加深、盘沿病变及视网膜神经纤维层厚度减少,有时也会在 6 周时就出现以上体征[1,2]。

手术/药物干预

NAION 的治疗原则一直存在争议。有些研究支持使用全身性糖皮质激素治疗,许多报道认为在极早期使用全身性糖皮质激素可能有助于改善部分患者的视功能。Hayreh 明确提出激素对于小部分患者,尤其是初期 NAION,早期开始治疗可明显改善视功能[3]。

在缺血性视神经病变减压术试验(Ischemic Optic Neuropathy Decompression Trial,IONDT)完成之前,包括视神经开窗术在内的手术治疗一直被认为有助于 NAION 的治疗,但该研究结果表明手术治疗对 NAION 无明确作用[4]。

NAION 没有真正有效的治疗方法,所以采取预防措施显得尤为重要,包括:①避免系统动脉血压突然下降（低血压麻醉,充血性心力衰竭）;②药物改善全身循环血流动力学;③预防眼压突然升高(房角关闭或眼内手术如白内障摘除术);④通过药物尽可能维持低眼压[3,5]。

术前应警惕发生 LASIK 相关视野缺损的危险因素,包括:患者具有如凝血障碍、遗传性视神经病变或 AION 等个人史或家族史;患者存在如神经纤维拥挤的小视盘、视盘倾斜、青光眼、青光眼家族史及可疑青光眼等。大多数 LASIK 术后的视神经病变发生于 35 岁以上人群,所以年龄因素也需考虑在内。对于大多数患者,采用 PRK、角膜基质环植入术或长期佩戴角膜接触镜/眼镜也可以达到满意的视力,并且避免了负压吸引相关的视野缺损这种概率很小但实际存在的风险。

结果

LASIK 术后视神经病变所致的功能及结构的改变是永久性的。

小结

LASIK 术中的眼压升高可能导致视网膜和视盘灌注下降、筛板后移,以及后睫状动脉眼部灌注压降低。尽管眼压升高是暂时性的,但潜在的缺血或压力诱导的视盘及视网膜神经纤维层损害将持续存在。另有学者认为 LASIK 相关视神经病变的机制可能是对神经节细胞、神经纤维层和筛板的挤压导致视盘凹陷加深和神经纤维损伤,进而引起视觉损伤。视神经炎可能发生于伴有血管缺血性风险因素的拟行 LASIK 手术的患者。

（高蓉蓉 黄锦海 译校）

参考文献

1. Cameron BD, Saffra NA, Strominger MB (2001) Laser in situ keratomileusis-induced optic neuropathy. Ophthalmology 108:660–665
2. Lee AG, Kohnen T, Ebner R et al (2000) Optic neuropathy associated with laser in situ keratomileusis. J Cataract Refract Surg 26:1581–1584
3. Hayreh SS (1996) Acute ischemic disorders of the optic nerve: pathogenesis, clinical manifestations and management. Ophthalmol Clin North Am 9:407–442
4. Optic Neuropathy Decompression group. Ischemic Optic Neuropathy Decompression Trial: twenty-four-month update (2000) Arch Ophthalmol 118:793–798
5. Shaikh NM, Shaikh S, Singh K, Manche E (2002) Progression to end-stage glaucoma after laser in situ keratomileusis. J Cataract Refract Surg 28:356–359

病例 **100**

LASIK 术后黄斑裂孔

J. Fernando Arevalo

目录

该病例与屈光手术的相关性 ············ 409
病例背景 ···················· 409
需要解决的主要问题 ··············· 410
辅助检查 ···················· 410
手术/药物干预 ················· 410
结果 ······················ 410
小结 ······················ 410
参考文献 ···················· 411

J.F. Arevalo, MD, FACS
Vitreoretinal Division, The King Khaled
Eye Specialist Hospital, Riyadh, Saudi Arabia

Department of Ophthalmology, Wilmer Eye Institute,
The Johns Hopkins University, Baltimore, MD, USA
e-mail: arevalojf@jhmi.edu

该病例与屈光手术的相关性

LASIK 术后的后极部并发症一般发生在术后数月至数年,手术医生必须对患者保持长期密切随访,及时诊断并处理这些并发症。在一项大样本的黄斑裂孔病例报道中,患者于术后 1~83 个月 (平均 12.1 个月)形成黄斑裂孔,所有入组眼均为近视,其中 55% 在术后发生玻璃体后脱离,20 只眼在 LASIK 术后形成黄斑裂孔,即术后黄斑裂孔的发生率为 0.02%(20/83 938),经玻璃体切割术治疗后,黄斑裂孔闭合[1-3]。尽管 LASIK 术后发生黄斑裂孔很罕见,但其会损害患者的中心视力。

病例背景

患者女性,30 岁,近视,右眼–13.00D,左眼–10.00D。曾于 2001 年 6 月行双眼 LASIK 术,术后 6 个月出现左眼视物模糊。视网膜检查显示左眼 4 期黄斑裂孔伴后极部视网膜脱离(图 100.1a),最佳矫正视力为指数。

需要解决的主要问题

注意病情的发展并早期治疗有助于获得更好的手术效果。

辅助检查

LASIK 术后早期诊断黄斑裂孔的首选检查是 OCT。某些情况下，近视性黄斑发生萎缩可能会干扰诊断。此病例中，OCT 显示中心凹视网膜脱离和视网膜劈裂症（图 100.1b）。

手术/药物干预

玻璃体切割联合内界膜剥除及气液交换术。

结果

玻璃体切割术后 4 个月，黄斑裂孔闭合

（图 100.1c），最佳矫正视力恢复至 20/150。

小结

当负压吸引环引起眼压升高时，眼前段被快速吸入一个真空腔，迅速发生形变，吸引环后的所有眼球结构被挤压，然后在吸引环突然放松时，眼压突然降低，这些眼球结构依次解压。周边视网膜撕裂或黄斑病变进展的一个机制可能为前-后段的挤压和扩张；眼球沿前后轴扩张，眼球直径可能增加；同时，由于眼球为闭合系统，故赤道部发生收缩（图 100.2a），随着眼前段被吸入真空腔，晶状体可能和前玻璃体一起向前移位，加速了玻璃体脱离或导致玻璃体基底部牵拉；当吸引突然放松，解压导致赤道部过度扩张而前后径缩短（图 100.2b）。以上变化可导致基底部和后极部的急性玻璃体视网膜牵拉。此外，当准分子激光切削组织时，释放强大的能量脉冲作用于角膜上，这种力量也可能对玻璃体产生向后的作用力。其次，能

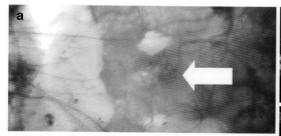
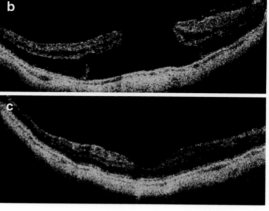

图 100.1　(a)视网膜检查显示左眼 4 期黄斑裂孔(箭头)伴后极部视网膜脱离。最佳矫正视力为指数。(b)OCT 显示中心凹视网膜脱离和视网膜劈裂。(c)玻璃体切割术后 4 个月，黄斑裂孔闭合，最佳矫正视力恢复至20/150。

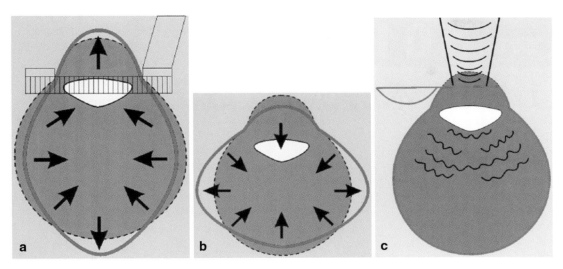

图 100.2　(a)当负压吸引环引起眼压升高时,眼球在赤道部发生收缩。(b)当吸引环突然放松,解压导致赤道部过度扩张而前后径缩短。(c)当准分子激光切削角膜组织时,能量以冲击波形式传播。

量以冲击波形式传播(图 100.2c),而冲击波向后扩散的能力对玻璃体完整性的影响仍未知[4]。

（高蓉蓉　黄锦海　译校）

参考文献

1. Arevalo JF, Mendoza AJ, Velez-Vazquez W, Rodriguez FJ, Rodriguez A, Rosales-Meneses JL, Yepez JB, Ramirez E, Dessouki A, Chan CK, Mittra RA, Ramsay RC, Garcia RA, Ruiz-Moreno JM (2005) Full-thickness macular hole after LASIK for the correction of myopia. Ophthalmology 112:1207–1212

2. Arevalo JF (2008) Posterior segment complications after laser-assisted in situ keratomileusis. Curr Opin Ophthalmol 19:177–178

3. Arevalo JF, Rodriguez FJ, Rosales-Meneses JL, Dessouki A, Chan CK, Mittra RA, Ruiz-Moreno JM (2005) Vitreoretinal surgery for macular hole after laser assisted in situ keratomileusis for the correction of myopia. Br J Ophthalmol 89:1423–1426

4. Arevalo JF, Ramirez E, Suarez E, Cortez R, Antzoulatos G, Morales-Stopello J, Ramirez G, Torres F, Gonzalez-Vivas R (2001) Rhegmatogenous retinal detachment in myopic eyes after laser in situ keratomileusis. Frequency, characteristics, and mechanism. J Cataract Refract Surg 27:674–680

LASIK 术后视网膜脱离

J. Fernando Arevalo

目录

该病例与屈光手术的相关性 ············ 412

病例背景 ······························· 412

需要解决的主要问题 ·················· 412

辅助检查 ······························· 413

手术/药物干预 ························· 413

结果 ·································· 413

小结 ·································· 413

参考文献 ······························· 414

J.F. Arevalo, MD, FACS
Vitreoretinal Division, The King Khaled
Eye Specialist Hospital, Riyadh, Saudi Arabia

Department of Ophthalmology, Wilmer Eye Institute,
The Johns Hopkins University, Baltimore, MD, USA
e-mail: arevalojf@jhmi.edu

该病例与屈光手术的相关性

部分 LASIK 术后发生视网膜脱离的患者由于其视觉症状被误诊为由屈光或角膜问题引起,因而延误了转诊至视网膜专科医生的时机。屈光手术医生必须意识到 LASIK 术后视网膜脱离相关的并发症,并及时将患者转诊至视网膜专科医生以获得最佳的预后视力。

病例背景

患者男性,60 岁,近视(术前右眼–6.50D,左眼–6.75D),诉 LASIK 术后 1 个月左眼视力下降,视力 20/80。裂隙灯检查显示:晶状体核硬度 2+。散瞳检查眼底发现 5 点钟经 6 点钟到 10 点钟位置不完全视网膜脱离(累及黄斑),玻璃体后脱离,近 8 点钟位置有圆形及马蹄形视网膜撕裂孔(图 101.1 和图 101.2)。

需解决的主要问题

尽管近视病例的视网膜脱离解剖复位

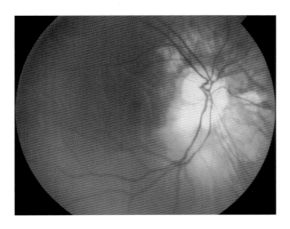

图 101.1　眼底照片显示 LASIK 术后颞下方不完全视网膜脱离(累及黄斑部)。

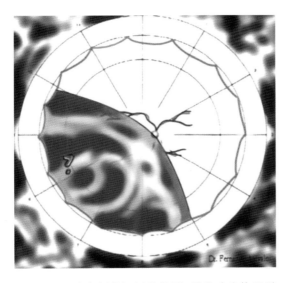

图 101.2　该病例的视网膜绘图,部分玻璃体后脱离,8 点钟位置见一处马蹄形及一处圆形视网膜裂孔。

成功率很高,但高度近视相关因素(包括近视退行性病变及弱视)会影响最终功能性预后。Chan 等人[1]描述了大量 LASIK 术后出现视网膜裂孔和原发性视网膜脱离的近视眼(60 只眼,平均近视度数为−9.5D±5.8D)术前

及术后的视网膜特征;术前行视网膜检查发现 14 只眼存在格子样变性或视网膜小裂孔,术后大多数眼出现复杂的玻璃体视网膜并发症(其中 53.3%存在 2 个或以上裂孔,26.7%有 3 个或以上裂孔,30%双眼均有裂孔,8.3%发生全视网膜脱离,8.3%发生玻璃体后脱离,6.7%发生巨大裂孔,5.0%发生广泛锯齿缘离断),40%在 LASIK 术后 6 个月内出现玻璃体视网膜并发症的进展。

辅助检查

视网膜脱离临床即可诊断。当眼前段屈光介质混浊导致难以看清眼后段时,可行 B 超检查。

手术/药物干预

行巩膜冷凝扣带术,并且玻璃体腔内注射 0.5mL 的 100% SF6,局部点用类固醇滴眼液及睫状肌麻痹剂。

结果

术后 1 个月,左眼视力 20/40,全视网膜平伏。

小结

手术医生应建议患者在术前及术后至视网膜专科医生处就诊,以防治可引起视网膜脱离的病变,如裂孔或格子样变性区。屈光手术医生应了解视网膜脱离引起的症状,如飞蚊症、闪光感、部分视野的黑幕遮挡感,避免漏诊视网膜并发症。如果此类患者的转诊被延误,或由于 LASIK 术后的特

殊情况，视网膜脱离的治疗将较正常情况
更加棘手[1-4]。

（高蓉蓉　黄锦海　译校）

参考文献

1. Chan CK, Arevalo JF, Akbatur HH et al (2004) Characteristic of sixty myopic eyes with pre-laser in situ keratomileusis retinal examination and post-laser in situ keratomileusis retinal lesions. Retina 24:706–713

2. Arevalo JF, Ramirez E, Suarez E et al (2000) Retinal detachments after laser-assisted in situ keratomileusis (LASIK) for the correction of myopia. Retina 20:338–341

3. Arevalo JF, Ramirez E, Suarez E et al (2001) Rhegmatogenous retinal detachment in myopic eyes after laser in situ keratomileusis. Frequency, characteristics, and mechanism. J Cataract Refract Surg 27:674–680

4. Arevalo JF, Ramirez E, Suarez E et al (2002) Retinal detachment in myopic eyes after laser in situ keratomileusis. J Refract Surg 18:708–714

索　引

B

背负式人工晶状体（piggyback IOL）　344

C

超声生物显微镜（ultrasonic biological microscope, UBM）　405

穿透性角膜移植术（penetrating keratoplasty, PKP）　357

垂直气泡穿透（vertical gas breakthrough, VGB）　100,223

D

单眼视　75

度数误差（the magnitude of error, ME）　29

多焦人工晶状体（multifocal intraocular lenses, MIOL）　65

F

放射状角膜切开术（radical keratotomy, RK）　5,384

非动脉炎性前部缺血性视神经病变（Non-arteritic anterior ischemic optic neutropathy, NAION）　406

复发性角膜糜烂（recurrent corneal erosion, RCE）　183

富血小板血浆（platelet-rich plasma, PRP）　367

G

感染性角膜炎　269

高阶像差（high order aberration, HOA）　11

光学相干断层扫描成像（optical coherence tomography, OCT）　54

H

弧形角膜板层切开术（arcuate lamellar keratotomy, ALK）　396

黄斑裂孔　409

J

间视（mesopic）　338

角度误差（the angle of error, AE）　29

角膜瓣皱褶　219,155

角膜基质环（internal corneal ring segment, ICRS）　55,310

角膜胶原交联术（corneal collagen cross-linking, CXL）　215,349,357

角膜滞后量（corneal hysteresis, CH）　298

角膜阻力因子（corneal resistance factor, CRF）　298

金黄色葡萄球菌超敏反应性角膜炎　142

近视漂移　227

聚合酶链式反应（polymerase chain reaction, PCR）　267

均方根（root mean square, RMS）　6

K

空气结（air knot）　111

L

流行性角膜结膜炎（epidemic keratoconjunctivitis, EKC）　265

M

脉络膜新生血管（choroidal neovascularization, CNV）　401

弥漫性层间角膜炎（diffuse lamellar keratitis, DLK）　91,144,231,252

目标散光矢量（target-induced astigmatism vector, TIA）　29

N

内皮细胞丢失（endothelial cell loss, ECL）　329

内皮细胞计数（endothelial cell count, ECC）　15

纽扣瓣　85

P

平衡盐溶液(balanced salt solution,BSS)　35

Q

前房宽度(anterior chamber width,ACW)　11

前房深度(anterior chamber depth,ACD)　11

屈光性晶状体置换术(refractive lens exchange,RLE)　26

全眼剩余散光(ocular residual astigmatism,ORA)　28

R

人工晶状体(intraocular lens,IOL)　16,19

S

散光人工晶状体(toric IOL)　26

散光性角膜切开术(astigmatic keratotomy,AK)　47

上睑下垂　249

上皮基底膜营养不良(epithelial basement membrane dystrophy,EBMD)　183

上皮植入　191

深板层角膜移植术(deep anterior lamellar keratoplasty,DALK)　40,206

视力良好的光敏(good acuity plus photosensitivity,GAPP)综合征　149

视网膜脱离　412 手术引起的散光矢量(surgically induced astigmatism vector,SIA)　29

数字化厚度相减法(digital subtraction pachymetry,DSP)　34

双光学法(bioptics)　10

丝裂霉素 C(mitomycin C,MMC)　6

T

透明性边缘性角膜变性(pellucid marginal degeneration)　11

W

无菌性角膜浸润　164

X

细菌性角膜炎　354

相对性传入性瞳孔障碍(relative afferent pupillary defect,RAPD)　406

Y

压迫缝合(compression sutures)　48

眼表疾病指数(ocular surface disease index,OSDI)　178

眼底荧光血管造影(fluorescein angiography,FA)　401

眼反应分析仪(ocular response analyzer,ORA)　6

眼压诱导层间基质角膜炎(pressure-induced interlamellar stromal keratitis,PISK)　146 眼用富血小板血浆(eye platelet-rich plasma,E-PRP)　177

依次个性化治疗性角膜切削术(sequential custom therapeutic keratectomy,SCTK)　39

游离瓣　110

有晶状体眼后房型人工晶状体(implantable collamer lens,ICL)　13

有晶状体眼人工晶状体(phakic intraocular lens,PIOL)　10,327,329

圆锥角膜指数(keratoconus prediction index,KPI)　11

远视漂移　375

Z

噪信比(noise-to-signal)　67

中央毒性角膜病变(central toxic keratopathy,CTK)　146

准分子激光角膜表面切削术(photorefractive keratectomy,PRK)　5

准分子激光原位角膜磨镶术(laser-assisted in situ keratomileusis,LASIK)　10,47

准分子激光治疗性角膜切削术(phototherapeutic keratectomy,PTK)　33

其他

ELASHY 技术　53

haze　282,349

ICL　342

LASIK 导致的神经营养性上皮病变(LASIK-induced neurotrophic epitheliopathy,LINE)　180